RECHERCHES

SUR LA NATURE ET LE TRAITEMENT

D'UNE CAUSE FRÉQUENTE ET PEU CONNUE

DE

RÉTENTION D'URINE.

PRINCIPAUX TRAVAUX DE L'AUTEUR.

Mémoire sur quelques particularités de l'histoire des fractures de l'extrémité supérieure du fémur; *Gazette médicale*, 1835.

Recherches anatomiques sur la prostate des vieillards; *Bulletins de la société anatomique*, 1836.

Mémoire sur certaines perforations spontanées de la vessie non décrites jusqu'à ce jour; *Gazette médicale*, 1836.

Sur la nécrose spontanée des parties spongieuses des os; *Journal des connaissances médico-chirurgicales*; 1837.

Mémoire sur l'introduction de l'air dans les veines et sur la manière dont il produit la mort; *Gazette médicale*, 1837.

Sur un nouveau moyen de prévenir la mort causée par l'introduction de l'air dans les veines; *ibid.*, 1838.

Mémoire sur la péritonite considérée comme cause de stérilité chez les femmes; *ibid.*, 1838.

Sur l'influence des rétrécissements organiques de l'urèthre dans l'application de la taille et de la lithotritie, in-4°, 1839.

Sur l'inflammation des vaisseaux capillaires des tissus considérée comme cause des rétrécissements du rectum, de l'urèthre, etc.; *Gazette médicale*, 1839.

Mémoire sur un nouveau moyen de diagnostiquer les diverses déformations de la prostate; *Arch. gén. de méd.*, 1839.

Bulletins et compte-rendu des travaux de la société anatomique, pendant l'année 1839; un vol. in-8°.

Mémoire sur la véritable cause et le mécanisme de l'incontinence, de la rétention et du régorgement d'urine chez les vieillards; *Gaz. méd.*, 1840.

Mémoire sur les inflammations, ulcérations et fistules de l'urèthre produites et entretenues par le séjour des sondes dans ce canal; *Jour. des conn. méd. chir.*, 1840.

Mémoire sur une saillie particulière de la valvule vésico-uréthrale formant barrière au col de la vessie et déterminant la rétention d'urine; *L'Examinateur médical*, 1841.

De la tympanite considérée comme cause de mort rapide (avec la collaboration de M. Dechambre); *ibid.*, 1841.

Quelques remarques sur la marche de la blennorrhagie chez les femmes; *Revue médicale*, 1843.

Recherches anatomiques, pathologiques et thérapeutiques sur les maladies des organes urinaires et génitaux considérées spécialement chez les hommes agés, ouvrage entièrement fondé sur de nouvelles observations; un vol. in-8°, prix 6 fr.

Chez Labé, libraire de la Faculté de médecine, place de l'Ecole de Médecine, 4.

Pour paraître incessamment :

Recherches sur les rétrécissements de l'urèthre.

IMP. DE HAUQUELIN ET BAUTRUCHE, R. DE LA HARPE, 90.

RECHERCHES

SUR

LA NATURE ET LE TRAITEMENT

D'UNE CAUSE FRÉQUENTE ET PEU CONNUE

DE

RÉTENTION D'URINE,

ET SUR SES RAPPORTS

AVEC LES INFLAMMATIONS ET LES RÉTRÉCISSEMENTS DE L'URÈTHRE, LES MALADIES DES ORGANES GÉNITAUX, LES PERTES SÉMINALES, L'INERTIE ET LE CATARRHE DE LA VESSIE, LES INFLAMMATIONS ET LES CALCULS DE L'APPAREIL URINAIRE, ETC.

SUIVIES D'UN MÉMOIRE

SUR UN NOUVEAU MOYEN D'EXTRAIRE LES FRAGMENTS,

APRÈS LA LITHOTRITIE,

S LES CAS COMPLIQUÉS DE RÉTENTION D'URINE;

PAR L. AUGUSTE MERCIER,

Docteur de la Faculté de médecine de Paris, professeur d'anatomie et de chirurgie spéciales, ancien interne en chirurgie à l'hospice de la Vieillesse (hommes) et à l'Hôtel-Dieu, lauréat de l'École pratique et des hôpitaux, ex-secrétaire et membre honoraire de la Société anatomique de Paris, de la Société médico-pratique, de la Société des sciences naturelles et médicales de Dresde, de la Société de médecine de Gand, du Cercle médico-chirurgical de Bruxelles, etc.

Felix qui potuit rerum cognoscere causas!
VIRG., *Georg.*, lib. II, v. 490.

PARIS,

CHEZ LABÉ (ANCIENNE MAISON BÉCHET),

LIBRAIRE DE LA FACULTÉ DE MÉDECINE,

4, PLACE DE L'ÉCOLE DE MÉDECINE.

1844.

AVANT-PROPOS.

La bienveillance avec laquelle la presse et le public médical ont accueilli le premier volume de mes *Recherches sur les maladies des organes urinaires considérées spécialement chez les hommes âgés*, m'imposaient l'obligation d'en publier rapidement la fin ; ce n'est cependant pas encore ce que je fais aujourd'hui.

Plusieurs raisons m'ont obligé d'en agir ainsi : la première c'est que les hypertrophies de la prostate, qu'on méconnaissait si souvent il y a quelques années, ont acquis, dans ces derniers temps, une importance exagérée, et qu'on prend souvent pour telles des maladies tout-à-fait différentes : c'est cette distinction que je me propose aujourd'hui d'établir. On verra, par les faits que je vais exposer, qu'il existe une affection particulière du col de la vessie aussi fréquente chez les adultes que les hypertrophies de la prostate le sont chez les vieillards, et qu'on a confondues, au grand détriment des malades, avec divers autres états morbides.

J'avais encore une autre raison, c'est qu'à peine ai-je eu mis au jour mes premiers travaux sur le sujet dont je traite aujourd'hui, certains esprits, plus avides de faire du bruit que pénétrés de sentiments de justice, se sont emparés de mes idées pour les exploiter à leur profit : il m'importait donc de ressaisir au plus tôt ce qui m'appartient.

Peu d'ouvrages ont été autant copiés que les miens :

ce n'est pas par vanité que je le dis, mais il le fallait pour faire comprendre la vivacité de quelques-unes de mes réclamations : j'ai dû faire violence à mon caractère, et mettre, à me défendre, toute la ténacité qu'on a mise à me spolier.

Ceci explique pourquoi j'ai cru devoir joindre à ce volume une lettre dont j'aurais voulu pouvoir brûler jusqu'au dernier exemplaire.

Malheureusement, et certains esprits le savent bien, on a beau dire, beau faire, le plagiat profite toujours à ceux qui le commettent : en France, du moins, je vois quelquefois mon nom associé à celui des hommes qui m'ont copié; mais j'ai eu le regret de voir des idées qui m'appartiennent bien et dûment, passer à l'étranger complétement dégagées du nom de leur auteur.

J'ai réclamé; mais mes adversaires étaient connus, célèbres, moi obscur, perdu dans la foule; le plagiat, sous la forme de gros livres, allait en ligne droite à la postérité; mes réclamations, éphémères comme tout article de journal, étaient pour ainsi dire mortes en naissant. Je les ai reproduites ici pour leur redonner un peu de vie et pour n'être pas un jour accusé moi-même de n'avoir été que le copiste d'autrui.

Jusqu'à présent, du moins, je n'avais eu affaire qu'à des hommes qui, je me plais à le reconnaître, étaient assez riches de leur propre fonds pour pouvoir se dispenser d'empiéter sur le mien, à des hommes que j'aurais moi-même honorés, s'ils m'en eussent laissé le libre arbitre. Mais, depuis peu, un nouvel adversaire s'est rencontré... Celui-ci a été d'autant plus violent à l'attaque qu'il est plus léger de bagage à défendre, et que, pour lui, toutes les armes sont bonnes.

Dans l'impossibilité où je me trouve de caractériser ses procédés à mon égard, sans faire usage d'expressions mal-sonnantes, je vais donner un aperçu succinct et fidèle des faits : le lecteur jugera.

Dès le commencement de l'année 1836, j'avais insisté sur certaines *valvules* que l'hypertrophie de la prostate détermine fréquemment derrière l'orifice interne de l'urèthre, et qui échappent d'autant plus facilement aux investigations qu'elles ne font pas une saillie sensible dans la vessie.

Bientôt, je m'aperçus que beaucoup de ces valvules n'étaient pas l'effet d'une altération de la prostate, et cette distinction, je l'établis dans le premier volume de mes *Recherches*, au commencement de 1841. Mes idées ne parurent pas sans doute dépourvues de justesse, car un chirurgien s'en empara immédiatement, et non seulement il les reproduisit dans un livre, mais encore il en fit l'objet d'un mémoire qu'il présenta à l'Institut. Je réclamai, et, pendant quelque temps, on me laissa tranquille sur ce chapitre.

Mais, au mois de septembre dernier, M. G..., qui jusqu'alors ne s'était pas mêlé au débat (et ce n'est pas son habitude quand il s'imagine en avoir le moindre prétexte), adressa à l'académie de médecine une lettre dans laquelle il appelait l'attention sur une ischurie qu'on attribue à tort, dit-il, à une paralysie de la vessie et qu'il guérit en divisant une sorte de valvule placée à l'orifice interne de l'urèthre.

Mes droits me parurent passablement lésés dans cette communication; toutefois j'y fis peu d'attention. Mais, le 28 novembre, M. G... revint à la charge, enhardi sans doute par sa première tentative, et c'est alors que je crus devoir rappeler à l'académie que mes premiers travaux sur les valvules du col de la vessie remontaient à 1836, et que, depuis ce temps, je n'avais jamais cessé de m'en occuper dans diverses publications.

Qu'a répondu mon adversaire? A défaut de raisons meilleures, il s'est ingénié à prouver que je ne m'étais occupé que de travaux anatomiques et que mon âge n'avait pu me permettre de me livrer avec fruit aux hautes spéculations thérapeutiques qui, depuis nombre d'années, ont le privilége exclusif d'occuper sa vaste intelligence (*Gaz. Méd.*, 1843, p. 828.—*Gaz. des hôp.*, 1843, n° 151, et 1844, n° 49).

Il ne réfléchissait pas sans doute qu'il y a des hommes qui doublent leur existence par le travail, tandis qu'il en est qui atteignent au seuil de la vieillesse sans s'être donné d'autre peine que celle d'imiter ou même de copier servilement les autres. Il ignorait aussi probablement que l'anatomie est la seule base solide des études et de la thérapeutique chirurgicales.

Rien ne l'a arrêté dans cette voie, pas même le risque d'un démenti formel; et, dernièrement encore, sans preuve ni raison quelconques, il a affirmé à l'Académie que je n'avais jamais opéré de valvules, tandis que je pouvais lui en citer au moins six cas parfaitement authentiques.

Non content de cela, il a cru utile à sa cause de me combattre par moi-même, et cette raison lui a suffi pour soutenir que j'avais écrit, en 1841, *que j'espérais inventer plus tard un instrument propre à pratiquer cette opération*, lorsque, au commencement de 1839, j'avais présenté un instrument de ce genre à la Société anatomique (voir les *bullet.* de 1839, p. 72).

Ce n'est pas tout: lorsque j'eus réclamé contre ses prétentions à la découverte des *valvules du col de la vessie*, voici ce qu'il répondit à l'Académie de médecine: «Notre jeune confrère s'est plaint de ce que je ne l'ai pas nommé; puisqu'il désire que j'indique d'une manière précise et authentique à quelle époque remonte ma *découverte*, je ferai remarquer que j'ai reconnu la nécessité de ces sortes d'incisions, et que je les ai pratiquées pour la première fois à une époque où il ne s'occupait vraisemblablement pas encore de l'art de guérir. C'est le 4 août

1831 que j'ai communiqué à la Société de médecine pratique, présidée alors par l'illustre professeur A. Dubois, mon premier fait de cette nature ; j'ajouterai même que notre célèbre maître n'approuva pas cette opération (*Acad. méd.* séance du 19 déc.—*Gaz. méd.*, 1843, p. 828).

Comme M. G... n'indiquait pas le recueil où se trouve le procès-verbal de la séance à laquelle il avait communiqué son *premier* fait, je fis des recherches et voici ce que je trouvai :

« Au sujet d'un dilatateur présenté par M. Cresson d'Orval, M. Dubois s'élève contre l'emploi de pareils instruments dans les *rétrécissements de l'urèthre.* Ce grand praticien dit aussi qu'il ne conçoit guère les avantages qu'on peut espérer des incisions pratiquées *dans ce canal.* — M. G.... lui répond en citant *plusieurs* cas de *rétrécissement de l'urèthre* avec rétention d'urine complète, qui avaient été traités sans succès par des praticiens fort recommandables et dont il a obtenu la guérison au moyen de son urétrotôme ou d'un autre instrument qu'il nomme sarcotôme de l'urètre et de la dilatation. Il ajoute ensuite que ces instruments ne sont applicables que dans certains cas, surtout ce dernier qu'il n'a encore employé que *cinq fois* depuis deux ans (*Soc. de méd. prat.*, séance du 4 août 1841. — *Gaz. des hôp.*, 20 sept. 1831, p. 200). »

Remarquons, en passant, que M. G.... dit avoir communiqué son *premier* fait à cette séance et qu'il est ici question de *cinq*. En outre, dans le seul cas détaillé où il prétend avoir employé son sarcotôme, il ne s'agissait *que d'une cloison résultant d'une fausse route et séparant l'urèthre en deux* (séance de la même société, 5 janvier 1832. *Gaz. des hôp.* du 14 fév. suivant, p. 451).

En conséquence, je répliquai à mon tour que j'étais surpris de voir M. G... citer des cas de *rétrécissements de l'urèthre* pour prouver qu'il avait découvert les *valvules du col de la vessie*, et il répondit, après plus de deux mois, que « le sécrétaire de la société s'était servi du mot *rétrécissement*, parce que c'était l'expression générique consacrée par l'usage ; » mais que c'était *rétrécissement* VALVULAIRE qu'il aurait dû dire (*Gaz. des hôpitaux*, 1844, n. 25. — *Gaz. méd.*, p. 145).

Que penser d'un pareil faux-fuyant ? Dans l'espace de *treize années* n'aurait-il pas été facile à M. G... de rectifier cet oubli du secrétaire dans l'une de ces petites communications dont il est si prodigue ? Et encore il a joué de malheur en tout cela ; car le mot *valvulaire* ne suffisait pas, puisque ce nom a été donné à certaines formes de rétrécissement qu'on peut rencontrer dans toute l'étendue du canal, *excepté, peut-être, dans sa partie la plus profonde*, et que, dans les cas en question, *non-seulement le col de la vessie n'est pas rétréci, mais que souvent même il est dilaté.*

Toutes les autres assertions de M. G... sont de cette force ; tous les textes sur lesquels il s'appuie sont aussi explicites. Souvent il cite une communication faite à la Société de médecine pratique le 1er mai 1832 ; mais il ne parlait alors que de « saignées pratiquées dans l'urètre, à l'aide de son scarificateur, pour faire disparaître l'inflammation chronique de quelques points du canal, celle des glandes de Cooper et de la prostate (*Gaz. des hôpitaux*, 1832, p. 119). » Souvent encore il renvoie à la *Revue médicale* du mois de février 1839 ; mais ce travail ne contient de nouveau que l'excision de tumeurs prostatiques qu'il dit avoir pratiquée. Or, cette excision, je l'ai proposée dans une lettre adressée le 20 juin 1836 à l'Académie des sciences, et quant aux faits cités par M. G..., je ferai voir une autre fois ce qu'ils valent.

Je ne répondrai pas aux petites aménités disséminées çà et là, dans les lettres de mon adversaire (Voy. entre autres *Gaz. des hôp.*, 1844, n. 25) ; mais il en est venu jusqu'à m'accuser de l'avoir copié. Moi le copier ! Il me supposerait donc doublement pauvre d'esprit ! J'aime mieux croire qu'il n'a eu d'autre but que de donner le change à l'attention du public; mais ce stratagème est trop connu pour tromper qui que ce soit.

J'avais d'abord eu l'idée de prouver l'inanité de ses prétentions, en reproduisant tous les textes sur lesquels il les appuie; mais je me suis bientôt aperçu que c'eût été accorder une importance ridicule à ce qui n'en vaut pas la peine, et je n'ai pas voulu donner le spectacle d'une escrime à la don Quichotte.

Je me contenterai donc de réitérer ici le défi que j'ai déjà adressé à M. G..., de produire, je ne dis pas une seule phrase, mais une seule ligne, un seul mot antérieur à mes travaux de 1841, et désignant, d'une manière nette et précise, les *valvules*, ou ce qu'il appelle aujourd'hui les *rétrécissements valvulaires du col de la vessie*. Mais point d'ambages, point de subterfuges : un seul mot bien clair, bien authentique vaudra mieux que la pièce en carton et le malade prétendu guéri qu'il a présentés à l'académie. Comment, en effet, n'a-t-il pas senti que pour avoir le droit de s'appuyer, comme il le fait à chaque instant, sur le témoignage d'une commission, que, pour se faire de noms honorables une sorte de plastron, *il aurait fallu faire constater la nature de la maladie avant de donner à constater la guérison?*

Pour moi, j'ai opéré plus d'un malade, comme ce livre le démontrera, et cependant je n'ai pas cru devoir faire tant d'éclat. Avant de livrer mes résultats au public, j'ai voulu que le temps les confirmât : ceux qui font ces hâtives et bruyantes exhibitions me paraissent, en général, avoir bien plutôt en vue leur propre intérêt que celui de la science et de l'humanité.

On me pardonnera la polémique dans laquelle j'ai été entraîné, si l'on réfléchit combien il est difficile à qui que ce soit de faire abnégation complète de sa personnalité. La préface appartient à l'auteur, et je fais usage de mon droit ; mais, dans tout le cours de cet ouvrage, on ne me verra jamais me départir du style froid et sévère qui convient à la science.

LETTRE

À

M. LE DOCTEUR CIVIALE,

par le docteur Aug. MERCIER (1).

MONSIEUR,

Je savais que tout homme nouveau qui s'avise aujourd'hui de poindre à l'horizon médical, se condamne par cela même à la vie militante des pygmées de la Thrace ; cependant je n'aurais pas cru qu'à peine entré dans la carrière, je me serais vu dépouillé en un instant de tout le menu butin que j'ai amassé par de longues et pénibles recherches; car si l'on excepte quelques ouvrages qui, dans des siècles déjà éloignés de nous, ont été réimprimés en changeant seulement le nom de l'auteur, jamais un livre n'a été plus fidèlement reproduit que le mien. C'est à tel point que je suis obligé de rappeler qu'il a été publié avant même que le vôtre ne fut sous presse, pour que ceux qui plus tard verront le même millésime sur les deux ouvrages ne soient pas tentés de me prendre pour un plagiaire sans pudeur.

Libre à vous d'espérer que mes réclamations ne seront pas entendues ; mais cela ne m'empêchera pas de les faire; je suis dans mon droit de légitime défense. Je vais parcourir votre livre et reprendre en passant ce qui m'y appartient; et si, par hasard, j'y rencontre quelque idée qui vous soit propre, j'en examinerai la valeur, afin de faire comprendre ce qu'on doit penser des accusations de *nullité* et de *mauvaise foi* que vous avez lancées contre les auteurs qui vous ont précédé dans cette voie.

Je passerai sous silence votre article sur les névralgies du col de la vessie où il me serait facile de relever nombre d'erreurs ; je ne dirai également rien des maladies des vésicules séminales, par la raison que ce n'est pas un travail de critique que je veux faire, et que si les observateurs qui ont écrit avant vous sur le même sujet sont contens, il doit me suffire d'admirer leur impassibilité. Cependant, comme dans ce chapitre, vous vous êtes plusieurs fois trouvé en contact avec un homme dont vous ne pouvez vous dissimuler que les ouvrages seront lus, vous avez eu recours mainte et mainte fois à une

(1) Les deux ouvrages dont il va être question, sont :

1° Le tome I de mes *Recherches sur les Maladies des organes urinaires et génitaux considérées spécialement chez les hommes âgés*, publié au commencement de janvier 1841.

2° Le tome II du *Traité des Maladies des organes génito-urinaires*, publié par M. Civiale à la fin d'avril de la même année.

tactique qu'il m'importe de signaler et que je rendrai sensible par un exemple.

Vous commencez par préconiser l'emploi des bougies dans le traitement des maladies des vésicules séminales, puis vous ajoutez : « l'amélioration obtenue par l'emploi des bougies *devait faire pressentir* les heureux effets de modificateurs plus puissans. En effet, la cautérisation de la partie profonde de l'urèthre amène quelquefois la cessation de désordres qui avaient résisté à tout autre traitement. » Puis, apparaît, comme toujours, le tableau fortement coloré des *exagérations* et de la pratique *défectueuse* de quelques confrères que vous ne citez pas, sans doute pour ne pas amonceler sur leur tête la honte et l'animadversion publique ; enfin vous ajoutez : « la cautérisation produit quelquefois une douleur assez vive, qui ne se borne pas même toujours au point sur lequel on agit ; car M. *Lallemand mentionne*, et j'ai observé aussi, des pincemens très désagréables au rectum et à la marge de l'anus (p. 174). » Dirait-on, après cela, que c'est M. Lallemand qui a introduit cette méthode *puissante* dans la thérapeutique, et qu'il a tracé les plus sages préceptes sur la conduite à tenir dans son application ? Or, M. Lallemand a été infiniment mieux traité que pas un de vos confrères *de Paris*, *ab uno disce omnes.*

Je passe de suite à ce qui me regarde personnellement.

Le chapitre V de votre première section a pour titre : *des brides ou barrières au col de la vessie* : ce chapitre, vous l'avez lu à l'Académie des sciences ; puis, après que j'eus réclamé certaines idées que vous avez extraites de mon chapitre IX, vous avez eu le courage de répondre que *vos écrits ni les miens n'ont rien appris sur ce sujet, dont la découverte appartient aux anglais.* (Voir l'*Examinateur méd.*, p. 9.) Mais si vos écrits n'ont rien appris, pourquoi les avez-vous présentés à cette société savante ? Et si le sujet appartient aux Anglais, pourquoi ne les avez-vous pas même cités dans l'analyse *insérée par vous* dans les *Comptes-rendus de l'Académie, séance du 10 mai ?*

Ici, monsieur, je dois signaler un fait grave : c'est après que j'eus demandé que l'Académie se prononçât entre vous et moi, que vous êtes venu *vous même* vous soustraire à ce jugement en déclarant que votre travail était *imprimé* (ibid). Mais, pourquoi avez-vous tant tardé à le dire ; ou plutôt, pourquoi l'avez-vous présenté ; car il était imprimé et en circulation *plusieurs semaines auparavant ?*

Pour ce qui regarde les Anglais, j'ai été plus juste que vous à leur égard ; car mon chapitre *commence* par ces mots : *On the bar at the neck of the bladder*, M. Guthrie décrit, etc. Me suis-je contenté, comme vous l'avez fait, après avoir rappelé que vous aviez déjà plusieurs fois décrit ces brides, de dire : « J'en ai vu plusieurs exemples dans ma pratique ; M. Guthrie en cite d'autres (p. 241) ? » Qui pourrait décider, d'après cette unique citation, qui de vous ou de M. Guthrie a décrit ces brides le premier ? On le voit, c'est la même tactique que pour M. Lallemand.

Quant à moi, j'ai distingué trois espèces de valvules, et vous avez reproduit on ne peut plus fidèlement ma division. Il est vrai que je ne m'étais prononcé qu'avec réserve sur les brides *membraneuses*, et que vous les admettez sans aucun doute comme une affection particulière, par la raison peut-être que vous les avez admises en 1827, pag. 50 de votre *Traité de lithotritie* ; mais pourquoi n'avez-vous pas cité J. Howship, qui les avait décrites en 1823? Vous le deviez savoir cependant, car son observation se trouve citée p.304 du *Traité de l'affection calculeuse* qui porte votre nom. Quant aux valvules *prostatiques*, c'est à la page 332 de ce dernier ouvrage que vous en avez parlé pour la première fois. N'avais-je pas insisté sur ce point, de la manière la plus formelle, dans un mémoire lu à la Société anatomique, le 3 février 1836, et imprimé pag. 12 des *bulletins* de cette année? Enfin, vous n'avez parlé des brides musculaires que dans votre dernier volume, c'est-à-dire, quatre mois après moi.

Vous avez donc eu bien raison de convenir devant l'Institut que la science ne vous doit rien. Mais moi, je crois avoir eu l'avantage d'établir des distinctions fort importantes en pratique, et surtout d'avoir déterminé rigoureusement la nature des valvules que j'ai nommées *musculaires*, ainsi que la raison pour laquelle elles siégent *toujours* derrière le col de la vessie. Ceux qui avaient parlé de cette affection la regardaient comme essentiellement chronique, continue, tandis que, suivant moi, elle peut être aigue, intermittente, elle rend compte de la plupart des *rétrécissemens spasmodiques de l'urèthre*, et de ce qu'on a appelé *névralgies au col de la vessie.* Je suis même persuadé qu'elle joue un grand rôle dans la production de phénomènes qui accompagnent certains rétrécissemens organiques, les calculs vésicaux, etc., ainsi que des observations récentes me donnent lieu de le croire. En attendant que vous ayez démontré que tout cela est faux, vous n'aurez pas le droit de dire que mes écrits, pas plus que les vôtres, n'ont rien appris sur ce sujet.

Vous attribuez les brides *membraneuses* à un travail phlegmasique (p. 244); mais vous avez dit (p. 241) qu'elles sont presque transparentes : avez-vous jamais vu l'inflammation provoquer la rétraction des tissus tout en leur conservant leur transparence? Il n'y a pas d'élève dans les hôpitaux qui ne sache le contraire. Vous conviendrez que l'opinion que j'ai émise (p. 373) est au moins aussi bien fondée que la vôtre.

Quant à la dernière espèce, il va sans dire que vous l'attribuez, comme moi, à ce que la muqueuse du col de la vessie est soulevée par le spincter (C. p. 242. — M. p. 376). Mais pourquoi ne l'est-elle qu'en arrière et jamais en avant? Comme cette circonstance repose sur un fait anatomique découvert par moi, et que vos publications antérieures ne vous permettaient pas de vous approprier, vous avez jugé plus prudent de n'en rien dire; de sorte que vos lecteurs, pour le savoir, seront obligés de recourir à la nature, ou à la page 376 de mon livre. Mais vous vous posez une autre question : Est-ce sous l'influence d'une phlegmasie que ces valvules se forment? On bien, faut-il admettre *comme on l'a prétendu*, que l'état morbide débute par une contraction spasmodique du col vésical qui, à force de se reproduire, amène la contraction permanente du cordon musculeux constituant la bride? Je laisse, ajoutez-vous, de côté ces questions de *pure théorie.*» Je ferai remarquer : 1° Qu'ici, comme ailleurs, vous affectionnez d'une manière toute particulière le mot *on* ou autres équivalens, comme si tout ce qui ne s'appelle pas *Civiale* n'avait point de nom; 2° Que mon explication, je l'ai donnée sans prétention, et même, au contraire, avec une extrême réserve, en faisant remarquer que les faits nombreux sur lesquels je me base ne sont que des analogies, et que je n'ai pas de preuve directe (p. 377); 3° Enfin, en soupçonnant un travail inflammatoire, vous avez oublié de dire que c'est à cette influence qu'*on* a attribué la contraction spasmodique, et, plus tard, la condensation, la rétraction du spincter (M. p. 378.); vous n'avez, par conséquent, pas même le mérite de ce soupçon.

«La barrière, dites-vous, est généralement placée à peu de distance de la crête uréthrale (p. 243);» mais j'avais dit que cette crête ne s'éloigne pas du col de la vessie (p. 376); les mots seuls ont été changés; car, sans doute, vous ne prétendez pas qu'elle s'en rapproche. «Cependant, ajoutez-vous, elle peut en être éloignée d'une trentaine de millimètres (p. 245).» Moi aussi, j'ai dit que cela pouvait être (p. 156), mais dans les cas de valvules prostatiques seulement; c'est ainsi qu'en mettant à profit toutes mes remarques, sans conserver les distinctions que j'avais établies, vous avez jeté sur le sujet plus de confusion que de clarté.

Suivant vous, la face de la valvule tournée vers l'urèthre est à pic (p. 244); moi j'ai dit qu'elle saille brusquement, faisant un angle droit avec la paroi postérieure du canal (p. 376); mais, quoique le premier, je crois avoir été le plus exact, en ne parlant alors que des valvules musculaires. Vous dites que ces valvules se bornent à dévier l'orifice vésical de bas en haut, sans le rétrécir (p. 249); mais n'ai-je pas exprimé la même idée, particulièrement aux pages 379 et 389? Autre remarque, de peu d'importance, mais qui prouve jusqu'où peut aller chez l'homme l'instinct d'imitation: j'avais dit que, pour ne pas laisser échapper les valvules, il faut ouvrir la vessie par la paroi antérieure; avant de mettre à découvert la partie prostatique de l'urèthre (p. 247), vous vous seriez bien gardé d'omettre cette recommandation (p. 245).

Que penser maintenant, Monsieur, de ce passage de la lettre que vous avez adressée le 7 juin à l'Académie des sciences? «M. Mercier revendique-t-il l'exactitude de la description? Mais je n'ai pas prétendu poser des limites à la science. Ayant rencontré plusieurs fois les brides du col vésical, j'ai dit ce que j'avais vu: *les praticiens jugeront qui de moi ou de mon confrère a le mieux observé.*» Pour que les praticiens puissent juger entre vous et moi, vous auriez dû commencer par leur dire en quoi nous différons.

Vous prétendez que les explorations, telles qu'on les a pratiquées jusqu'à vous étaient insuffisantes, tandis que *vos instrumens perfectionnés* donnent des renseignemens utiles (p. 247); mais votre sonde et vos procédés perfectionnés sont les mêmes que les miens, seulement avec quelques imperfections; ce que vous en dites n'est qu'un extrait de ce que j'ai décrit fort au long, d'abord au mois de juin 1839, dans les *Archives de médecine*, puis p. 359 *et seq.*, et enfin à la page 386 de mes *Recherches* (Voir *l'Exam. méd.* p. 27.) Vous n'avez apporté que deux modifications que je me garderais bien de vous revendiquer: la première, c'est que votre sonde a des yeux, ce qui me semble un grave inconvénient dans un instrument qu'on se propose de faire circuler tout autour du col de la vessie, sans savoir si l'on n'y rencontrera pas des tumeurs molles et très faciles à faire saigner. La seconde c'est que vous laissez échapper l'urine et que vous jugez par le moment précis où elle jaillit de l'élévation du col vésical: c'est là votre point de repère. Mais s'il n'y a que peu d'urine dans la vessie, ne vaut-il pas mieux l'y laisser pendant qu'on pratique les explorations? De plus, peut-on bien juger qu'on est au niveau même de l'orifice, quand ce liquide s'échappe? Combien de fois ne soulève-t-on pas la valvule avant de la franchir? Combien de fois aussi, après avoir tâtonné pendant quelque temps au niveau de l'obstacle, n'entre-t-on pas subitement à une certaine profondeur? Ces observations, je vous les ai déjà faites, et je sais que, depuis, vous avez, sans en avoir eu l'air, répondu à la première en disant qu'*on ne juge pas qu'on est arrivé dans la vessie quand l'urine coule goutte à goutte et en petite quantité,* CE QUI ARRIVE QUELQUEFOIS AVANT QUE LA SONDE AIT FRANCHI LE COL VESICAL, *mais quand elle sort à pleine sonde* (*Gaz. des hôpit.*, 2 sept. 1841); mais n'y a-t il pas trop de degrés entre le plus et le moins pour qu'une semblable méthode ait rien de précis? et si des mucosités, si du sang se sont introduits dans la sonde pendant son introduction! Je sais bien encore que vous pourriez répliquer à la seconde en nous vantant, comme vous le faites à chaque page, votre extrême habileté; mais ce n'est certes pas vous qui soutiendrez que tous les chirurgiens soient aussi adroits; il faut donc songer un peu aux autres, et alors ne vaut-il pas mieux, jusqu'à ce que vous nous ayez donné de nouveaux *perfectionnemens,* conserver mon procédé dans toute son intégrité, c'est-à-dire, se servir de sondes non trouées, et partir du bord antérieur pour explorer les autres points? Les raisons pour lesquelles vous ne l'avez pas fait, les voici probablement : d'abord, quand on copie, il faut bien changer quelque chose; ensuite, j'ai conseillé de prendre le bord antérieur du col vésical pour point de repère, parce que mes recherches m'autorisent à assurer que ce bord ne subit jamais de tuméfaction notable *sur la ligne moyenne*, et vous avez craint que ce ne fût une idée purement spéculative. Ce que nous venons de voir prouve, du reste, que vous n'avez pas souvent mis en pratique ce mode d'exploration, dont vous n'avez pas dit un mot en 1838, p. 305 et 333 de votre *Traité de l'affection calculeuse*, où cependant vous décrivez des procédés que vous ne prenez pas même aujourd'hui la peine de rappeler.

Je ne puis qu'applaudir à ce que vous dites des varices au col de la vessie (p. 255), par la raison que j'ai émis une opinion absolument semblable (p. 137). Vous ne me citez pas, mais ce serait trop exiger, car vous citez un auteur anglais, M. Shaw, dont je ne connais pas l'opinion à cet égard. Je vous ferai cependant remarquer que vous ne parlez que des développemens vasculaires et nullement des tumeurs qu'on a comparées aux marisques du rectum.

Page 257, vous abordez les maladies de la prostate et vous dites : « Dans le petit nombre d'écrits scientifiques qui ont paru depuis l'ouvrage de Home, on s'est le plus souvent contenté de reproduire les opinions du chirurgien anglais; quant aux autres, ils ont été dictés, la plupart, par de telles INSPIRATIONS, *qu'il n'est permis de les consulter qu'avec réserve*, *et que, sans craindre d'être accusé d'un scepticisme outré, on peut* CONCEVOIR DES DOUTES SUR LA VÉRITÉ *de quelques faits intéressans qui s'y trouvent* CLAIRSEMÉS. » Ici, M. Civiale, arrêtons-nous : comme je puis me flatter de ne pas être dans la catégorie des copistes d'E. Home, je ne puis échapper à celle des hommes sans probité, sans conscience que vous mettez à l'index. Vous dites, il est vrai, *la plupart;* mais, ce mot ne suffit pas quand on articule une telle accusation. Il se peut que les démentis qui vous ont été donnés à maintes reprises devant l'Académie de médecine, devant l'Académie des Sciences etc., etc., ne vous aient pas touché; mais sachez qu'on ne doit jamais jeter la suspicion sur les écrits d'un homme laborieux dont les inspirations ont toujours été pures. Vos adversaires, au moins, avaient le courage de dire franchement à qui ils s'adressaient, faites de même.

Dans votre préface (p. 3), vous assurez qu'avant vous les maladies de la prostate étaient *mal connues*, *mal déterminées*, etc., etc.... : ainsi vous vous proclamez l'alpha et l'oméga de la science! Mais, vous avez donc fait de bien rapides progrès? Car je vais vous prouver qu'en 1836, vous ne connaissiez pas même l'anatomie la plus grossière de la prostate. Chacun sait, aujourd'hui, que cette glande est formée de trois parties : une moyenne et deux latérales. Mais vous, p. 140 de votre *parallèle*, vous avez dit : « *son corps et son lobe moyen....* » P. 141, vous avez dit encore : « le *corps*, le *moyen lobe* et le *lobe latéral gauche* de la prostate. » Ainsi, en y joignant le *lobe latéral droit*, la prostate avait, suivant vous, quatre parties; vous en aviez donc découvert une, et ce n'était rien moins que le *corps* de la glande. Il est fâcheux que vous n'ayez pas dit, pour l'instruction de vos lecteurs, où ce *corps* se trouve situé. Mais aujourd'hui ce n'est plus cela; vous ne parlez plus que de trois parties : le *corps* et les *lobes latéraux*, (p. 262 et 263); mais alors, qu'est devenu le *lobe moyen*? Cette modification serait-elle le résultat de nouvelles études? ou bien, semblable au médecin de Molière, auriez-vous changé tout cela?

Puisque nous en sommes à l'anatomie, nous allons immédiatement aborder une autre discussion. Les faits qui en sont la base sont étrangers au sujet qui nous occupe, mais dans votre lettre à l'Académie des sciences, vous m'avez accusé de vous avoir *emprunté* votre description de la couche musculaire de la vessie : recherchons sur quoi vos prétentions pourraient se fonder. Je ferai d'abord remarquer qu'en n'indiquant le sujet que par la page 50 de mon ouvrage, vous avez mis hors de question toute la partie historique; c'est par la raison sans doute que vous n'avez parlé de personne. Vous venez de dire dans votre dernier volume, p. 259 : « J'avais constaté que les extrémités des fibres superficielles de la vessie, en s'implantant à la circonférence de la prostate, se confondaient avec l'enveloppe de la glande. De nouveaux faits sont venus démontrer l'exactitude de mes observations : il résulte même des cas rapportés par M. Cruveilhier, etc. » Mais, M. Civiale, pourquoi avez-vous attendu si longtemps pour citer M. Cruveilhier? Et encore, votre phrase semble dire que les travaux de ce célèbre anatomiste sont venus *confirmer* les vôtres : avez-vous oublié que son traité d'anatomie a précédé de 3 ans au moins l'apparition de votre premier volume?

Est-ce cette insertion des fibres musculaires à la prostate que vous me revendiquez? Mais consultez la p. 44 de mon livre, et vous y verrez que Duverney et Lieutaud en savaient autant que vous sur ce point. D'un autre côté, consultez la p. 54 et vous y apprendrez que Douglas, Rutty, Parsons ont décrit des insertions pubiennes que vous n'avez, à ce qu'il paraît, jamais vues et qui sont cependant si faciles à trouver. Les p. 52 et 55 vous feront en outre connaître des insertions sur l'aponévrose pelvienne. Vous dites (t. I, p. 10) que des fibres musculaires circonscrivent la prostate, qu'on en voit même passer sur cette glande et se continuer avec les parois uréthrales, qu'on en voit se confondre avec des fibres du releveur de l'anus : pouvez-vous m'accuser d'avoir copié tout cela?

Suivant vous, à la face postérieure et inférieure de la vessie, la direction des fibres de la couche musculeuse *superficielle* est moins nette, et leur longueur moins considérable qu'à la face antérieure. « De chaque lobe latéral de la prostate partent plusieurs petits faisceaux qui se dirigent *en arrière* et *en dedans*, et rencontrent bientôt ceux du côté opposé, avec lesquels ils se confondent. Telle est la disposition de la couche *la plus superficielle. Au dessous d'elle*, il en existe une autre plus épaisse, dont les fibres s'implantent au *corps* de la prostate et se portent *directement en arrière* (t. I, p. 12). » En vérité, vous auriez voulu prendre le contre-pied de ce qui est que vous n'auriez pas mieux réussi, et certes ce n'est pas encore cela que je vous ai copié : lisez ma page 52.

Vous dites : «J'avais suivi la direction des fibres musculaires de la vessie dans la partie prostatique de l'urèthre et même plus avant (t. II, p. 260).» Mais ces faisceaux, que vous faites aller jusque dans l'urèthre et au delà du verum ontanum, vous les faites remonter *au dessous* des fibres transversales du trigone ; ce sont, dites-vous, les prolongemens de la couche *moyenne* (t. I, p. 14) ; tandis que mon muscle uréthro-vésical, ou *profond interne*, est immédiatement sous la muqueuse (p. 59).

Ainsi, en comparant les passages auxquels se rapportent ces deux derniers alinéas, on voit que votre plan longitudinal que vous appelez vous-même *moyen* (t. I, p. 15), se trouve entre deux couches de fibres transversales, tandis que, suivant moi, et suivant la nature, c'est la couche transversale qui se trouve entre deux plans de fibres longitudinales. Est-ce là ce que vous appelez un *emprunt?*

Quant à ces fibres transversales que vous décrivez *sous la muqueuse* du trigone (t. I, p. 14), les avez-vous suivies plus loin que tous ceux qui vous ont précédé ? Est-ce dans votre livre que je les ai vues s'épanouir sur toutes les parois de la vessie, et même dans la paroi antérieure où je les ai vues se rendre, après avoir contourné en sautoir les bords postérieur et latéraux de l'orifice uréthral, ce qui m'a ensuite permis d'expliquer la formation et le siége des valvules musculaires ? Cette description si simple du spincter, est-ce vous qui l'avez donnée en disant qu'un certain nombre de fibres charnues « suivent une direction oblique et même transversale, se divisent, se subdivisent et forment, par l'épanouissement des extrémités de leurs ramifications infinies, l'épais rebord circulaire qui constitue le col de la vessie (t. I, p. 15) ? » Et la description du muscle *pubio-prostatique*, est-ce dans votre livre que je l'ai trouvée ? Qu'aviez-vous donc à me réclamer, en plein Institut, devant cette élite des corps savans ? Sont-ce les fibres qui vont se rendre aux uretères ? Mais vous verrez, page 61 de mon ouvrage, qu'elles étaient connues de Santorini. Serait-ce par hasard la petite anse qui passe au dessous de ces canaux, que vous décrivez, t. I, p. 11, et moi, p. 57 ? Mais de ses deux extrémités, dites-vous, l'une est supérieure, l'autre inférieure ; suivant moi, ses deux extrémités seraient dirigées en haut, tandis que son plein passerait au dessous de l'uretère. Au reste, si c'est là votre perle, excusez-moi, monsieur, de n'avoir pas eu l'œil aussi perçant que le coq de la fable.

En résumé, les seuls points sur lesquels nous nous sommes rencontrés dans notre description de la couche musculaire de la vessie, n'appartiennent ni à vous ni à moi, et moi seul j'ai rendu justice à nos devanciers. Quant au reste, tout ce que vous dites n'est, au moins à mon avis, qu'un tissu d'erreurs. J'ai donc prouvé que je ne vous ai rien emprunté, et cela me suffit : c'est aux anatomistes à juger de la valeur de nos descriptions.

Voyons maintenant les immenses progrès que vous avez fait faire à nos connaissances sur les engorgemens de la prostate.

Dans tout ce que vous dites (p. 261) sur sa tuméfaction partielle ou générale, sur le développement et l'élasticité des granulations, sur leurs aréoles, leur liquide, je ne vois rien que de très connu, surtout depuis la publication de mes recherches, au commencement de 1836 d'abord, et plus récemment, dans le chapitre II de ma IIe partie. Mais ce qui l'est moins, et ce que vous nous apprenez, c'est que le rectum se trouve logé dans le sillon postérieur de la glande (p. 262) : beaucoup de personnes ne s'en seraient pas doutées, par la raison qu'habituellement le contenu n'est pas plus large que le contenant. Quant à cette couche *épaisse* de tissu cellulaire induré, que vous dites exister *presque toujours* entre ces deux organes, je vous engage à la rechercher de nouveau. Même page, vous dites avoir *vu* les lobes latéraux envoyer, en haut et en arrière, des prolongemens tels qu'on pouvait les sentir *en palpant extérieurement la région hypogastrique* : voilà un moyen de diagnostic qu'un simple *théoricien* n'aurait certainement pas prévu.

Les tumeurs pédiculées ou à large base, s'élevant sur les portions moyenne ou latérales, les tuméfactions centrales de ces dernières, etc., sont connues de tout le monde; mais ce qui l'est moins, ce sont les hypertrophies valvulaires, c'est l'hypertrophie d'une portion coïncidant avec l'atrophie des autres, la possibilité de voir les lobes latéraux faire tous deux saillie dans l'urèthre et se toucher par leur partie saillante ; ce qui est également moins connu, c'est que généralement les prostates très volumineuses ne sont pas très dures, et que cela paraît tenir, au moins en partie, au degré de résistance de la capsule, puisque, si l'on coupe une prostate compacte, ses granulations proéminent immédiatement, et semblent faire hernie ; ce qui est aussi moins connu, c'est qu'on peut rencontrer des granulations très dures au milieu des prostates molles, c'est que la substance prostatique prend, en s'enflammant, une couleur noirâtre qui tantôt a fait croire à des fongus, et tantôt à des tumeurs hémorrhoïdales : tout cela je l'ai dit (p. 145 *et seq.*); tout cela, vous le répétez (p. 265 *et seq.*) avec une exactitude et une imperturbabilité sans exemple. Certes, je n'ai pas la prétention d'avoir le premier décrit tous ces faits, sans exception, et mon ouvrage est là pour prouver qu'il ne m'a pas coûté de citer nos prédécesseurs ; mais si les maladies de la prostate étaient avant vous *mal connues, mal déterminées*, qu'avez-vous donc ajouté à ce que l'on savait déjà ?

Il est vrai qu'en 1837 vous en aviez fait des découvertes. Ainsi, vous disiez que la déviation verticale de l'urèthre peut se rencontrer *à la réunion des parties membraneuse et prostatique* lorsque *tout le corps* de la prostate est frappé de tuméfaction ; vous en aviez même *vu* un petit nombre d'exemples (t. I, p. 29); vous aviez encore observé une déviation que vous appeliez *inférieure*, déviation qui *a lieu en bas et résulte de l'atrophie, de la destruction partielle du* CORPS *prostatique* (*ibid.*, p. 32). Comment se fait-il qu'aujourd'hui, dans un traité spécial des maladies de la prostate, vous ne parliez plus de tout cela ? Ou vous avez vu ces déviations, ou vous ne les avez pas vues : si vous ne les avez pas vues, vous avez eu tort de le dire, et si vous les avez vues, vous avez tort de ne plus en parler; car ce sont des anomalies qu'on ne rencontrera probablement pas de sitôt. Je vous engage même, lorsque vous en retrouverez, à les présenter à quelque société savante ; vous les entretenez tous les jours de choses bien moins rares.

Encore un mot avant de finir cet article. Page 267, vous parlez *d'un fait curieux dont M. Cruveilhier a donné la description et le dessin*; mais M. Cruveilhier a dit que ce fait lui vient de moi ; qu'a donc mon nom pour vous inspirer tant d'horreur?

Passons à votre article II, qui par sa forme, vous en conviendrez, a été calqué sur mon chapitre V ; mais voyons les détails.

Vous étudiez les effets de la tuméfaction des lobes latéraux ; vous faites comme moi. L'aplatissement du canal d'un côté à l'autre, son augmentation *d'avant en arrière*, vous n'avez rien oublié; seulement vous ne deviez pas employer, comme moi, les mots : *d'avant en arrière*, puis qu'habituellement vous appelez *supérieure* la face que je nomme *antérieure*, et *inférieure* celle que j'appelle *postérieure*. *On* assure, dites-vous, avoir vu ce diamètre de 25 à 30 millimètres; mais vous n'avez jamais rencontré des dimensions aussi considérables. Eh bien ! *je l'assure* encore : sur une prostate présentée à la Société anatomique par M. Chapinière, j'ai fait voir que ce diamètre avait 14 lignes, c'est-à-dire plus de 29 millimètres (voy. *Bull. de* 1838, p. 2). Cette restriction sur un fait si facile à constater m'a surpris d'abord, et je me suis demandé si vous n'aviez pas quelque part avancé une proposition contraire; voici le résultat de mes recherches : page 42 de votre tome I, vous avez reproché à Deschamps d'avoir commis une *erreur* en disant que l'urèthre augmente de largeur chez les vieillards; et maintenant vous convenez que l'hypertrophie de la prostate élargit le canal, et vous dites, comme je l'ai fait, qu'il est rare d'ouvrir un cadavre de vieillard sans accroissement de la prostate (t. II, p. 268); ne retombez-vous pas, malgré vous et malgré vos restrictions, dans la prétendue erreur de Deschamps?

Puis, vous revenez sur les cas où les lobes latéraux forment dans l'urèthre *deux tumeurs adossées par leur sommet* (C. p. 274. — M. p. 242) sur les écartemens qui en résultent, sur les avantages, dans ces cas, de faire longer aux sondes le sillon postérieur, ou *mieux encore* l'antérieur : véritablement, si c'est là le résultat pur et simple de votre *pratique*, il faut convenir que vous vous êtes singulièrement rencontré avec mes *théories*; voyez pour preuve ma page 309. Vous ajoutez que, quand les lobes latéraux sont gonflés, le col représente une fente antéro-postérieure ; que, quand l'un d'eux est surmonté d'une tumeur, cet orifice a une figure semi-lunaire : ce ne sont pas là, sans doute, les découvertes que vous nous promettez. Toutefois, vous dites que les lobes latéraux sont rarement assez gonflés pour déformer l'urèthre, sans que la tumeur fasse saillie dans la vessie ; je crois, monsieur, que vos remarques vous ont trompé à cet égard; c'est ce qui arrive très souvent dans les cas de tuméfaction centrale.

Après avoir étudié les effets de l'hypertrophie des lobes latéraux, vous passez à celle de la portion moyenne (p. 276), c'est encore précisément comme moi. Comme moi aussi, vous revenez sur les développemens valvulaires ; comme moi, vous signalez la forme triangulaire de l'orifice uréthral, quand la portion moyenne écarte les lobes latéraux ; comme moi, vous décrivez sur les côtés de la tumeur moyenne deux sillons, obliquement dirigés d'arrière en avant, de dehors en dedans, et venant se réunir, non pas, comme vous le dites, à la fin de la région prostatique, mais au verumontanum. Ce qui vous a entraîné dans cette erreur, c'est que j'ai oublié de parler de cette circonstance, p. 242; mais vous auriez pu l'éviter en remontant à la page 156.

Page 281, vous signalez le développement des parois de la vessie pour compenser l'obstacle; c'est également ce que j'ai fait p. 236 et 239. Mais on va voir où vous vouliez en venir; vous vouliez lancer quelque sarcasme contre les auteurs qui *attribuent des effets presque incroyables à un état maladif presque rudimentaire*, sans doute comme j'en ai rapporté des exemples, p. 244. Mais, monsieur, s'il y avait dans l'observation que vous citez un développement très marqué de la portion susmontanale, il y avait en même temps une hypertrophie considérable des lobes latéraux; de sorte que, si la première portion se portait en avant, l'hypertrophie des deux autres donnait à l'orifice plus d'étendue dans le même sens. N'ai-je pas rapporté, p. 261 *et seq.* des faits où des lésions du même genre permettaient, je ne dis pas seulement l'excrétion facile de l'urine, mais sa sortie involontaire? N'est-ce pas là ce qui m'a fait établir, p. 294, cette proposition générale : *Plus la prostate sera hypertrophiée d'une manière égale et régulière* DANS TOUTES SES PARTIES, *plus il y aura* DISPOSITION *à l'incontinence d'urine?* Croyez-vous, de bonne foi, que si le canal eut été *hermétiquement* fermé par une valvule, l'hypertrophie de la couche musculaire aurait forcé l'urine à sortir? Elle n'aurait fait qu'appliquer la tumeur plus fortement contre l'orifice. Or, dans les cas où le canal n'augmente pas de diamètre dans le sens antéro-postérieur, il suffit d'une tuméfaction très légère pour en fermer l'ouverture. Ainsi dans ce cas encore, vos dénigremens portent à faux.

A vous en croire, des tumeurs prostatiques très saillantes dans la vessie auraient fait croire que cet organe était multilobé (p. 282). Ceux qui ont prouvé si peu d'intelligence ou d'attention méritaient qu'on les signalât, et c'est ce que vous auriez dû faire. Plus loin, après avoir dit que les affections prostatiques et la répétition continuelle du cathétérisme produisent et entretiennent des gonflemens des testicules, vous ajoutez : *combien de castrations inutiles cette circonstance n'a-t-elle pas fait pratiquer!* Ah! décidément, ce n'est pas aux médecins que s'adressent de pareils avertissemens.

Finalement vous dites que certaines prostates engorgées contiennent un liquide brun, jaune, etc., ce qui explique les taches jaunes, brunes, etc., que les éjaculations laissent parfois sur le linge (p. 287). En vérité, vous vous êtes laissé emporté par votre ardeur : c'est effectivement ce que j'ai dit page 350, mais avec l'expression du doute.

Si maintenant, Monsieur, on vous demande quels sont les progrès que renferme votre article II, que répondrez-vous?

Vous commencez votre article III en annonçant que les engorgemens prostatiques peuvent souvent exister sans symptômes (p. 288). Ce n'est pas nouveau, je l'ai dit, page 221. Vous avez écrit, pag. 292 : «Si les lobes latéraux sont engorgés, la partie correspondante de l'urèthre étant comprimée et aplatie, l'urine passe avec peine» : c'est ce que j'ai dit, pag. 235. Continuons : « Si un seul de ces lobes est tuméfié, il y a une déviation qui gêne davantage la sortie du liquide » : c'est précisément encore ce que j'ai dit page 238. Mais vous ajoutez : il survient rarement une rétention complète due à cette circonstance, du moins n'en ai-je jamais vu; et dans les cas qu'*on* cite, existaient d'autres causes dont *on* n'a pas tenu compte. » Croirait-on, à ce ton d'assurance, que vous ne faites encore que me copier? J'ai dit, page 239, en parlant de ces cas : « Il arrive souvent de grandes variations dans l'excrétion urinaire; il est rare que la rétention soit continue, etc. »

Même page, vous dites avoir remarqué depuis longtemps, ce qui n'a pas non plus échappé à d'autres praticiens, que les besoins d'uriner sont rarement proportionnés aux progrès de l'affection de la glande. Cette remarque est fort juste et je l'ai faite également plusieurs fois, notamment p. 220. Mais vous ajoutez, p. 293 : « En cherchant à expliquer ces bizarreries par la seule situation de la tumeur relativement à l'orifice vésical de l'urèthre, *on* a oublié que l'action de ce dernier est toujours plus ou moins influencée par l'hypertrophie de la glande, et l'*on* n'a tenu aucun compte non plus de celle du corps da la vessie. Ce qui prouve combien une *telle théorie est erronée...* » Eh, Monsieur, relisez, s'il vous plaît, mon observation XI et ma page 257, et vous verrez si pour reconnaitre le rôle de la vessie, j'ai eu besoin de vos leçons. Du reste, je reviendrai sur ce sujet dans ma troisième partie et nous verrons si vous même vous l'avez parfaitement compris.

Je lis quelques lignes plus bas : « *On a prétendu* que quand le corps de la prostate se tuméfie de manière à former tumeur à l'orifice interne de l'urèthre, il résulte de là un écartement des lobes latéraux, qui, ayant eux-mêmes augmenté de volume et de consistance, ne peuvent plus se mettre en contact l'un avec l'autre et laissent échapper l'urine involontairement. Quelque plausible que paraisse cette explication, elle ne se concilie point avec les faits. Nous voyons tous les jours des malades qui n'ont jamais eu d'incontinence, et cependant l'ouverture des corps fait constater chez eux, *à un degré très développé, l'état de choses qui passe pour en être une cause absolue.* » Ainsi chez vos malades *les lobes latéraux ne pouvaient se mettre en contact et cela à un degré très prononcé* et l'urine ne sortait pas! Quelle affinité pouvait donc la retenir, si, les lobes latéraux et par conséquent les parois uréthrales ne pouvant se mettre en contact, elle ne sortait pas? Mon explication, suivant vous, ne se concilie pas avec les faits : ainsi les miens ne sont rien, cela va sans dire. Du reste, vous savez que je n'ai pas prétendu que le développement de la portion moyenne et des lobes latéraux fût une cause *absolue* d'incontinence (voy. pag. 266), vous le saviez, mais vous vouliez avoir l'air de dire quelque chose.

Page 294 vous dites : « Tantôt le trouble débute par l'incontinence, ainsi qu'on en voit des exemples dans les ouvrages de M. Guthrie et *autres...* » Quels sont donc ces *autres*, s'il vous plaît? Sauf *deux lignes* que j'ai *moi-même* exhumées des ouvrages de Sœmmering et de P. Franck (voyez pag. 290), où avez-vous vu qu'on ait parlé de cette incontinence? Vous citez M. Guthrie, mais vous deviez au moins prouver que son observation, dont j'ai donné un extrait, page 322, n'était pas tout simplement un cas d'irritation vésicale, que c'était bien le col qui laissait échapper l'urine et non pas le corps de la vessie qui l'expulsait à chaque instant.

En parlant des débuts de la maladie, vous dites : « Les vieillards ne voient en général que ce qu'il appellent un effet naturel de l'âge, une perte ou du moins une diminution de puissance dans les organes urinaires : c'est pour cela, disent-ils, qu'ils éprouvent des besoins d'uriner auxquels ils ne sauraient résister et qu'ils ne satisfont cependant qu'avec difficulté. » Les lecteurs qui, à l'occasion de cette phrase, de peu de valeur par elle-même, se donneront la peine de consulter ma page 105, jugeront combien, pour parler le langage des disciples de Gall, doit être développé chez vous l'organe de l'*imitation* ou même celui de l'*acquisivité.*

Pages 295 et suivantes, vous revenez sur le rôle de la vessie, et alors nouvelles tirades sur les *erreurs palpables*, les *combinaisons théoriques* et les *opinions les plus excentriques* de vos confrères qui *ne possèdent pas tous la dextérité qu'exige l'emploi de la sonde*, etc. Le mot *excentrique* que vous employez souvent me semble on ne peut plus pittoresque. Avec quelle délicatesse il fait voir combien ils sont *en dehors du sens commun* ces pauvres confrères! Pour moi, que vous parez je ne sais trop pourquoi du nom d'*écrivain* (page 410), je l'avoue franchement, si j'eusse eu à exprimer la même idée, je n'aurais pas trouvé d'autres expressions que les mots vulgaires de *fous* ou d'*imbéciles*.

Ce que vous dites sur l'insuffisance des signes fonctionnels, de l'exploration par le rectum, ne présente rien de neuf; mais sur ce dernier point, vous dites, page 302 : « *On a prétendu* que la distension de la vessie entraînait la prostate en haut et en avant, et que, par cette raison, il était difficile, sinon impossible, de l'explorer par le rectum avant d'avoir évacué l'urine. *Je ne sais sur quelle autorité on s'est fondé pour émettre une semblable assertion*, etc. » Je vous ferai d'abord observer que vous avez retranché *quelquefois*, et ajouté *impossible*, ce qui change un peu le sens et ne me paraît pas parfaitement convenable. Ensuite vous ne savez *sur quelle autorité.....*; mais j'ai dit : j'*ai vu* (pag. 351); alors vous supposez que c'est là un de ces faits écrits sous de *telles inspirations qu'on peut concevoir des doutes sur leur vérité?*

Ce que vous dites (page 302) sur l'emploi de la sonde comme moyen de diagnostic est un mélange de bonnes choses qui ne vous appartiennent pas et d'erreurs qui sont votre fait. Les conséquences que vous tirez de la déviation de cet instrument dans un sens ou dans l'autre, au centre de la portion prostatique ou bien au col de la vessie, tout cela est connu, et moi-même je m'y suis étendu longuement (page 309 et 352.)

Vous regardez l'aplatissement de l'urèthre comme étant le résultat du gonflement des lobes latéraux (p. 303); vous dites (pag. 274) que l'urèthre gagne alors d'avant en arrière ce qu'il perd d'*étendue latéralement*; vous imaginez-vous, par hasard, que dans l'état normal cette portion du canal soit circulaire? alors quel serait, suivant vous, son mode d'occlusion, placée quelle est entre deux corps compactes comme les lobes dont il s'agit? Lisez ma page 20.

Suivant vous, quand il y a une tumeur derrière l'orifice vésical, l'étendue que la sonde est obligée de parcourir avant que l'urine commence à couler *indique la hauteur de cette tumeur* (pag. 304). J'ai fait une remarque de ce genre, page 353, et c'est sans doute ce qui vous a trompé; mais vous n'avez pas fait attention qu'il s'agissait de cas où la sonde passait à travers la saillie morbide. Ne concevez-vous pas que, dans les cas ordinaires, l'urine doit sortir aussitôt que le bec de la sonde a soulevé l'opercule et que ses yeux ont dépassé l'orifice?

Page 305, vous dites que s'il s'agit d'une bride, la sonde est arrêtée brusquement jusqu'à ce qu'on ait relevé son bec pour qu'il passe par-dessus la barrière; qu'à sa sortie on ressent une secousse causée par le mouvement subit qu'elle éprouve en descendant du bord libre de cette barrière; que dans la vessie on peut tourner librement son bec en arrière. A cela je vais répondre en deux mots : si vous parlez ici des sondes ordinaires et même de celles que vous décrivez page 345, tout ce que vous venez d'avancer n'est, pour parler votre langage, que le fruit de *spéculations erronées* : si vous parlez de sondes semblables à mon explorateur, les seules capables, par leur courbure brusque et la brièveté de leur bec, de transmettre exactement ces sensations et de tourner dans tous les sens et dans tous les cas dans la vessie, vous copiez ce que j'ai dit, page 360 et suivantes. Tout cela ne fait pas reconnaître la différence de niveau entre le bord antérieur de l'orifice uréthral et le postérieur, ne fait pas distinguer les petites tumeurs des valvules, les protubérances à large base de celles qui sont pédiculées, etc., mais j'aurais mauvaise grâce à vous reprocher de ne pas m'avoir tout pris.

La manière passablement entortillée dont vous indiquez la forme de vos sondes est, dites-vous, page 343, plus facile à comprendre que les *angles* et les *tangentes* auxquels ont eu recours *quelques modernes*. Il est possible, Monsieur, que je n'aie pas été suffisamment clair pour tous; mais, en écrivant, je supposais à tous mes lecteurs la connaissance des *définitions* des deux premiers livres de la géométrie élémentaire. Au reste plus tard je ferai usage du dessin pour me mettre à la portée de toutes les intelligences.

Page 309, vous prétendez que les sondes *à courbure très courte et très prononcée*, que j'indique, ne sont pas nouvelles, et que vous les employez *depuis plus de vingt ans!* Mais sans vous chicaner sur le vague de ces mots : *à courbure*, etc., je vous demanderai : à quoi les employiez-vous ? Vous avez beau dire que vous avez courbé légèrement vos instrumens à lithotritie, que vous avez donné à vos sondes une courbure un peu plus longue, mais toujours très prononcée, etc. : tout cela n'est que de l'imbroglio. Vous dites aujourd'hui que, pour le diagnostic des *engorgemens prostatiques*, les sondes à courbure très courte et très prononcée *sont les seules dont on puisse utilement se servir*. Eh bien, où l'avez-vous dit avant moi ? Nous avons déjà vu que vous n'en avez pas dit un mot en 1838, page 305 et 333 de votre Traité de l'affection calculeuse. Cependant vous parliez des signes fournis par le litholabe; et vous ne disiez des sondes que ce que tout le monde sait, plus une erreur; car vous prétendiez qu'on distingue un repli valvulaire de l'engorgement du corps de la prostate, en ce que la sonde se trouve arrêtée par ce repli, comme si l'engorgement de la portion sus-montanale qu'*actuellement* vous appelez *corps*, n'arrêtait jamais la sonde.

Même page, vous avancez que « de tous les appareils explorateurs le trilable est certainement le plus utile. » Il paraît que vous y tenez et vous avez raison; car personne, je pense, ne vous en contestera la priorité *dans ce cas*. Véritablement lorsque vous passez en revue dans votre esprit les merveilleuses vertus du trilabe, vous devez désespérer de l'humanité, en songeant que personne ne l'emploie plus, même pour la lithotritie. Les lecteurs du reste, ne manqueront pas de partager vos regrets en lisant les lignes suivantes : « Toutes les fois qu'il s'agit d'une *faible tumeur*, on peut espérer de la circonscrire avec une sonde à petite courbure (c'est ce que je fais), on peut même la *saisir* avec un *trilabe*. Si elle a une large base, *elle ne sera* QUE *pincée*, il est vrai; *mais elle s'introduira dans la pince ouverte, et le* LITHOTRITEUR *la fera reconnaître* (page 312). » Oubliez-vous que vous agissez sur de la chair vivante, pour la saisir, la pincer, et la râper ainsi avec la fraise d'un lithotriteur, et le tout pour reconnaître une faible tumeur? Et d'ailleurs ce lithotriteur glissera-t-il si parfaitement dans sa canule qu'il puisse transmettre des sensations aussi délicates?

Un autre moyen qui vous a fourni de *vives lumières*, non seulement sur l'existence, mais encore sur les diverses formes des engorgemens prostatiques, ce sont de grosses bougies en cire, qui tantôt sont recourbées, tantôt rebroussées, et tantôt ramènent des empreintes latérales, comme si elles avaient été mutilées avec un emporte-pièce : ce sont là, dites-vous, les effets d'excroissances, de petites fongosités (p. 306). Relativement aux courbures que les bougies peuvent prendre, il suffit pour cela de les engager dans la partie courbe du canal, même le plus sain : quant aux empreintes que les *petites* FONGOSITÉS *y creusent comme des* EMPORTE-PIÈCES, vous auriez dû, pour que vos lecteurs puissent y croire, sans être taxés de bonhomie, dire, au moins, par quel procédé vos bougies sont préparées.

Vous dites, p. 310, qu'on a confondu les affections de la prostate avec les rétrécissemens de l'urèthre et les affections calculeuses ; j'ai fait voir, p. 338, que le même avertissement avait été donné il y a trois cents ans. Suivant vous, quand la vessie se contracte d'une manière franche et régulière, le *bas fond disparaît*, et les parois de la vessie se ramassent toutes vers le col. Cela vous sert à faire voir que c'est à tort qu'*on a prétendu* que, dans les affections prostatiques, c'est la disposition du col, relativement au corps de la vessie, qui ne permet pas à celle-ci de se débarrasser complétement (p. 316). Je vous répondrai que ce qui se passe quand la vessie *peut se contracter d'une manière franche et régulière*, ne prouve pas qu'il en soit de même *lorsqu'elle ne le peut pas*; ensuite, qu'il n'est pas vrai que le *bas-fond disparaisse* lorsque la vessie se vide, car il est retenu par ces insertions de la couche musculaire sur l'aponévrose pelvienne que Winslow et Lieutaud avaient pris pour des ligamens du trigone (voy. mes *Recherches*, p. 12, 52 et 55). Enfin, vous terminez cet article en parlant de la lithotritie, comme toujours, et sans avoir mieux justifié vos prétentions que dans les précédens.

En commençant votre article IV, vous déclarez que vous ne parlerez pas des *hypothèses* à l'aide desquelles on a voulu expliquer la cause prochaine des engorgemens prostatiques, sortes de questions *qui ouvrent un champ si vaste aux esprits spéculatifs*. Cependant vous n'avez pas toujours eu tant d'horreur pour les explications : cette faculté contractile que vous attribuez aux reins (t. I, p. 53), n'en est-elle pas un exemple? Ne pourrais-je pas encore citer l'histoire de ce haricot que vous faites voyager de l'estomac dans la vessie *à travers le torrent de la circulation* (1)? Convenez qu'un *écrivain* tant soit peu *excentrique* pourrait faire narrer à ce haricot de bien singulières aventures.

Mais revenons à notre sujet. Des auteurs ont attribué les gonflemens de la prostate aux vices cancéreux, scrofuleux et surtout au virus syphilitique : il me semble que ces questions ne sont pas de celles *qui n'offrent que peu*

(1) Textuel. Voy. *Nouv. consid. sur la rétention d'urine*; par J. CIVIALE, p. 115, Paris, 1823. — La *Gaz. médic.* a dernièrement reproché, avec beaucoup de raison, à M. Civiale d'avoir expliqué la rétention d'urine par *l'irritabilité du col vésical* (p. 367), *ou par état d'atonie de la vessie* (p. 379), puis l'incontinence, état tout opposé, par une *irritation intense du col de la vessie, ou une perte d'énergie de son corps* (p. 408). C'est après avoir blâmé ma théorie, qu'il avait exposée comme sienne précédemment, que M. Civiale nous donne cet échantillon de sa logique ordinaire (voy. p. 407).

d'intérêt à la médecine opératoire, et que, sans avoir l'esprit trop *spéculatif*, on peut en dire quelques mots.

Page 326, vous affirmez que l'influence de l'affection calculeuse sur le *développement* de la prostate ne doit pas, comme *on l'a prétendu*, être révoquée en doute. C'est là votre opinion, je n'ai rien à dire; cependant je vous ferai observer que, p. 333, vous dites que, chez les enfans, les calculs s'accompagnent d'*atrophie* de la prostate : ce contraste me semble assez bizarre, qu'en dites-vous? Je m'aperçois même qu'après avoir dit que c'est *une des causes les plus puissantes* (p. 325), vous convenez que cette influence n'est pas toujours aussi directe qu'on pourrait le supposer, et vous vous basez alors sur des argumens que vous avez trouvés p. 208 et suiv. de mon ouvrage.

Vous admettez l'influence des rétrécissemens de l'urèthre (p. 326) : ici j'ai été plus surpris ; car j'avais cité, p. 205, comme autorité, un passage de la p. 116 de votre t. I, où vous disiez positivement le contraire; vous vous en étiez assuré *pendant la vie et après la mort*, et aujourd'hui vous vous étonnez qu'on ait pu soutenir une pareille opinion. Les résultats de vos observations ont donc bien changé depuis 1837. Pour moi, il n'en a pas été de même, et il n'y a pas longtemps que j'ai fait remarquer à la société anatomique cette absence de gonflement sur les organes urinaires d'un vieillard mort d'une dysurie, dont la cause siégeait dans le canal : cette pièce avait été présentée par M. Voillemier.

Sans vous expliquer clairement sur l'influence des fausses routes, de la taille périnéale, etc., vous admettez celle de la lithotritie (p. 328). C'est, dites-vous, une opération nouvelle *que plus d'une personne s'est mise à pratiquer avant de la connaitre parfaitement*. Vous citez un abcès de la prostate produit, à une seconde séance, par un chirurgien dont la *pratique excentrique a été si instructive sous ce rapport*. Mais cela ne prouve rien; il faudrait que vous eussiez démontré que l'hypertrophie et le gonflement inflammatoire de la prostate sont identiques. Même remarque relativement aux effets que vous attribuez aux injections dans l'urèthre.

Ce que vous dites, p. 330. des abus du coït, de la masturbation et de la blennorrhagie, c'est à peu près la seconde édition de mes preuves et de mes argumens. Vos conclusions ne sont pas cependant tout à fait les mêmes; *il y aurait sans nul doute*, ajoutez-vous, PLUS QUE DE LA TEMERITE *à prétendre que ces causes n'exercent jamais aucune influence;* toutefois vous admettez que *les cas dans lesquels elles agissent sont* EVIDEMMENT *plus rares qu'on ne le pense*. C'est déjà quelque chose; il fallait bien une petite mobification.

Quant à votre article sur le traitement, je n'en dirai rien, par la raison que j'aurai occasion d'y revenir incessamment. J'aurais pu cependant rechercher si, dans votre chapitre sur le cathétérisme, il ne se trouve pas quelques petites réminiscences de mon chapitre sur ce sujet; mais j'ai hâte d'en finir; je me contenterai donc de dire qu'il n'y a rien de nouveau. On y trouve bien (p. 355) une remarque qui, dites-vous, *est importante et a échappé aux praticiens* : c'est que le ligament suspenseur de la verge est fortement tiraillé par la pression des sondes. Votre ton d'assurance m'a d'autant plus surpris que cela est connu depuis longtemps, et que moi-même je me suis étendu très longuement sur ce sujet dans un mémoire *sur les inflammations, ulcérations et fistules de l'urèthre, produites et entretenues par le séjour des sondes dans ce canal*, mémoire qui a été publié dans le *Journal des connaissances médico-chirurgicales*, avril 1840. Il est vrai que je ne connaissais pas de moyen d'obvier à cet inconvénient, et c'est pour cela que je vais transcrire votre précepte ; on ne saurait donner trop de publicité à d'aussi utiles enseignemens : « Je parviens, dites-vous, à diminuer ces douleurs, en exerçant sur le corps du pubis, et de haut en bas, une forte pression, qui paralyse les muscles antérieurs de l'abdomen.» Ainsi en pressant sur le *pubis*, vous paralysez les *muscles* de l'abdomen, et, en paralysant ces muscles, vous relâchez le ligament suspenseur ! ! Un esprit *spéculatif* n'aurait certainement jamais trouvé cela.

En résumé, monsieur, je ne vois rien dans votre ouvrage qui vous donne le droit de parler d'une manière aussi inconvenante de ceux de vos confrères : comme œuvre de science, il est nul, puisqu'il ne présente pas la moindre trace d'originalité ; comme travail de compilation, il ne vaut pas beaucoup mieux, parce qu'on n'y rencontre partout qu'embarras et détours, et nulle part l'allure libre et franche d'un auteur qui n'a rien à masquer. On a dit, on a même imprimé que ce n'est pas vous qui faites vos ouvrages ; mais cela fût-il vrai, ce ne serait pas une excuse ; car, du moins, vous pouviez les lire.

— A l'instant même où je mets sous presse, M. Civiale vient encore de s'approprier, dans le *Bulletin de thérap.*, sept. 1841, p. 166 et 167, l'idée-mère de mon *Mém. sur les perforat. spontanées de la vessie* (*Gaz. méd.*, 1833 ; p. 257, 273 et 847). Qui pourrait rester muet en présence d'une rapacité aussi effrénée ? La presse montre trop de faiblesse pour de pareils hommes, qui sèment parmi nous la déconsidération et le scandale, en irritant, par leur audace, les esprits laborieux, et en encourageant les parasites par leurs succès.

(*Extrait de l'*Examinateur médical, *19 et 26 sept. 1841.*)

Imprimerie de P. Baudouin, rue des Boucheries-St.-Germain, 38.

RECHERCHES

SUR LA NATURE ET LE TRAITEMENT

D'UNE CAUSE FRÉQUENTE ET PEU CONNUE

DE

RETENTION D'URINE.

CHAPITRE PREMIER.

CONSIDÉRATIONS GÉNÉRALES. — IL EXISTE DES DÉRANGEMENTS DE L'EXCRÉTION URINAIRE DONT LA CAUSE EST PEU OU MÊME POINT CONNUE. — FACHEUSES CONSÉQUENCES QUI EN SONT RÉSULTÉES.

Il n'est pas de médecin qui n'ait vu la rétention d'urine apparaître momentanément et disparaître sans que rien, du côté de l'urèthre ou de la vessie, ait pu servir à expliquer ce singulier phénomène; il n'en est pas qui n'ait vu des malades uriner tantôt très-bien, tantôt très-mal, et chez lesquels on ne trouvait rien qui pût rendre compte de ces alternatives. Pour peu qu'on ait traité d'affections des voies urinaires, on a rencontré des personnes qui, malgré de vifs besoins d'uriner et sans rétrécissement uréthral, ou avec un rétrécissement bien dilaté, n'uri-

2

naient qu'avec beaucoup de difficulté, avec un jet petit, bifide, entortillé, ne vidaient que très-incomplétement leur vessie, ou même n'urinaient pas du tout.

Comme l'esprit humain veut toujours trouver une cause et qu'il est plus facile de créer des hypothèses que de faire les recherches longues et souvent ardues que nécessite la découverte de la vérité, on s'en est tenu aux hypothèses; et comme deux organes seulement pouvaient être mis en cause, la vessie et l'urèthre, on s'en est pris tantôt à l'un, tantôt à l'autre : dans des cas, c'était la vessie qui ne se contractait pas assez pour expulser l'urine, qui était paralysée; dans d'autres, c'était le canal qui empêchait ce liquide de passer, qui se rétrécissait spasmodiquement.

Voyons ce qu'il faut penser de la paralysie de la vessie et des rétrécissements spasmodiques de l'urèthre.

Presque tous ceux qui ont écrit sur les maladies des voies urinaires disent que la faculté contractile de la vessie peut être affaiblie ou même anéantie par la vieillesse, par les excès vénériens, la masturbation, l'habitude d'uriner à de trop longs intervalles, etc. On voit tous les jours des cas de rétention d'urine imputés à l'une ou à l'autre de ces causes.

Or, depuis plusieurs années déjà, j'insiste sur ce point que, sauf dans les cas où il y a affection du système nerveux, ou bien quelqu'une de ces maladies qui jettent toute l'économie dans une prostration profonde, l'inertie de la vessie n'est jamais primitive, et ne se manifeste que consécutivement à un obstacle au cours de l'urine ayant le plus souvent son siége au col de la vessie.

Je ne nie pas que la vieillesse n'affaiblisse les fibres musculaires de cet organe; mais elle affaiblit aussi celles qui ferment son orifice, ce qui devrait maintenir l'équilibre. D'ailleurs, pourquoi les autres organes, le cœur ou l'estomac, par exemple, ne nous présentent-ils pas un affaiblissement analogue? Pourquoi sont-ce souvent les vieillards les plus robustes qui se trouvent ainsi frappés d'inertie vésicale? Pourquoi les femmes âgées en sont-elles si rarement atteintes? Voilà autant de questions qui auraient dû soulever des doutes et provoquer des recherches.

Si nous consultons les auteurs, nous verrons à chaque instant leur théorie en contradiction avec les faits qu'ils rapportent : ainsi Sœmmering cite un cas de paralysie vésicale dans lequel on trouva les fibres musculaires de la vessie épaissies, dures et très-rouges (*Malad. de la vessie*, trad. franc., p. 71). Or, ainsi que je l'ai dit ailleurs, tout muscle paralysé s'atrophie et finit par prendre insensiblement une apparence graisseuse; pourquoi la vessie ferait-elle exception et acquerrait-elle plus de force apparente à mesure qu'elle perdrait plus de force réelle? Il est évident que, loin d'être paralysée, la tunique musculaire luttait au contraire avec force contre un obstacle, et que c'est ce qui en avait déterminé l'hypertrophie.

Le même auteur parle d'un autre sujet affecté de la même maladie et chez lequel on trouva le col de la vessie converti en une fente longue d'un pouce et demi et garnie de bourrelets à son pourtour (*ibid.*). Ceux qui ont lu mes recherches sur l'hypertrophie sénile de la prostate, ne manqueront pas d'en voir ici un exemple.

Quant aux excès vénériens et à la masturbation, il ne me sera pas difficile de prouver que ce n'est pas directement qu'ils exercent sur la vessie une action débilitante. Si je consulte les observations de M. Lallemand, je vois au contraire que presque toujours les besoins d'uriner deviennent plus fréquents, que la vessie s'enflamme; mais aussi que son col devient le siége de spasmes, de douleurs vives (*Des pertes séminales;* voy. particulièrement les obs. 65, 66 et 67). N'est-il pas évident que le premier effet de ces sortes d'excès, c'est une irritabilité marquée des organes urinaires, et que, s'il survient une difficulté d'uriner, c'est consécutivement à une affection du col de la vessie? M. Civiale, qui est aujourd'hui le défenseur le plus opiniâtre de la paralysie primitive de cet organe, convient que, dans le cas qui nous occupe, cette paralysie s'accompagne d'un état névralgique, d'une sensibilité très-vive du col de la vessie au contact des instruments, et de ce qu'il appelle *faux besoins* d'uriner, par la raison sans doute que l'urine ne sort qu'en petite quantité (*Mal. des org. génito-urin.*, t. III, p. 209 et suiv.). Mais comment concilier ces faux besoins avec une paralysie? n'est-il pas évident que la dysurie a ici encore son point de départ ailleurs que dans les parois vésicales?

Quant à la rétention d'urine par trop longue résitance au besoin d'uriner, elle ne tarde pas à se dissiper quand la distension de la vessie ne s'accompagne pas d'obstacle au cours de l'urine; comme cela arriva à ce jeune serviteur qui, menant en croupe une honnête demoiselle et n'osant pisser, ne put être débarrassé de son urine que par le cathétérisme, aidé de la pression abdominale. (A. Paré; *OEuvres*, liv. XVIII, ch. 50). Dans les cas où cette rétention persiste, on peut être sûr qu'il existe autre chose qu'une inertie vésicale.

Ce qui souvent a induit les praticiens en erreur, c'est la facilité avec laquelle, dans certains cas de rétention d'urine, la sonde pénètre dans la vessie. Mais lorsque, sitôt que le bec a franchi le col de cet organe, l'urine s'échappe avec force non seulement par le canal de l'instrument, mais encore tout autour de ses parois, peut-on admettre une paralysie de la vessie? Or, ces cas s'observent journellement, et si la vitesse avec laquelle l'urine jaillit alors ne tenait qu'à la sur-distension de la vessie, si le col n'opposait que sa résistance normale, peut-on croire qu'il n'aurait pas cédé à une pareille impulsion et qu'il n'y aurait pas eu au moins regorgement?

Mais d'autres fois la sonde pénètre facilement et l'urine ne s'en échappe qu'avec lenteur; c'est alors que triomphent les partisans de la paralysie vésicale. Malgré cela, ne nous hâtons pas trop de juger, cherchons bien, sans idée préconçue, et nous finirons toujours par nous convaincre que l'inertie vésicale a succédé à un obstacle plus ou moins ancien, plus ou moins prononcé au cours de l'urine qui, par sa stagnation graduellement croissante, a déterminé tantôt une simple élongation des fibres musculaires, tantôt une inflammation de ces fibres, tantôt enfin un épaississement, une induration du tissu cellulaire qui les unit entre elles et avec les tissus voisins.

J'ai déjà eu bien des fois occasion de démontrer, notamment dans le premier volume de mes *Recherches*, que cet obstacle résulte souvent d'un accroissement de la prostate qui, sans rétrécir l'urèthre, en modifie la direction, déforme le col de la vessie et l'obture. Aujourd'hui ces idées sont généralement admises; je dois même dire qu'on a été beaucoup plus loin que moi, et que j'ai vu plusieurs chirurgiens supposer des engorgements prostatiques là où je voyais tout autre chose. Bien plus, cet entraînement a tourné contre moi; car les principaux reproches que la critique m'a faits, proviennent de ce qu'on a pris pour des engorgements de ce genre une autre affection du col de la vessie que j'en avais pourtant soigneusement distinguée, et qui est aussi fréquente dans la jeunesse et l'âge moyen de la vie que la tuméfaction de la prostate l'est chez les hommes âgés.

J'arrive maintenant à la théorie des rétrécissements spasmodiques de l'urèthre.

C'est particulièrement à J. Hunter que nous devons les idées régnantes sur ce point. Les alternatives qu'il avait remarquées dans le jet urinaire de certaines personnes et l'impossibilité d'attribuer des phénomènes aussi variables à une lésion matérielle, l'avaient porté à croire que l'urèthre est susceptible de se rétrécir et de se dilater : il en avait même conclu que le tissu de ce canal est musculaire : « L'urèthre, dit-il, est sujet aux maladies qui sont propres aux muscles en général, et c'est même la seule preuve que nous ayons de sa muscularité (*Œuvres*, trad. franç., t. II, p. 362). » Ainsi, Hunter avoue lui-même que ce n'est pas à l'anatomie qu'il doit cette idée sur la structure de l'urèthre. E. Home, qui a presque toujours outré les opinions de son maître, a dit avoir vu une couche de fibres circulaires en dehors de la muqueuse, dans toute l'étendue de l'urèthre des grands animaux ; mais Ch. Bell n'a pu les y rencontrer, et M. Shaw, qui a soumis cette question à des recherches très-attentives, n'en a trouvé ni sur les chevaux, ni sur l'âne, ni sur le taureau (*Med. chir. trans.*, t. X, p. 342). M. Amussat ayant mis à découvert l'urèthre d'un chien vivant et y ayant introduit une sonde, ne rencontra pas la moindre difficulté en suivant la véritable direction, lors même qu'il excitait le canal à se contracter devant le bec de la sonde, soit par des piqûres, soit par des pincements ou autres stimulants extérieurs (*Gaz. méd.* 1836, p. 114). D'ailleurs, j'ai fait une remarque bien simple et qui pourtant suffisait pour démontrer que le canal n'est pas entouré de fibres circulaires, c'est que, dans l'état de repos, il est aplati en différents sens dans les différents points de sa longueur (*Mal. des org. urin. et génit.*, p. 37). C'est surtout en le coupant en travers sur des cadavres congelés qu'il est facile de s'en assurer.

On a encore cité, en preuve de la muscularité de l'urèthre, le jet avec lequel la matière gonorrhéique sort quelquefois lorsqu'on sépare les lèvres du méat urinaire collées l'une à l'autre par le dessèchement d'une certaine quantité de cette matière ; mais ce phénomène est un pur effet de l'élasticité. Il en est de même de la force avec laquelle une injection est expulsée du canal, et la même chose aurait lieu sur le cadavre. Il suffit d'ailleurs que le sang afflue dans le tissu spongieux de l'urèthre en un peu plus grande abondance que de coutume, pour diminuer le calibre du canal. C'est ce qu'on peut également produire après la mort en injectant, comme l'a fait M. Shaw, de l'eau dans son tissu de manière à donner au pénis ce léger gonflement qu'il a souvent dans la gonorrhée.

Si, dans cet état, on introduit une bougie à plusieurs centimètres dans l'urèthre, elle en est graduellement expulsée, surtout si elle est conique ; ce qui prouve que cette expulsion qu'on avait également invoquée comme preuve de la contractilité du canal, n'a pas la valeur qu'on lui avait attribuée. D'ailleurs, ainsi que le fait remarquer M. Shaw, ce phénomène est complexe ; car lorsqu'on a introduit une bougie, on allonge presque toujours la verge, et celle-ci abandonne en partie la bougie sitôt qu'elle est libre d'obéir à son élasticité.

On a encore signalé à l'appui de la même cause un phénomène tout-à-fait contraire : une bougie, dit-on, qui avait pénétré avec assez d'aisance, n'a pu être retirée qu'en employant une certaine force. Cette difficulté s'explique facilement lorsque la bougie a franchi un rétrécissement dur et calleux ; car pour peu que son tissu soit hygrométrique, il se gonfle devant et derrière la coarctation. Mais j'ai quelquefois remarqué un phénomène qui, observé par d'autres et mal interprété, a pu induire en erreur. Souvent le méat urinaire est très-étroit, et il faut pousser avec une certaine force lorsqu'on veut introduire une sonde un peu volumineuse. Or, voici ce qui peut avoir lieu lorsqu'on la retire. Si l'on se contente de tirer sur cet instrument sans fixer la verge, celle-ci s'allonge. L'urèthre perdant alors en largeur ce qu'il prend en longueur, comprime toute la partie de la sonde qu'il renferme, et avec d'autant plus de force qu'on tire davantage : par là se trouvent multipliés les points de frottement; par là se trouve par conséquent accrue la résistance.

D'ailleurs, ce sont parfois des causes tout-à-fait accidentelles qui peuvent en imposer ainsi pour un spasme de l'urèthre. M. Amussat rapporte qu'ayant un jour introduit une bougie très-fine à travers un rétrécissement, il lui arriva de ne pouvoir ni la pousser, ni la retirer. Il imagina alors de faire une injection forcée dans le canal, et cette manœuvre lui réussit, car la bougie fut dégagée et le malade urina avec force ; mais quelle ne fut pas la surprise du chirurgien lorsqu'il vit ses doigts couverts de sable rouge ! Il comprit alors que ces corps étrangers s'étaient accumulés derrière l'obstacle, et que c'était eux qui avaient serré sa bougie d'une manière si étrange (*Gaz. méd.*, 1836, p. 98). J'ai vu, après la lithotritie, des fragments de calculs produire des phénomènes analogues.

Si nous examinons successivement les différentes portions de l'urèthre, nous trouverons encore, dans chacune d'elles, des particularités qui ont pu en imposer, et, pour faire mieux comprendre que la question que je traite a bien plus qu'une valeur théorique, je vais supposer qu'on veuille introduire une sonde dans la vessie.

A l'entrée même du canal, j'ai vu des chirurgiens peu expérimentés, des élèves en médecine, par exemple, tâtonner pendant quelque temps, puis pénétrer tout-à-coup, sans comprendre ce qui avait pu d'abord les arrêter. Ils ne faisaient pas attention que le canal, pour se rendre du sommet du gland à la face inférieure de la verge, décrit une courbe plus ou moins prononcée suivant les individus, et qu'en introduisant leur sonde suivant l'axe de la verge, ils butaient contre la paroi supérieure du canal. Le spasme n'était ici pour rien.

Lorsque l'instrument pénètre plus avant, il se pourrait que son contact amenât dans le tissu spongieux une légère corrugation analogue à celle dont la peau devient le siége sous l'impression du froid; mais cette crispation n'est que momentanée et ne tarde pas à se dissiper. Un phénomène plus fréquent, c'est cette turgescence du tissu spongieux par l'abord du sang qu'on remarque chez certaines personnes qui ont l'organe copulateur très-sensible ou enflammé, et chez d'autres qui sont tourmentées, pendant les manœuvres du cathétérisme, par un besoin pressant d'uriner et par des efforts incessants d'expulsion. On conçoit que, lorsque les parois de l'urèthre se trouvent ainsi gonflées, il en résulte nécessairement une diminution de son calibre.

Une troisième cause qui me paraît en avoir imposé pour un spasme de la portion spongieuse, c'est l'ignorance où sont beaucoup de chirurgiens de sa véritable direction. On ne sait pas assez que, depuis la symphyse pubienne à laquelle la verge est fixée par le ligament suspenseur, jusqu'au bulbe, l'urèthre ne se dirige pas directement en arrière, mais qu'il descend en même temps un peu, et, chez certains sujets, d'une manière assez prononcée. De là vient que, lorsque le bec de la sonde est arrivé au-devant de la symphyse et qu'on est arrêté, on croit être arrivé dans le bulbe, et qu'au lieu d'incliner l'extrémité externe de l'instrument vers le ventre du malade, pour rapprocher l'extrémité interne de la peau du périnée et la mettre dans la véritable direction du canal, on relève au contraire la première, persuadé que la seconde va s'engager dans la portion membraneuse. Qu'arrive-t-il alors? C'est qu'on arcboute presque perpendiculairement sur la paroi supérieure du canal et que si l'on persiste dans cette direction vicieuse, on fait fausse route, ce dont je pourrais citer ici plusieurs exemples.

Tous les chirurgiens ne font pas des efforts aussi inconsidérés; mais beaucoup, après avoir tâtonné pendant quelque temps en ce point, enfilent par hasard la bonne voie, et, tout étonnés d'avancer si facilement là où ils venaient d'éprouver tant d'obstacle, ils restent convaincus qu'ils viennent d'avoir momentanément affaire à un rétrécissement spasmodique.

Ces difficultés n'en seront jamais pour quiconque en connaîtra la cause, et on les évitera en ne se servant que d'instruments à la température du corps, en les poussant avec lenteur et en leur imprimant une direction convenable.

Au moment où l'on cherche à l'engager dans la portion membraneuse, le bec de la sonde peut rencontrer des obstacles qu'on a également regardés comme résultant d'un spasme musculaire. L'urèthre ne forme pas, comme on l'a dit, un cul-de-sac dans le bulbe, mais son tissu spongieux, jouissant là d'une grande souplesse, se laisse facilement déprimer par l'instrument. Celui-ci dépasse donc la portion du canal qui traverse l'aponévrose moyenne, et qui, par conséquent, ne peut se déplacer. En conséquence, si l'on ne retirait pas la sonde de 3 ou 4 millimètres avant de chercher à l'engager dans la portion ascendante du canal, elle se trouverait arrêtée par une sorte de bride ; on pourrait même, si l'on insistait, faire fausse route dans la paroi postérieure du bulbe et se fourvoyer entre la portion membraneuse et le rectum, accident qui, malheureusement, n'est pas rare.

En prenant la précaution bien simple que je viens d'indiquer, je n'ai jamais éprouvé de difficulté ; ce qui n'aurait sans doute pas lieu si l'obstacle tenait, comme le pense M. Leroy d'Etiolles, à ce que le bulbe se trouve tiré à droite et à gauche par les muscles transverses, en arrière et en bas par le sphincter externe de l'anus, et en avant et en haut par les bulbo-caverneux. (*Journ. des conn. méd.*, mai 1842, p. 250.) Les muscles opposés se faisant équilibre, il ne pourrait résulter de tout cela qu'un aplatissement du bulbe de bas en haut. Or, un simple aplatissement ne peut pas constituer un obstacle très-sérieux; et puis, si cet obstacle dépendait de la contraction des muscles, il occuperait toute la région recouverte par des fibres musculaires, « tandis que, dit M. Leroy lui-même, il est presque linéaire et situé juste en arrière du bulbe. »

La portion membraneuse de l'urèthre serait, suivant M. Amussat, la seule capable de se contracter spasmodiquement et d'opposer ainsi un obstacle à l'introduction de l'instrument. Cette contractilité dépendrait, suivant lui, de fibres musculaires abondantes qui entreraient dans la structure de cette partie du canal qu'il nomme par cette raison *portion musculeuse* (*loc. cit.*, p. 113). Mais mes propres recherches ne me permettent pas d'admettre cette opinion, et j'ai dit ailleurs que les parois de cette région m'avaient paru formées d'un tissu analogue à celui de la portion spongieuse, quoique l'apparence vasculaire en fût bien moins prononcée (*loc. cit.*, p. 55). Ce n'est qu'après un examen bien attentif que j'ai émis ce paradoxe, car j'ignorais alors que M. Shaw eût déjà avancé une proposition analogue. D'après cet anatomiste, la portion membraneuse présenterait, chez le cheval, un réseau vasculaire aussi distinct que celui du vagin, tandis que, chez l'homme, ce réseau ne deviendrait visible que par l'injection (*loc. cit.*, p. 553). Quant à moi, c'est par l'inspection simple et sans aucun secours artificiel, que je suis arrivé à cette découverte. En coupant les parois de cette région en différents sens, on voit qu'elles sont criblées d'une foule de petits points dus évidemment à du sang veineux et donnant au tissu une teinte générale noirâtre, bien différente de celle du tissu musculaire. Mais tous les sujets ne sont pas également propres à cette démonstration : les plus convenables sont les cadavres de vieillards, dans lesquels existe un grand développement du système veineux du bassin.

Il est évident, d'après ce qui précède, qu'il n'y a pas de raison pour que la portion membraneuse de l'urèthre puisse se resserrer circulairement d'une manière notable. Il s'y opère parfois un mouvement spasmodique capable de ralentir la progression des sondes ; mais ce mouvement agit plutôt en changeant la direction du canal qu'en le rétrécissant, et voici comment.

Des fibres des muscles pelviens (releveurs de l'anus) qui s'insèrent à la partie postérieure et inférieure de la symphyse pubienne, se portent en arrière, glissant sur la face latérale de la partie sus-aponévrotique de la portion membraneuse de l'urèthre, derrière laquelle elles forment, avec celles de l'autre côté, un entrecroisement fibreux, pour se continuer ensuite avec les fibres longitudinales de la paroi antérieure du rectum (Voir mes *Rech. sur les mal. urin.*, etc., p. 66). La portion membraneuse se trouvant ainsi comprise dans une anse musculaire qui a ses insertions derrière la symphyse, on conçoit que si les fibres de cette anse viennent à se contracter spasmodiquement, leurs extrémités postérieures, qui sont mobiles, se rapprochent des antérieures qui sont fixes, et qu'elles entraînent dans ce sens la portion d'urèthre qu'elles embrassent. Ce mécanisme, qui a été indiqué par Wilson (*Med. chir. trans.*, t. I, p. 177), explique suffisamment pourquoi les bougies passent tantôt si bien, tantôt si mal chez les mêmes sujets. Il y a plutôt exagération de la courbure du canal que diminution de son calibre : de là vient qu'avec une sonde fortement courbée, et surtout avec mes sondes coudées, on franchit cet obstacle avec assez de facilité. M. Amussat convient que le spasme de cette portion du canal n'est pas assez puissant pour s'opposer à l'introduction d'un instrument porté dans la véritable direction ; il ajoute même que, bien que l'urèthre de la femme ait la même structure, jamais cependant, ou rarement du moins, on n'accuse le spasme de s'opposer, chez elle, à l'introduction de la sonde (*loc. cit.*, p. 114 et 117).

Eh bien ! si une sonde de 5 ou 6 millim. passe, pourquoi l'urine ne passerait-elle pas? Je possède dans ma collection un rétrécissement organique où j'ai pu à peine introduire une soie de sanglier, et cependant, pendant plus de 25 ans, l'urine n'eut jamais d'autre issue.

Qu'on ne s'y trompe pas : lorsque ce liquide peut s'engager derrière un rétrécissement, il agit sur lui avec une force très-grande, car il agit à la manière d'un coin; et quand on voit un malade affecté de rétrécissement pris à chaque instant d'une rétention d'urine complète, quand surtout ce malade introduit aisément une bougie, si petite qu'elle soit, qu'on y fasse bien attention, il doit y avoir autre chose que le rétrécissement : il faut si peu pour laisser passer un liquide comme l'urine, et il lui est si facile de suivre toutes les flexuosités imaginables !

M. Amussat pense, il est vrai, que cette rétention est déterminée par un bouchon de mucosités qui obstrue l'endroit rétréci. Mais le sperme, par sa consistance, pourrait jouer à peu près le même rôle; pourquoi est-il si rare de le voir complétement arrêté, même chez des malades dont le rétrécissement s'accompagne d'une ischurie presque continuelle? Que des mucosités agissent quelquefois comme le veut M. Amussat, je ne le nie pas; que des graviers puissent faire de même, je le nie encore moins; mais ce qu'il y a de certain, c'est que cela n'a lieu que dans un très-petit nombre de cas.

Certaines personnes ont la plus grande peine à émettre quelques gouttes d'urine, tandis que d'autres dont le canal paraît à peu près dans les mêmes conditions, s'acquittent de cette fonction avec la plus grande facilité, avec tant de facilité qu'elles sont on ne peut plus étonnées quand, après les avoir explorées, on leur dit qu'elles ont un rétrécissement et même un rétrécissement très-étroit. Ce phénomène que j'ai observé plusieurs fois, avec ou sans écoulement, est très-bizarre; mais, chose plus bizarre encore, c'est que J. Hunter qui l'a vu également, et qui a cru remarquer qu'il coïncidait toujours avec un écoulement, en a tiré cette conséquence singulière, qu'un rétrécissement uréthral est sujet au spasme et que, « lorsqu'il survient une gonorrhée ou tout autre écoulement de pus, ou qu'un suintement habituel ancien augmente d'intensité, le canal devient libre et laisse passer l'urine comme à l'état normal (*Œuv.* trad., t. II, p. 527). » Que diront, après cela, les chirurgiens qui, comme M. Blandin, pensent que la rétention complète est due habituellement à ce qu'une inflammation est venue fermer totalement la coarctation en gonflant la muqueuse qui la tapisse (*Journ. de méd. et chir. prat.*, janv. 1844)?

Suivant moi, les tissus qui forment un rétrécissement ne sont nullement susceptibles de spasme et très-peu de gonflement; car, je l'ai démontré en 1839 (*Gaz. méd.*, p. 262), les rétrécissements qui succèdent à l'inflammation de l'urèthre, et presque tous sont dans ce cas; ceux également qui succèdent à une plaie du canal, résultent d'une conversion des tissus normaux en tissu fibreux : telle est aussi la conclusion à laquelle M. Cruveilhier est arrivé (*Ann. de la chir.*, fév. 1842). Or, tout tissu fibreux est incapable de se contracter spasmodiquement, et, n'étant que très-peu vasculaire, il est presque incapable de se gonfler. C'est donc très-rarement au niveau de la coarctation que se produit la rétention complète, et je crois même que c'est fort heureux, quand je considère ce qu'on éprouve lorsque, pendant une forte envie d'uriner, on cherche à interrompre le cours de l'urine en se comprimant l'urèthre. Je crois que les parois de ce canal ne résisteraient pas longtemps à une telle distension, et qu'il survient, au-delà du lieu rétréci, un obstacle en quelque sorte modérateur, à la production duquel l'instinct de conservation n'est pas tout-à-fait étranger, obstacle qui a quelque rapport avec celui qui retarde le cours de l'urine quand la portion même la plus antérieure du canal est le siége d'une sensibilité trop vive.

Toutefois, ce n'est pas dans la région prostatique que se produit cet obstacle; car, dans l'état naturel, il est évident que cette portion n'est pas susceptible de se contracter, formée qu'elle est par un corps glanduleux et compacte; et, dans l'état morbide, je ne vois rien, sauf les rétrécissements de cette région, les abcès et les engorgements de la prostate, qui puisse mettre obstacle au cours des urines. Or, les rétrécissements de la portion prostatique sont si rares que beaucoup de chirurgiens, et des plus versés dans l'anatomie pathologique, n'en ont jamais vu; les abcès de la prostate sont moins rares, mais ils s'annoncent ordinairement par des signes particuliers, et combien il s'en faut qu'il en existe dans tous les cas de rétention d'urine! Quant aux engorgements de la prostate, j'ai déjà dit et je soutiens encore qu'ils sont très-rares dans les rétrécissements de l'urèthre (Voy. mes *Rech. sur les mal. urin.*, p. 205 et la p. 15 de ce volume). On ne m'a pas encore opposé de preuves directes, et les raisons sur lesquelles on s'est fondé proviennent de ce qu'on a confondu les engorgements de la prostate avec la maladie qui fera le sujet principal de ce livre.

Ainsi, jusqu'à présent, rien qui puisse produire la rétention d'urine, ou même qui vienne en aide aux rétrécissements uréthraux pour la déterminer.

Cependant il résulte de mes propres recherches que certaines portions des muscles pelviens (releveurs de l'anus) peuvent presser les deux lobes latéraux de la prostate l'un contre l'autre et qu'elles concourent même ainsi à retenir l'urine dans les violents besoins d'uriner. Mais ce n'est que brusquement, que momentanément qu'elles agissent, et ce n'est qu'en vertu d'une irritation spéciale que leur contraction peut devenir durable. Mais alors, en comprimant contre la face externe de la prostate les plexus veineux qui reçoivent le sang des corps caverneux, elles produisent nécessairement l'érection (Voy. mes *Rech. sur les mal. urin.*, etc., p. 92) : c'est là sans doute ce qui a lieu dans le priapisme; mais ce phénomène ne se rencontre pas dans les cas que nous examinons. Ajoutons qu'il n'y aurait alors qu'un aplatissement du canal que le bec d'une sonde vaincrait aisément.

Ainsi, après avoir analysé minutieusement les diverses circonstances qui ont pu faire croire au spasme de l'urèthre, nous arrivons jusqu'à l'orifice interne de de ce canal sans avoir rien trouvé qui puisse rendre compte des retentions d'urine qu'on attribuait à ce spasme.

Nous nous trouvons donc conduits par voie d'exclusion, à penser que presque tous les dérangements de l'excrétion urinaire attribués à une paralysie spéciale de la vessie ou au spasme de l'urèthre ont leur cause dans un point intermédiaire à ces deux organes, à l'orifice vésico-uréthral lui-même.

On pense bien qu'avec des connaissances aussi imparfaites, le traitement n'a pas toujours été ce qu'il aurait dû être. Bien plus, certaines sensations qui se produisent souvent au siége même du mal, et qui, par cela même, auraient dû mettre le praticien sur la voie, sont au contraire devenues pour lui une autre source d'erreurs, et, partant, de dangers pour les malades.

Souvent, en effet, il existe dans cette région une sensibilité plus ou moins vive, tantôt fixe, tantôt revenant par accès, parfois sourde, d'autres fois instantanée, aiguë, lancinante, accompagnée, dans beaucoup de cas, de picotements, de fourmillements, d'élancements dans le rectum, et de douleurs à l'extrémité de la verge, vers la fosse naviculaire. Trop heureux alors quand le chirurgien, après bien des recherches infructueuses, se résigne à cacher son embarras en disant que c'est une *névralgie de l'urèthre,* un *rhumatisme,* une *névralgie rhumatismale* du col de la vessie, et quand il n'en vient pas, trompé par les symptômes et poussé souvent par les sollicitations du malade lui-même, à pratiquer des opérations graves, capables de compromettre la vie !

Qu'une névralgie, qu'un rhumatisme puissent survenir au col de la vessie, je ne le nie point ; je suis même porté à croire qu'ils agissent quelquefois, comme cause, dans la production de la maladie que je décrirai plus loin. Mais ce que je soutiens, c'est qu'ils sont plus rares, beaucoup plus rares que ne le pensent certains auteurs, et qu'un de leurs effets, qui devient alors la cause principale des désordres, a été méconnu.

Les mots *névralgie* et *rhumatisme* sont, si je ne me trompe, à peu près aussi vagues l'un que l'autre, et ne sont, pour la plupart des médecins exacts, que la représentation de phénomènes encore inconnus dans leur essence. Eh bien, chose singulière ! les partisans de l'un rejettent l'autre, et réciproquement ; ce qui prouve jusqu'à quel point les uns et les autres ont poussé l'exagération. C'est ainsi que M. Civiale, qui fait jouer un si grand rôle aux *névralgies*, fait bon marché « des affections arthritiques, *rhumatismales* ou cutanées, et de prétendus virus ou vices du sang auxquels, en désespoir de cause, on s'est attaché, dit-il, pour expliquer tant de maladies de l'appareil urinaire, en admettant des rétrocessions, des métastases et hypothèses du même genre (*Mal. des org. gén.-urin.*, t. II, p. 74). » Comme si ses névralgies n'étaient pas des hypothèses ! D'un autre côté, M. Leroy d'Etiolles, qui s'est fait le champion du rhumatisme, a consacré un long mémoire à démontrer que tout ce que M. Civiale a écrit sur les névralgies n'est, à commencer par la définition, qu'une série de contradictions et d'erreurs (*Jour. des conn. méd.*, avril et mai 1842). D'ailleurs, M. Civiale semble avoir senti lui-même le peu de fondement de son opinion lorsqu'il a dit : « Je ne me dissimule pas le vague que laisse dans l'esprit l'admission de troubles fonctionnels isolés et placés pour ainsi dire en dehors de toute lésion de texture (p. 7). » Mais alors pourquoi être si peu difficile sur la démonstration ? Lorsqu'on a écrit ces lignes : « Les preuves s'accumulent pour nous faire rayer du cadre nosologique des états morbides qui ne dépendent que d'un trouble fonctionnel, d'une lésion vitale, essentielle et étrangère à toute altération de texture (p. 4) », comment a-t-on pu écrire celles-ci : « Dans certains cas, on trouve réunies, la névralgie du col vésical, un rétrécissement commençant, l'induration des parois uréthrales, la gravelle et une légère tuméfaction de la prostate (p. 41) ? » N'y aurait-il pas alors assez d'altérations matérielles pour qu'on pût *rayer* la névralgie ? Quelle perspicacité ne fallait-il pas à l'observateur qui, dans un autre cas, constata « une névralgie *très-vague*, avec engorgement de la prostate, catarrhe purulent et atonie de la vessie (p. 70) ? » Et dans cette autre observation où le col de la vessie jouissait d'une grande irritabilité, où il y avait un boursouflement de la membrane muqueuse avec des excroissances et catarrhe vésical (p. 45), M. Civiale diagnostiqua une névralgie ! Sur quoi se basait-il donc pour n'admettre qu'un *trouble fonctionnel ?* Est-ce qu'il n'y avait pas assez d'*altérations de texture*?

Je pourrais extraire de l'ouvrage de cet auteur beaucoup d'autres faits aussi concluants; mais en voilà assez, je crois, pour faire voir ce qu'on doit penser de ses opinions.

Il est difficile qu'un mauvais raisonnement conduise à des conséquences utiles; aussi le malade qui fait le sujet de l'observation précédente n'a pas guéri, et je puis prédire le même sort à tous ceux qui, se trouvant dans les mêmes conditions, seront soumis au même traitement.

Si du moins les opinions que nous venons de passer en revue n'avaient jamais eu d'inconvénient plus grand que celui de soumettre les malades à des traitements inutiles ! Mais malheureusement il n'en a pas été toujours ainsi, et, trop souvent, fatigués d'innocents mais inutiles palliatifs, poussés par l'irrésistible empire de l'espérance, malades et chirurgiens se sont trop aveuglément abandonnés à cette sentence qu'il ne faut pas adopter sans réserve : *Melius anceps quàm nullum remedium!*

Au commencement du XVIe siècle, A. Lacuna reprochait à ses contemporains d'ignorer la cause des rétentions d'urine, de les attribuer à la pierre et même de tailler en vain leurs malades (*Meth. cognoscendi extirpandique excrescentes in vesicæ collo carunculas*, 1534; autre édit. 1551). De là, comme on le pense, bien des malheurs ; mais nous n'avons pas besoin de remonter si loin pour en avoir des exemples.

Nous venons de voir que les douleurs qui se ma

nifestent vers le col de la vessie ont été souvent prises pour des névralgies. Or, voici un fait que j'emprunte à mon célèbre et vénéré maître, M. Roux, avec d'autant moins de répugnance qu'on ne peut le regarder que comme une nouvelle preuve de cette rare sincérité qui le caractérise. Il n'y a que les esprits supérieurs qui avouent ainsi leurs méprises.

« Il n'est pas rare, dit-il, dans une de ses leçons, que des chirurgiens, croyant avoir reconnu l'existence d'un calcul dans la vessie, aient taillé des sujets sans trouver de pierres. J'ai commis trois fois cette grave erreur, et ces fâcheuses méprises m'ont fait beaucoup réfléchir sur la maladie calculeuse, ainsi que sur toutes les maladies de l'appareil génito-urinaire qui peuvent plus ou moins la simuler. Aussi avais-je déjà fait pressentir depuis longtemps bien des choses que des spécialistes modernes ont données comme nouvelles dans leurs ouvrages. Il y a environ 15 ans que j'ai dit que le col vésical est sujet à des névralgies donnant lieu souvent à des illusions étranges qui peuvent embarrasser le chirurgien dans le diagnostic de certaines affections, soit de la prostate, soit de la vessie.

« Je reviens aux malades que j'ai taillés sans trouver de pierres. Le premier de ces sujets vit encore : c'est un médecin très-distingué : il était alors étudiant en médecine. Depuis quelque temps, *il souffrait beaucoup en urinant et il avait éprouvé des rétentions brusques d'urine*. Je le sondai une première fois et je ne sentis point la pierre; je le sondai de nouveau à plusieurs reprises, en tout de 15 à 20 fois, et il m'a semblé plusieurs fois sentir une pierre ; mais cette sensation ne fut jamais parfaitement distincte. Le malade, persuadé qu'il avait un calcul, était très-décidé à subir l'opération ; je crus toutefois devoir y surseoir parce que mon diagnostic ne me satisfaisait pas encore pleinement, et je craignais que l'opération ne fût un peu hasardée. Enfin, sollicité par les parents du malade et par le malade lui-même qui me prièrent instamment d'opérer, du moment que je croyais avoir la conviction de l'existence d'une pierre, ajoutant que si par hasard je m'étais trompé, ils me déchargeraient de toute responsabilité et tairaient l'événement, j'eus la faiblesse de céder. Je taillai, je trouvai avec surprise une capacité énorme et je cherchai en vain la pierre; mais je crus devoir, pour l'instant, cacher au malade et à ses parents ma méprise et les laisser dans la persuasion où ils étaient que j'avais extrait un calcul. Heureusement l'opération n'eut pas de suites fâcheuses : loin de là; non seulement la plaie se cicatrisa sans aucun accident, mais le malade fut dès ce moment entièrement guéri de ses souffrances que nous reconnûmes dès lors n'être autre chose que des douleurs névralgiques. Dix ans plus tard, je déclarai au malade qui occupe aujourd'hui un rang distingué dans le monde médical, toute la vérité sur cet événement dont nous avons plus d'une fois depuis plaisanté ensemble. La même méprise m'est arrivée sur deux enfants dont je passe l'histoire sous silence (*Gaz. des hôpit.*, 24 nov. 1842). »

Autres exemples :

Nous avons vu qu'assez fréquemment les malades ressentent vers le fondement des douleurs qui ont leur siége au col de la vessie. Qu'y a-t-il d'ailleurs d'étonnant ? Ces parties sont si rapprochées, si étroitement unies ! Elles sont alimentées par les mêmes vaisseaux, animées par des nerfs de mêmes sources. Or, Ullman et M. Campaignac ont décrit, sous le nom de névralgies ou de névroses de l'anus, des maladies que MM. Roux et Velpeau disent très-communes, et qui ne sont probablement, au moins la plupart, que des maladies semblables à celles dont nous nous occupons. Ecoutons d'ailleurs ce que dit M. Velpeau, après avoir décrit le début brusque ou lent de ces douleurs, leur marche continue ou intermittente.

« Le col de la vessie ne tarde pas à se prendre, et la plupart des signes de la pierre en sont promptement la suite. J'ai vu tailler trois sujets sur de tels indices, un en province et deux à Paris, quoiqu'ils n'eussent point de calculs. *Les besoins d'uriner sont pressants, les douleurs vives du côté de la prostate ; le liquide s'arrête parfois au milieu de l'excrétion pour reparaître un instant après. Les souffrances augmentent quand le malade est échauffé ou fatigué. Le cathétérisme, ordinairement fort douloureux, cause un sentiment de brûlure remarquable* ; mais, l'instrument une fois arrivé dans le réservoir de l'urine, les douleurs se calment dans certains cas comme par enchantement. On ne trouve ni calcul, ni coarctation, en un mot, rien de matériel dans la vessie, l'urèthre ou la prostate. Les urines sont le plus souvent limpides, rarement glaireuses ou sanguinolentes. C'est un mal qui s'use avec le temps. Les bains, les opiacés, les antispasmodiques, les pilules de Meglin, etc., essayés sous toutes les formes, n'ont rien produit de bien efficace jusqu'à présent. Chez un malade traité par M. Cheneau, les accès, d'une violence extrême, n'étaient calmés que par le cathétérisme qui a fini par procurer une guérison complète (Campaignac, *Journ. hebd.*, t. II). Chose remarquable, les sujets taillés dans cet état, par erreur, guérissent très-bien et de leur opération et de leur névralgie. L'un de ceux que j'ai vus est mort à la vérité; mais les manœuvres exercées sur lui avaient été si multipliées que sa mort parut toute naturelle. C'était un jeune enfant. Il n'y avait rien, absolument rien, soit à l'anus, soit à la vessie qui pût expliquer les symptômes ressentis pendant la vie. Sans en être exemptes, les femmes paraissent y être moins sujettes que les hommes. Tous les âges en sont d'ailleurs susceptibles. C'est, au demeurant, une maladie fort singulière, qui me paraît avoir son siége au col vésical plus souvent que dans l'anus même, et dépendre fréquemment d'un état hémorrhoïdaire de la fin du rectum. La thérapeutique n'en étant pas mieux connue que la nature, il faut se borner, en attendant, à les traiter par les méthodes rationnelles ou les moyens usités dans les névralgies en général (*Dict. de méd.*, 2e édit., t. III, art. NÉVRALGIE DE L'ANUS). »

Voilà certes une peinture de main de maître, et je ne pouvais mieux faire que de la transcrire pour faire sentir de quelle importance il était de découvrir la cause d'accidents si graves : trois opérations de taille et une mort pour une affection que nous verrons si facile à guérir !

C'est donc cette cause que nous allons rechercher.

CHAPITRE II.

REMARQUES SUR LA STRUCTURE ET LES FONCTIONS DU COL DE LA VESSIE. — DES VALVULES QU'ON Y RENCONTRE FRÉQUEMMENT. — HISTORIQUE.

Le col de la vessie, qui est l'orifice interne de l'urèthre, ne forme pas une ouverture circulaire et froncée, comme le disent Sœmmering et beaucoup d'anatomistes, même des plus modernes. Si on l'examine avec attention, on voit qu'il est plutôt triangulaire, qu'il a deux bords latéraux et un postérieur; nous verrons même plus loin que ce dernier offre dans beaucoup de cas une saillie sur son milieu, vis-à-vis l'angle antérieur (Morgagni *Adv. anat.* I), ce qui a fait dire à Lieutaud (*Mém. acad. des Sciences*, 1753) que cet orifice a la forme d'un croissant, c'est-à-dire que ses bords représentent deux arcs concentriques dont la concavité regarde en arrière. Si nous cherchons à introduire le doigt dans cet orifice, il est facile de s'apercevoir que c'est presque entièrement aux dépens du bord postérieur que se fait son élargissement, et, si l'on se contente d'y introduire le bec d'une sonde, on voit qu'il se dirige de haut en bas et d'avant en arrière, et que le bord postérieur vient en réalité, même dans l'état normal, se mettre en contact avec l'antérieur, de manière à former, au-dessus du canal, une espèce de valvule.

Si l'on enlève la muqueuse avec beaucoup de précaution, on rencontre, immédiatement au-dessous, des fibres musculaires qui, prenant naissance sur la paroi postérieure de la région prostatique de l'urèthre, vont se rendre sur toute l'étendue des parois vésicales, où elles contribuent à former un plan assez mince de fibres longitudinales.

Les unes commencent au-dessus du veru-montanum par une petite languette pointue, et montent, en divergeant, sur le bord postérieur du col vésical, soulevant quelquefois la muqueuse au point de déterminer de petites saillies linéaires décrites par Langenbeck sous le nom de *freins du veru-montanum*. Comme elles sont plus nombreuses au milieu, elles déterminent, sur le bord postérieur du col, la saillie qui donne à l'orifice sa forme de croissant. Arrivées dans la vessie, ces fibres s'épanouissent sur toute la partie postérieure de la paroi inférieure; la plupart cependant gagnent les orifices urétéraux et forment les saillies allongées qui bornent latéralement le trigone, saillies que Morgagni a décrites sous le nom de *corps charnus de la vessie* (*adv. anat.*, I, art. 9) et Ch. Bell, sous celui de *muscles des uretères* (*Med. chir. trans.*, t. III, p. 171). Pour moi, ces saillies ne sont pas des faisceaux isolés, et font partie du même plan.

D'autres fibres de ce plan prennent naissance sur les côtés du veru-montanum et sur la crête longitudinale qui le prolonge inférieurement; de là elles montent obliquement sur la face interne des lobes latéraux de la prostate. Arrivées dans la vessie, elles continuent leur marche ascendante sur la face interne des parois latérales et antérieure de cet organe.

Lorsqu'on a enlevé ce plan très-mince de fibres longitudinales, on rencontre, au niveau du trigone, une couche épaisse et très-régulière de fibres transversales situées dans l'espace qui sépare le col de la vessie de l'embouchure des uretères. Ce sont les fibres postérieures de ce plan qui, par leur relief, forment le bord postérieur du trigone. Mais elles ne sont pas bornées partout à cet espace triangulaire, et, arrivées au niveau à-peu-près de ses bords latéraux, elles divergent en trois sens bien distincts : 1° les postérieures se portent en partie sur les uretères et continuent en partie leur trajet pour se réfléchir bientôt et s'étaler sur la paroi postérieure de la vessie ; 2° les moyennes continuent de marcher transversalement pour gagner les parois latérales sur lesquelles elles s'épanouissent ; 3° les antérieures contournent en arrière le col vésical, dont elles font même, dans l'état naturel, légèrement saillir en avant le bord postérieur ; puis elles se portent sur les côtés de cet orifice pour se jeter dans la paroi antérieure de la vessie. En passant au-dessus des lobes latéraux de la prostate, elles reçoivent des fibres accessoires qui naissent de ces lobes et suivent la même direction ; seulement les plus antérieures s'entre-croisent au-devant du col avant de se jeter dans les parois de la vessie ; quelques-unes même suivent une direction presque transversale et se portent sur la paroi latérale opposée au côté où elles ont pris naissance. C'est ce troisième ordre de fibres qui remplit le rôle de *sphincter* du col de la vessie.

Au-dessous du second plan que je viens de décrire, se rencontrent les granulations prostatiques, les unes postérieures que j'ai nommées *sus-montanales*, parce que j'ai démontré qu'on ne les rencontre qu'au-dessus du veru-montanum (*portion moyenne* ou *transversale* des auteurs), et les autres latérales, qui, par leur agglomération, constituent les deux *lobes latéraux*.

Ce qui a dû surtout frapper dans cette description, c'est que les fibres qui entourent le bord postérieur de l'orifice uréthral viennent, après avoir contourné ses bords latéraux, se rendre dans la paroi antérieure de la vessie. Il résulte de là qu'elles ne tendent pas, par leurs contractions, à rapprocher également les uns des autres tous les points de la circonférence de cet orifice, mais seulement à tirer en avant son bord postérieur qui, de la sorte, forme une cloison tendue transversalement au-dessus du canal. C'est à peine si les fibres accessoires resserrent quelque peu les autres bords.

Qu'on suppose donc une ouverture formée de deux segments se correspondant par leur extrémité ; qu'on suppose que, l'un de ces segments restant immobile ou presque immobile, l'autre vienne à glisser sur lui et à le croiser, on verra l'ouverture qu'ils circonscrivaient diminuer d'abord, puis disparaître. Voilà une image grossière, mais assez exacte de la manière dont se ferme le col de la vessie.

La nature semble avoir craint que l'occlusion de l'orifice vésico-uréthral par un simple froncement ne fût pas suffisante. Remarquons en effet que l'anus, qui se ferme de cette manière, ne retient que difficilement et par un effort incessant de la volonté, les matières que le rectum renferme, lorsque celles-ci sont liquides et que le besoin de les rendre est pressant. Et quelle différence cependant entre la force du double sphincter anal et celle du sphincter de la vessie, si petit, si pâle, que beaucoup d'anatomistes l'ont revoqué en doute! La nature a donc mis en œuvre, pour retenir le liquide urinaire, un mécanisme que les arts emploient journellement dans un but analogue, je veux dire un mécanisme de soupape. Une soupape s'applique d'autant plus exactement sur l'orifice qu'elle obstrue, que la pression exercée sur elle est plus forte.

Mais une objection s'élève naturellement : comment le col de la vessie, ainsi fermé, pourrait-il s'ouvrir ?

Lors même que les fibres qui déterminent la tension de la valvule seraient de nature fibreuse, comme le veulent Lieutaud, Boyer, MM. Roux et Guthrie, il faut les supposer dilatables, quelle que soit l'opinion que l'on adopte : cela est d'ailleurs facile à constater. Or, toutes les fibres du plan longitudinal étant superposées aux précédentes et les croisant à angle droit pour s'étaler ensuite sur toute la face interne de la vessie, elles doivent, soit par la distension de celle-ci, soit par leur contraction, tendre à éloigner les uns des autres les différents points du col de cet organe, et elles doivent agir d'autant plus fortement sur le bord postérieur, que là elles sont plus nombreuses et dans une direction plus perpendiculaire au faisceau constricteur.

Mais ce n'est pas tout encore : pour moi, toutes ces fibres sont de nature musculaire et elles peuvent par conséquent se relâcher spontanément lorsque la vessie a besoin d'expulser le liquide qui la distend.

Elles n'ont pas, il est vrai, dans toute l'étendue du trigone et sur le pourtour du col, la couleur des autres fibres musculaires de la vessie : lorsque celles-ci, dans des cas d'hypertrophie, ont une belle couleur rouge, les autres ont à peine une teinte grisâtre. Mais ne remarque-t-on pas la même différence entre les fibres qui constituent l'anneau pylorique de l'estomac et la tunique musculeuse de cet organe? Et d'ailleurs la blancheur de beaucoup de plans musculaires de la vie organique et notamment de ceux de la poche urinaire, a été notée par Bichat (*Anat. gén.*, 1re édit., t. II, p. 345); et si, dans les cas où cet organe s'hypertrophie, le tissu musculaire ne prend pas une couleur aussi rouge au pourtour du col que partout ailleurs, c'est probablement parce qu'il n'est soumis, dans ce point, qu'à des contractions peu étendues.

Autre raison : chacun sait que la rétractilité, qui est la propriété caractéristique du tissu fibreux élastique, est indépendante du système nerveux, et qu'elle persiste même après la mort. Or, on sait également quelle influence a le système nerveux sur le col de la vessie, et que, si cet orifice se rétracte encore quelque peu après la mort, cette propriété y est bien moins prononcée que dans le tissu fibreux élastique généralement admis.

Enfin, personne n'a encore signalé la contracture du tissu fibreux élastique par le seul fait du voisinage d'un foyer inflammatoire, tandis que je ne sache pas qu'on ait mis en doute la contracture du col de la vessie lorsqu'il est le siége d'une inflammation aigüe : il n'est pas de médecin qui n'ait vu, en pareille circonstance, le cours de l'urine se supprimer et se rétablir à la suite d'une simple application de sangsues au périnée.

Ayant exposé, dans la première partie de mes *Recherches*, le résultat de mes études sur l'anatomie et la physiologie des diverses parties de l'appareil urinaire, je me bornerai, pour le moment, aux détails précédents qu'il était nécessaire de rappeler pour l'intelligence de ce qui va suivre.

Maintenant que nous savons que le col de la vessie se ferme principalement par une traction de son bord postérieur en avant, nous comprendrons immédiatement que, si, pour une cause quelconque, ce bord ne peut être ramené en arrière, il en résultera, derrière cet orifice, une saillie permanente.

Souvent, en effet, le bord postérieur du col de la vessie qui, dans les autopsies, offre à peine un léger relief à l'état normal, se rencontre formant une telle proéminence en avant, qu'il dépasse quelquefois de plus de huit et même dix millimètres le niveau de la paroi postérieure de l'urèthre; et, comme il saille brusquement, presque à angle droit, il en résulte que le canal, lorsqu'il a été ouvert par sa paroi supérieure, semble comme coudé dans sa portion la plus reculée. C'est probablement cette apparence qui a donné lieu à l'expression d'*excavation prostatique* employée par plusieurs auteurs. L'espèce de valvule ainsi formée au-dessus du canal n'est libre que par son bord antérieur qui est à vive arête et n'offre pas d'inégalités comme on en trouve sur une autre espèce de valvules dont je parlerai plus bas. L'orifice uréthro-vésical est assez large pour laisser passer une sonde de très-fort calibre; mais il a perdu de son élasticité, et la valvule offre même parfois une telle résistance qu'il est difficile d'écarter les lobes latéraux de la prostate, lorsque le canal a été fendu comme je viens de le dire. Si l'on pratique une ou plusieurs incisions sur cette valvule, d'avant en arrière, de son bord libre vers sa base, on la trouve formée d'un tissu blanc-grisâtre, quelquefois bleuâtre, et ce n'est qu'à une certaine profondeur qu'on rencontre la substance prostatique. Ce tissu fait donc bien évidemment partie du plan musculaire transversal : ce qui le prouve, c'est que si l'on prolonge l'incision sur le trigone, on le voit se continuer avec ce plan sans interruption, sans différence de couleur et de texture, et que, si l'on se contente d'enlever, avec une pince, la couche très-mince qui le recouvre, on le reconnaît facilement à ses fibres et à leur direction. En conséquence, je désigne cette espèce de valvules sous le nom de *musculaires*.

Presque toujours la membrane muqueuse offre, dans le voisinage, des traces d'inflammation chronique : tantôt elle est épaissie, blanchâtre ; tantôt elle est brune, molle, fongueuse et parcourue de vaisseaux très dilatés, surtout sur le bord postérieur de l'orifice vésico-uréthral, où ils sont tellement agglomérés qu'ils ont dû parfois être pris pour des varices du col de la vessie. On sait que des cas de rétention d'urine ont été attribués à ces varices.

Généralement la prostate n'a pas alors augmenté de volume d'une manière bien sensible; mais elle est dure, compacte ; son tissu est blanc-jaunâtre, difficile à couper, et ses granulations peu distinctes.

Le veru-montanum est, dans beaucoup de cas, arrondi, en quelque sorte boursouflé, et comme le tissu prostatique qui se trouve au-dessus de lui n'a pas plus augmenté que le reste, sa distance du col de la vessie est à peu près la même que dans l'état normal. Ce sont peut-être des cas de ce genre qui ont porté Benevoli à regarder la rétention d'urine comme souvent produite par le gonflement du veru-montanum (*Nuova prop. intorno alla caruncola dell' uretra*, etc. 1724), mais je n'ai jamais vu ce gonflement assez considérable pour oblitérer l'urèthre.

D'autres fois on rencontre encore derrière le col de la vessie une valvule saillante, plus saillante même que dans les cas précédents, puisque je l'ai vue dépasser de 20 et même 27 millimètres le niveau de la paroi postérieure de l'urèthre. Cette valvule a généralement son bord libre bosselé, plus épais que dans le cas précédent, et plus ou moins saillant dans son milieu; aussi est-ce surtout dans ces cas que le col de la vessie a la forme d'un croissant à concavité postérieure. Cet orifice est presque toujours alors tellement évasé qu'on y introduit très-facilement l'indicateur.

Si l'on incise cette valvule, on rencontre immédiatement le tissu prostatique; elle est donc formée par l'hypertrophie générale et uniforme des granulations sus-montanales de la glande. On trouve à peine à leur surface quelques vestiges du tissu musculaire qui les recouvre. Cette hypertrophie se faisant dans tous les sens et étant assez souvent accompagnée de celle des lobes latéraux, elle élève le col de la vessie de manière à le séparer de 20, 25 et même 30 millimètres du verumontanum. La muqueuse n'offre pas aussi fréquemment de traces d'inflammation que dans les cas de valvules musculaires.

Voilà donc une deuxième espèce de valvules que je nomme *prostatiques*, et comme je les ai décrites avec détail dans mes *Recherches sur les maladies des organes urinaires des hommes âgés*, je n'y insisterai pas davantage. Si j'en dis quelques mots dans cet ouvrage, ce n'est qu'à cause de leurs nombreux rapports avec les valvules musculaires.

Ce sont, sans doute, des cas de ce genre qui ont fait dire à J. B. Bianchi que le col de la vessie n'a pas de sphincter et qu'il est bouché par une soupape formée par la prostate (*Explic. nova mechanismi quo urinæ in vesica continentur*) ; mais cet auteur s'était trompé en prenant pour normal ce qui n'était que pathologique, et il lui aurait suffi, pour reconnaître son erreur, de réfléchir qu'avec un pareil mécanisme, l'excrétion de l'urine ne pourrait jamais se faire librement. On voit, malgré cela, que l'erreur de Bianchi contient un germe de vérité : c'est le premier que j'aie trouvé dans les archives de la science au sujet des valvules du col vésical.

On lit dans l'ouvrage d'E. Home : « A mesure que le lobe moyen s'accroît en grosseur, il se porte dans la cavité de la vessie en forme de mamelon, poussant au devant de lui la membrane, et l'étend encore davantage dans la direction des uretères au veru-montanum. Dans son développement successif, il perd son apparence mamelonnée, devient plus étendu d'un côté à l'autre, et forme un repli transversal en poussant en avant la membrane qui prend des connexions avec les lobes latéraux et de l'étendue en proportion (*On diseases of the prostate gland*, 1811. — Trad., p. 16). » L'auteur décrit-il ici la forme valvulaire de l'hypertrophie de la prostate? Cela se pourrait; mais alors il aurait eu des idées très-fausses sur son développement. Je pense qu'il s'agit plutôt ici de ce que j'ai appelé *tumeurs prostatiques à large base* : les valvules prostatiques forment, dès leur première phase, une bride transversale, aplatie de haut en bas. Ce qui les caractérise surtout, et ce qui fait toute l'importance de ma remarque, puisque c'est ce qui les a fait si souvent méconnaître, c'est qu'on ne voit aucune saillie lorsqu'on regarde du côté de la vessie.

J. Howship décrit une pièce anatomique dans laquelle on voyait « une affection *curieuse et rare* de la membrane interne formant un pli transversal ou valvule au col de la vessie (*On the complaints that affect the secretion and excretion of the urine*, p. 126; 1825). » Ce serait donc là une troisième espèce de valvules qu'on pourrait nommer *membraneuses*; mais je prouverai, j'espère, en parlant des causes, que Howship n'a vu qu'imparfaitement et qu'il avait affaire à une valvule musculaire.

Plus tard M. Guthrie a parlé de ce qu'il appelle une *barrière au col de la vessie* produite par la rétraction du tissu élastique ; mais on voit, en jetant les yeux sur sa planche I, où se trouve représenté le seul cas dont il parle, que c'était évidemment une valvule prostatique, car elle offre trois bosselures bien marquées (three small prominences) ; elle est élevée de 7 ou 8 millimètres au-dessus du bord antérieur du col, et de 28 au moins au-dessus du veru-montanum, et l'orifice vésico-uréthral est évasé (*On the diseases of the neck of the bladder*, etc., p. 55, 1834). Or, tous ces caractères appartiennent, comme on l'a vu plus haut, aux valvules prostatiques : les mamelons étaient formés par autant de granulations superficiellement placées. Un anneau fibreux ne pourrait pas, en se resserrant, dilater l'orifice qu'il entoure, et il n'y aurait pas de raison pour qu'un de ses bords s'élevât plus que l'autre. L'auteur a probablement pris le tissu fibro-glandulaire de la prostate pour du tissu purement fibreux.

Le même auteur rapporte (p. 24) une autre observation qu'on pourrait, au premier abord, regarder comme un cas de valvule membraneuse, puisque, suivant lui, elle ne contenait pas de tissu élastique dans son épaisseur; mais j'ai prouvé que ce n'était pas une affection du col de la vessie, que c'était une hypertrophie centrale du lobe droit de la prostate, qui, en poussant le canal à gauche, avait en même temps refoulé sa paroi postérieure en arrière et fait ainsi paraître le bord postérieur du col plus saillant (V. *Mal. urin. des hommes âgés*, p. 373).

Ces quelques documents historiques renferment tout ce qui, à ma connaissance, a été fait, avant moi, sur les valvules du col de la vessie. Je crois donc pouvoir conclure :

1° Qu'il en existe de deux espèces, les musculaires et les prostatiques;

2° Que jusqu'en 1836, époque où j'ai insisté pour la première fois sur les valvules prostatiques, on n'avait émis à leur sujet que quelques indications vagues ou erronées;

3° Que j'ai le premier signalé, d'une manière précise, les valvules musculaires. Cette proposition deviendra plus évidente encore après les développements dans lesquels je vais entrer relativement à leur origine, à leurs causes et à l'immense rôle qu'elles jouent dans la pathologie des organes urinaires.

CHAPITRE III.

SUR LES CAUSES DES VALVULES DU COL DE LA VESSIE.

Je ne m'occuperai pas, dans ce chapitre, des causes des valvules prostatiques, parce que ces causes sont celles de l'hypertrophie de la prostate en général, et que ce sujet a été traité fort au long dans le premier volume de mes *Recherches*. Je me contenterai de rappeler que, contrairement à l'opinion généralement admise, je pense aujourd'hui, comme alors, que cette hypertrophie n'est pas l'effet d'une inflammation chronique, mais plutôt d'une stase du sang dans les plexus veineux du bassin. Je l'ai déjà dit, et c'est ce que la suite de ce travail rendra plus évident encore, les critiques qui m'ont été adressées à ce sujet proviennent de ce qu'on a continué de confondre deux maladies que j'avais soigneusement distinguées.

J'arrive aux valvules musculaires.

En examinant des urèthres d'enfants et d'adultes, j'ai remarqué que le bord postérieur du col de la vessie proéminait beaucoup plus chez certains sujets que chez d'autres, et je me suis demandé, dans le premier volume de mes *Recherches*, p. 577, si cette saillie ne serait pas quelquefois assez prononcée pour mettre obstacle au cours de l'urine, et s'il ne pourrait pas se présenter naturellement un défaut de rapport entre l'orifice de l'urèthre et son canal. Mais aucun de ceux chez lesquels j'avais rencontré cette affection ne faisait remonter jusqu'à son enfance les accidents qui l'avaient porté à demander des secours à la médecine.

Voici ce que j'ai observé depuis cette époque :

M. G..., âgé de 50 ans environ, me fut adressé, le 14 mai 1845, par le docteur Beaugrand, pour un rétrécissement des plus durs et des plus étroits, existant à l'union du bulbe et de la portion membraneuse. Cet homme avait eu, dans sa jeunesse, des blennorrhagies longues et répétées.

Comme la rétention d'urine était complète et les accidents urgents, il importait de débarrasser promptement la vessie. Après certaines manœuvres longues, mais peu douloureuses, que je décriai lorsque je traiterai des rétrécissements de l'urèthre, je fis pénétrer une petite bougie conique, puis une sonde élastique d'un des plus faibles numéros, le tout sans qu'il sortît une seule goutte de sang, et je vidai la vessie. Le soulagement fut immédiat. Je laissai cette sonde à demeure et je la remplaçai chaque jour par une beaucoup plus forte, de manière qu'au bout de trois ou quatre jours, le malade urinant passablement, je me contentai de traiter ce rétrécissement par la dilatation temporaire et la scarification.

Enfin, une sonde de 7 ou 8 millimètres entrait librement, et cependant la vessie, qui jouissait de toute sa contractilité, ne se vidait pas complétement et conservait, après chaque miction, près d'un tiers de son contenu. Le malade me dit alors que cela ne devait pas me surprendre, qu'il n'avait jamais bien uriné, et que, *dans sa plus tendre enfance, sa mère lui faisait des reproches, lui demandant pourquoi il n'urinait pas comme les autres, aussi vite;* à quoi il répondait que *ce n'était pas sa faute.*

Ce que j'observais, et ce souvenir que le malade avait toujours présent à l'esprit chaque fois qu'il urinait, m'engagèrent à explorer le col de la vessie avec soin, et je constatai la présence d'une valvule assez prononcée. Je proposai en conséquence au malade une dernière opération pour le débarrasser complétement, mais il ne voulut pas y consentir, et dès lors je cessai de le voir.

Mais, le 15 novembre, je fus appelé en toute hâte par M. G.... pour une nouvelle rétention qu'il croyait due à un retour de la coarctation.

A mon arrivée j'introduisis immédiatement une sonde de 4 millimètres de diamètre, et donnai issue à une certaine quantité d'urine très-trouble. Mais ce que je remarquai particulièrement, c'est que le point coarcté, qui s'était un peu rétréci, il est vrai, avait laissé passer facilement ma sonde, que le lieu le plus difficile à franchir avait été le col de la vessie, et que là existait une sensibilité extrêmement vive.

Craignant que le cathétérisme trop souvent répété ne fatiguât plus cette partie que le séjour permanent d'une petite sonde élastique, je me décidai à prendre ce dernier parti, en recommandant toutefois au malade d'ôter l'instrument s'il augmentait ses douleurs. En même temps je recommandai une application de sangsues au périnée, des bains de siége tièdes, des lavements également à une température douce, des boissons adoucissantes et légèrement diurétiques, une nourriture très-modérée. Au bout de deux ou trois jours, les urines ayant recommencé à couler sans sonde, je recommandai de l'introduire une ou deux fois au plus par jour, dans le but seulement de vider complétement la vessie.

Au bout de douze ou quinze jours, sous l'influence de ce traitement, les urines s'éclaircirent, la douleur du col vésical se dissipa peu à peu. Mais comme la vessie ne se vidait jamais d'elle-même complétement, je proposai de nouveau mon opération qui fut de nouveau refusée.

Maintenant, quelle conséquence devons-nous tirer de cette observation? quelle importance devons-nous attacher aux souvenirs du malade? Si nous pensons que leur fidélité ne puisse être mise en doute, nous trouvons ici deux causes de rétention d'urine : il reste à savoir à laquelle des deux doit être rapportée la dysurie habituelle que le malade éprouvait dans sa jeunesse. Or, je pense que si l'on se rappelle l'origine ordinaire des rétrécissements, on ne balancera pas à attribuer cette dysurie à la valvule du col de la vessie.

Max. Preuso a consigné, en 1688, dans les *Ephémérides* d'Allemagne, l'observation d'un homme robuste qui, *depuis son enfance*, était sujet à une strangurie fréquente, et quelquefois à une rétention totale d'urine dont il se guérissait en introduisant une bougie dans l'urèthre. Il lui survint, par la suite, de fréquentes envies d'uriner, précédées et suivies de douleurs très-aiguës, de manière qu'il rendait, presque de quart d'heure en quart d'heure, une ou deux cuillerées au plus d'une urine trouble et comme putréfiée. Le malade allait presque toujours en même temps à la selle, ou au moins il faisait des efforts pour y aller; il lui survint une soif ardente, des maux d'estomac, et même un grand dégoût. A ces accidents qui augmentèrent, se joignit une douleur continuelle et insupportable *au pubis*. La mort termina cet état malheureux. — On ne trouva de pierres ni dans les reins, ni dans les uretères, ni dans la vessie; toute la face interne de cette poche était entièrement noirâtre et comme sphacelée (Deschamps; *Traité de la taille*, t. I, p. 195).

M. Lallemand rapporte l'observation d'un jeune homme qui, dès l'âge de *deux ans*, eut des rétentions d'uriue fréquentes, et, ce qui ne laisse pas de doute, c'est qu'on fut obligé alors de le sonder. A seize ans, ce malade ne pouvait uriner qu'après un quart d'heure d'efforts. Il avait eu des hémorrhoïdes dès sa plus tendre enfance, et plus tard il eut des pertes séminales très-graves (*Des pertes sém.*, t. II, p. 202).

Le même observateur rapporte l'histoire d'un autre malade qui, dès son enfance, et jusqu'à une époque assez avancée pour qu'il pût fournir à cet égard des renseignements précis, avait eu des rétentions d'urine répétées. A quinze ans survinrent des pollutions involontaires qui finirent par amener la mort (*ibid*).

Ces malades ont donc été attaqués de dysurie dès leur enfance, et tout donne lieu de croire que c'est au col de la vessie qu'en résidait la cause. Mais ce point admis ne suffirait pas encore pour établir que l'affection a été congénitale. Les inflammations de l'urèthre ne sont pas aussi rares qu'on le pense chez les enfants. Il n'est pas de praticien qui n'ait observé celle des organes génito-urinaires chez les petites filles, et, si les petits garçons en sont plus rarement atteints, on aurait tort de dire que cela n'arrive jamais. Swediaur paraît l'avoir assez souvent observé à l'époque de la dentition pour en faire une espèce particulière de blennorrhagie qu'il nomme *blennorrhagia dentitionis* (*Mal. vén.* 5e édit., t. I. p. 39). Voici d'ailleurs un fait que j'ai observé.

M. J..., rue de Savoie, est sujet depuis longtemps à des démangeaisons à la peau, et ses enfants paraissent, comme lui, disposés aux affections cutanées. L'un d'eux, enfant de quatre ans, porte depuis le mois de juillet, sur la région hypogastrique, de larges plaques croûteuses qui quelquefois s'étendent jusqu'à la racine de la verge. Chaque fois que l'affection cutanée prend plus d'acuité, me dit la mère, il souffre dans le canal et éprouve beaucoup de difficulté à uriner. Je conseillai des purgatifs répétés, des tisanes amères et des bains sulfureux. Jamais le traitement n'a été fait que fort incomplétement : malgré cela la maladie de peau diminua et avec elle les difficultés d'uriner. Mais je crains bien que si ces récidives se multipliaient, la dysurie ne finisse par devenir permanente.

En résumé, je ne nie pas que la disposition dont je m'occupe ne puisse être congénitale; mais je crois qu'il faut rechercher, au moins pour la grande majorité des cas, une cause accidentelle, et, cette cause est, je l'ai déjà donné à entendre, une irritation, une inflammation de la région prostatique.

Tout muscle adjacent à un foyer inflammatoire devient le siége d'une contraction involontaire qu'on désigne ordinairement par le nom de contracture. Chacun sait que tel est l'état du sphincter de l'anus, lorsque cet orifice est le siége de fissures douloureuses ou d'hémorrhoïdes enflammées; chacun sait que lorsque la membrane muqueuse de la vessie est irritée, cet organe se contracte à chaque instant; que, dans la péritonite générale, l'estomac et les intestins sont rétrécis, et qu'il en est de même lorsque la membrane muqueuse qui les tapisse est le siége d'une vive inflammation. Chacun sait encore que cette contraction peut devenir permanente, lorsque l'inflammation persiste un certain temps, et qu'il n'est pas rare de voir, à la suite de cystite ou de gastrite, la vessie ou l'estomac rétrécis. Or, les mêmes phénomènes peuvent se passer dans les fibres musculaires du col de la vessie, lorsque la muqueuse ou les granulations prostatiques voisines sont le siége d'une inflammation prolongée.

Supposons maintenant que ce tissu musculaire soit lui-même enflammé, et cela peut avoir lieu, soit que l'inflammation pénètre profondément et prenne une forme phlegmoneuse, soit que la prostatite devienne purulente, soit que des fausses routes faites par des sondes, aient lésé le col de la vessie : voici ce qui pourra se passer :

A la période la moins avancée que j'aie pu observer, le tissu des muscles est noirâtre, et, si on l'examine avec attention, on voit que cette coloration est due à une foule de petits points noirs dont les plus volumineux sont évidemment formés par du sang coagulé dans de petits vaisseaux : un lavage même assez prolongé ne peut les faire disparaître entièrement. Si l'inflammation s'arrête, on voit peu-à-peu cette couleur devenir plus claire, passer au rouge-brique; le muscle diminue en volume et en longueur; en même temps sa consistance augmente, il perd son élasticité et résiste davantage à l'instrument qui le coupe. Enfin, si on l'examine à une période encore plus éloignée, on le trouve complétement transformé en tissu fibreux. C'est, je m'en suis assuré, de cette manière que se raccourcissent les muscles qui ont eu pendant longtemps un foyer d'inflammation, de suppuration dans leur voisinage (*Gaz. méd.*, 1839, p. 262). Il se passe dans leurs petits vaisseaux ce qu'on observe dans les grosses veines enflammées : le sang, en s'y coagulant, les oblitère; puis, à mesure que ce caillot est résorbé, le vaisseau se rétracte et se convertit en un simple cordon fibreux. Si donc un tissu très-vasculaire devient le siége d'un travail pareil, ne doit-il pas résulter, d'une rétraction de ses diverses parties, une rétraction de sa masse totale?

Voilà des phases que j'ai pu suivre sur des muscles plus faciles à observer que le sphincter de la vessie, et je ne crois pas pousser l'induction trop loin en disant que celui-ci, soumis à la même influence, doit éprouver les mêmes transformations.

Entrons maintenant dans les détails.

J'ai eu plusieurs fois occasion de me convaincre par le cathétérisme, que c'est en déterminant la contracture du faisceau musculaire qui ferme le col de la vessie et en déterminant par conséquent une saillie permanente du bord postérieur de cet orifice, que la blennorrhagie aiguë détermine la rétention d'urine. Dans ces cas, l'ischurie n'est que momentanée et disparaît avec l'inflammation; mais il n'en est pas de même lorsque celle-ci prend une marche chronique: c'est presque toujours dans la partie prostatique du canal qu'elle se retranche, ce qui tient sans doute à ce que, du moment que le tissu glanduleux de la prostate est malade, il revient difficilement à son état normal.

Une fois ce qui précède admis, on admettra nécessairement que la blennorrhagie provenant d'un coït impur doit être une cause fréquente des valvules musculaires du col de la vessie. Les faits de ce genre sont si fréquents que je me dispenserai d'en citer. D'ailleurs, on en verra, au chapitre du traitement, un exemple aussi, et peut-être même plus concluant, que s'il eût été avec autopsie; car la liberté de l'excrétion urinaire se rétablit après la section de la valvule.

Il est vrai de dire cependant que beaucoup de cas ne reconnaissent pas une telle origine; mais il est actuellement bien démontré que la cohabitation avec une femme affectée de quelque maladie organique de la matrice, ou même de simples flueurs blanches, peut donner lieu, surtout à l'époque des règles, à une uréthrite bien caractérisée. Ces uréthrites sont peut-être même plus à craindre, au point de vue qui nous occupe, que les précédentes, parce qu'elles affectent souvent une marche chronique et insidieuse, et que les hommes qui en sont affectés, pour la plupart pères de famille, vivant, comme leur moitié, tranquilles au foyer domestique, ne s'inquiètent nullement d'un suintement qui, par cela même qu'il a été gagné à une source non suspecte, ne leur semble pas pouvoir avoir des suites fâcheuses.

Une remarque qui pourrait peut-être inspirer des doutes, c'est que bien que le nombre des femmes affectées de flueurs blanches soit considérable, surtout dans les grandes villes, le nombre d'hommes qui contractent ainsi la gonorrhée est, relativement, assez faible. A cela je répondrai que ce nombre est beaucoup plus grand qu'on ne pense, et que c'est souvent à tort qu'on accuse les femmes : telle est également l'opinion de MM. Cullerier et Ratier (*Dict. méd. et chir. prat.*, t. IV, p. 139). J'ai, comme eux, plusieurs fois examiné des femmes sur lesquelles planait un pareil soupçon, et chez qui je n'ai rien trouvé. D'ailleurs, chacun sait que les flueurs blanches ne sont pas toujours de la même nature ; que, chez quelques femmes, elles sont inodores, sans action sur les parties qu'elles humectent ; que, chez d'autres, elles ont une odeur très-forte, qu'elles irritent, qu'elles excorient le pourtour de la vulve et la partie supérieure et interne des cuisses ; que, chez les unes, elles sont indolentes ; que, chez d'autres, elles sont accompagnées de démangeaisons, de prurit excessivement incommodes ; que, dans quelques cas, ce n'est que par intervalles qu'elles revêtent ces fâcheux caractères, au moment, par exemple, de la menstruation, ou bien sous l'influence de causes excitantes. Chacun sait encore qu'elles persistent quelquefois pendant toute la vie sans autre accident local ; que, d'autres fois, au contraire, elles sont le prodrôme ou le signe d'affections beaucoup plus graves. Eh bien, dans ces différents cas, elles ont une action très-différente par rapport aux hommes qui sont en rapport avec les femmes qui en sont affectées. Swediaur parle d'un médecin célèbre qui, se trouvant pris d'une chaudepisse et n'ayant rien à se reprocher, commença par soupçonner sa femme, et exigea qu'elle se soumît à une inspection et à des recherches ; mais il ne découvrit alors, ni dans la suite, aucun indice de maladie. Le même accident lui est arrivé deux ou trois fois, quoique sa femme, d'ailleurs extrêmement vertueuse, ait constamment joui d'une bonne santé jusqu'à 60 ans, époque où elle fut prise d'un cancer de l'utérus dont elle mourut au bout d'une dizaine d'années (*Mal. vén.*, cinquième édition, t. I, p. 51).

On a encore admis une uréthrite produite par l'action de certains diurétiques énergiques ou longtemps prolongés, ou l'ingestion de substances qui paraissent avoir, sur l'urèthre, une action spéciale, telles que les cantharides, la bière, le cidre, surtout lorsque ces boissons n'ont pas suffisamment fermenté.

Les cantharides, à une certaine dose, qu'elles soient prises à l'intérieur ou absorbées par la peau, ne tardent pas à déterminer, dans les organes urinaires, et surtout au col de la vessie, une phlegmasie qui va quelquefois jusqu'à l'exhalation sanguine. Je ne sache pas qu'une inflammation de cette nature ait passé à l'état chronique; mais on sait les ardeurs qu'éprouvent, en urinant, beaucoup de ceux chez lesquels un vésicatoire est entretenu au moyen de la pommade épispastique. Je ne serais pas surpris qu'en se prolongeant, ce phénomène ne finît par amener la contracture du sphincter de la vessie : c'est à l'observation ultérieure à confirmer ou à infirmer ce soupçon.

Les diurétiques n'augmentent la secrétion urinaire qu'en stimulant les reins, et leur action est la même sur le reste de l'appareil urinaire. J'ai toujours vu l'iodure de potassium produire de mauvais effets dans les irritations du col de la vessie. M. Lallemand a fait la même remarque au sujet du nitrate de potasse dans les maladies de la *prostate*. « Il augmente, dit-il, les produits des follicules muqueux, les élancements, les pincements, les douleurs, le sentiment de pesanteur que les malades éprouvent dans cette région. » Il cite un négociant qui, croyant prendre du sel d'Angleterre, prit une once de sel de nitre dans une pinte d'eau. Il en résulta une violente inflammation des voies urinaires et un écoulement semblable à une blennorrhagie. Un gonflement se développa vers le milieu de la longueur de l'urèthre, et, quand l'état aigu fut dissipé, il resta, dans ce point, une induration circonscrite qui mit obstacle au passage des urines. Vingt ans après, le malade n'avait pas encore pu se débarrasser de ce rétrécissement. Aucune cause n'avait contribué à sa formation, car il n'y avait eu, ni avant, ni après, aucune blennorrhagie, aucune contusion de la partie affectée (*Des pertes sém.*, t. II, p. 24).

J. Howship rapporte l'observation d'un homme de 45 ans, qui, depuis 11 années, éprouvait, de temps en temps, de la dysurie qu'on attribuait à un sédiment rouge qu'il rendait avec son urine. Cet homme fut pris plusieurs fois d'une rétention d'urine complète, après avoir bu de la bière. Dans un de ces accès, où les efforts d'excrétion avaient été tellement violents que le rectum était sorti de 3 ou 4 pouces, l'auteur passa très-facilement une sonde dans la vessie, ne trouvant de la sensibilité que dans un point, *aux environs de la prostate* (*On the most important complaints*, etc., p. 344). M. Deville a lu, à la Société de médecine, une observation qui a beaucoup d'analogie avec la précédente : il s'agit d'un homme qui, depuis l'âge de 20 ans, est pris de rétention d'urine, *avec douleurs vives et poignantes au col de la vessie*, chaque fois qu'il boit du vin blanc (*Revue médicale*, juin 1842). Il est évident que, dans le premier cas, il existait à l'orifice vésical de l'urèthre une affection chronique que la bière exaspérait; quant au second, rien dans l'observation n'indique qu'il en soit de même; mais je serais porté à le croire; car pourquoi, si cette disposition était purement congéniale, ne se serait-elle manifestée qu'à l'âge de 20 ans?

J'ai dit cependant que je ne rejette pas toute idée de disposition originelle. Voici une observation que j'ai rapportée dans mon premier volume (p. 380).

Un jeune homme de 25 ans, dont le grand-père est mort d'une maladie de vessie, et dont le père souffre lui-même de cet organe, avait uriné très-facilement jusqu'à l'âge de 21 ans; mais il avait des pertes séminales fréquentes. Comme, à cet âge, il était très-faible, il fit, d'après certains conseils, usage immodéré de vin blanc très-actif (Vouvray). Sous cette influence, il prit, dit-il, de la force et de l'embonpoint; mais ses pertes séminales augmentèrent au point d'en avoir sept en deux nuits, et quelquefois même sans le sentir. En même temps, picotements très-vifs vers le col de la vessie, contraction habituelle de tous les muscles du périnée, évacuation très-difficile de l'urine et des matières fécales; du sperme sortait souvent pendant les efforts de défécation, et souvent aussi les dernières gouttes d'urine étaient blanchâtres et filantes; cependant, point d'écoulement uréthral. — Tous ces accidents se soutinrent, et même la dysurie augmenta; les urines devinrent glaireuses et le ténesme fréquent; céphalalgie, diminution de la mémoire. Le malade se croyait affecté de la pierre lorsqu'il me fut adressé. — L'algalie pénétra avec la plus grande facilité et ne m'indiqua rien, sinon une sensibilité très-vive de la région prostatique; mais mon explorateur m'indiqua une saillie très-marquée du bord postérieur du col de la vessie. Je n'ai pas revu ce malade.

Cette observation prouve évidemment l'action du vin blanc, puisque c'est sous son influence que les symptômes, vers le col de la vessie, ont commencé à prendre une marche inquiétante; cependant je n'oserais affirmer qu'il n'y eût pas là quelque prédisposition congéniale, et peut-être même héréditaire; car le sujet avait auparavant des pertes séminales fréquentes; son père et son grand-père avaient été affectés de maladies de la vessie.

M. Lallemand cite également un jeune homme, dont le grand-père était mort de la pierre (nous verrons que cette affection est souvent l'effet d'une dysurie dont les malades s'aperçoivent à peine), dont le père avait été sujet à des retentions d'urine dues à une *affection de la prostate*, et qui, lui-même, n'avait jamais vidé complétement sa vessie : quelque effort qu'il fît, le premier jet d'urine se faisait longtemps attendre. Il devint, comme le précédent, sujet à des pollutions nocturnes (*Des pertes séminales*, t. II, p. 204). Je reviendrai plus loin sur cette dernière complication.

On a admis comme cause d'inflammation chronique de l'urèthre les abus du coït et de la masturbation. M. Deslandes rapporte, d'après Closs, l'observation d'un jeune homme qui, adonné à cette dernière passion, même avant la puberté, avait, depuis plus de six mois, un écoulement gonorrhéique qu'il avait toujours négligé parce qu'il ne lui faisait pas de mal. Mais la matière de l'écoulement étant devenue âcre, verte, jaune, il fut obligé de chercher des secours et il protesta, sous serment, n'avoir jamais vu de femme (*De l'onanisme*, etc., p. 292). M. Lallemand parle d'un individu qui, s'étant livré à des excès vénériens prolongés, éprouva de fréquentes envies d'uriner et ne put vider sa vessie qu'avec beaucoup de difficultés. Enfin ne pouvant plus uriner sans sonde, il apprit à se la passer lui-même. L'urine était trouble, épaisse, glaireuse. La cautérisation de la région prostatique fut sans résultat. M. Lallemand pense qu'il y avait *développement morbide du lobe moyen de la prostate* (*Obs. sur les mal. des org. gén. urin.*, p. 459).

On a encore accusé les injections irritantes, l'introduction de corps étrangers dans l'urèthre d'y provoquer une inflammation chronique. J'ai vu le séjour prolongé d'un gravier dans le canal devenir ainsi cause de valvule vésico-uréthrale en gênant le cours de l'urine. Cela avait lieu sur une pièce présentée par M. Voillemier à la Société anatomique et dont j'ai parlé, page 15 de ce volume.

Mais une affection que j'ai trouvée très-souvent compliquée de valvule, par la raison sans doute qu'elle est elle-même très-fréquente et qu'elle est aussi l'effet d'une inflammation prolongée, c'est le rétrécissement de l'urèthre. M. Amussat dit que les malades qui en sont atteints regardent le col de la vessie comme l'obstacle le plus difficile et le plus douloureux à vaincre (*Gaz. méd.* 1836, p. 114).

On se rappelle ce que j'ai dit de l'état ordinaire de la prostate dans les cas de valvules (voy. p. 55). Eh bien, chez un malade affecté de rétrécissement, situé à un pouce et demi du col de la vessie, M. Dalmas a trouvé la prostate *dure*, *squirrheuse*, *criant sous le scalpel* (*Journ. hebd. de méd.*, mai 1829, obs. IV). Il y avait probablement alors une valvule.

J'ai déjà fait voir que presque tout ce qui a été écrit sur les rétrécissements spasmodiques doit être rapporté à la contracture de l'orifice vésico-uréthral. Je conserve une pièce anatomique sur laquelle existe, dans un point seulement de la circonférence du canal et, à trois ou quatre centimètres du méat urinaire, un petit soulévement de la muqueuse, sensible à peine lorsqu'on se contente de promener un stylet à sa surface. Cette pièce avait été présentée à la Société anatomique pour faire voir comment il suffit d'un rétrécissement à peine perceptible pour arrêter le cours de l'urine. Le sujet avait eu en effet une rétention complète à laquelle il avait succombé. La vessie était hypertrophiée. Mais je fis voir qu'outre le rétrécissement, il existait au col de la vessie une valvule qui, bien plus que le rétrécissement, avait contribué à la dysurie.

D'un autre côté, on voit tous les jours des coarctations derrière lesquelles on trouve toutes les parties profondes du canal parfaitement saines; on en rencontre même derrière lesquelles la pression de l'urine a tellement dilaté le col que ce liquide sort continuellement, goutte à goutte et malgré tous les efforts pour le retenir.

Mais pourquoi ce relâchement dans certains cas et cette contracture dans d'autres? Voilà une difficulté à résoudre.

Je ne reviendrai pas sur ce que j'ai déjà dit des différences de force ou de conformation dont le col de la vessie, comme chaque partie de l'organisme, est très-probablement doué dès la naissance : on se rappelle l'observation de cet homme qui n'avait jamais bien uriné de sa vie et que je trouvai affecté d'un rétrécissement très-étroite et d'une valvule vésico-uréthrale. Mais, indépendamment de cette cause pour ainsi dire physiologique, il est très-probable qu'il faut, dans la plupart des cas, admettre l'intervention de certaines dispositions morbides.

On sait que certains rétrécissements, et des plus prononcés, persistent pendant de longues années sans se *compliquer* de phénomènes inflammatoires, pas même dans les parties profondes où l'urine séjourne et opère une distension permanente, tandis que d'autres en sont, à chaque instant, aggravés; on a même plusieurs fois observé une inflammation très-vive, très-douloureuse *au devant* des rétrécissements. N'est-il pas probable, on pourrait presque dire certain, qu'une telle complication doit jouer un grand rôle dans la contracture du col de la vessie?

On se demandera maintenant à quoi tient cette inflammation dans certains cas et son absence dans d'autres. On voit que nous ne faisons que reculer la difficulté : voyons donc si nous pourrons aller plus avant.

Mais j'éprouve ici le besoin de rappeler que ce travail est intitulé : *Recherches*, et que parmi les moyens de recherches je ne compte pas seulement l'*observation;* mais l'*observation* aidée, préparée par l'*induction*. Personne ne niera que l'induction ne puisse nous faire pressentir des vérités. Or, comme je l'ai dit ailleurs, s'il est vrai qu'une vérité n'existe pour nous que lorsqu'elle a été démontrée par des faits, il ne l'est pas moins aussi que, du moment que notre attention a été éveillée sur sa possibilité, nous sommes bien moins exposés à laisser passer inaperçus ses modes de manifestation.

Une cause d'inflammation uréthrale très-fréquente, suivant moi, quoique niée par quelques auteurs (voy. page 57), c'est l'existence, au sein de l'économie, de certains vices particuliers et notamment du vice herpétique. Swediaur décrit des blennorrhagies *herpétique*, *rhumatique, goutteuse*, mais, il faut l'avouer, sans donner des preuves suffisantes de leur existence.

Pour moi, je ne doute pas de celle de l'uréthrite herpétique. M. Lallemand en rapporte plusieurs exemples (*Des pertes sém.*, ch. IV et X.). Au rapport de Chopart, un homme de 50 ans qui n'avait jamais eu de maladie vénérienne, mais avait été sujet à des boutons *dartreux* au scrotum, fit disparaître un jour ces boutons, à l'aide d'une pommade dessiccative. Six mois après, il eut de la *difficulté à uriner*, des douleurs à la vessie, et il rendit des urines troubles et rougeâtres. Le cours de l'urine était quelquefois gêné et interrompu ; des hémorrhoïdes bordaient l'anus et rendaient tantôt du sang et tantôt une humeur puriforme (*Mal. des voies urin.*, t. II, p. 104). Nombre de fois j'ai vu l'inflammation de la muqueuse uréthrale accompagner les affections cutanées et surtout succéder à leur disparition brusque. J'en ai déjà rapporté plus haut un exemple relatif à un enfant (voy. p. 62); j'en consignerai plusieurs autres encore dans la suite de ce travail. Eh bien ! qu'en cas pareil il existe un rétrécissement du canal : ne sera-ce pas là une épine, un stimulus qui appellera autour de lui le principe morbifique? ou bien encore qu'un sujet disposé aux affections cutanées vienne à être pris de blennorrhagie, ne sera-t-il pas fortement à craindre que le vice herpétique ne se porte sur l'endroit affecté, ne s'ajoute à l'inflammation locale, ne l'entretienne et ne devienne ainsi, d'une manière indirecte, la cause du rétrécissement, sans, pour cela, épuiser son action et abandonner le canal ?

Je viens de dire : *d'une manière indirecte*, et ce n'est pas sans intention : c'est que je n'ai jamais vu de rétrécissement consécutif à une uréthrite herpétique non compliquée. Ces inflammations m'ont toujours paru superficielles, et je ne les ai jamais vues pénétrer dans la profondeur des tissus comme l'uréthrite blennorrhagique. Habituellement aussi, elles ont une remarquable tendance à se retrancher dans la région prostatique, et, comme elles ne donnent généralement lieu qu'à une sécrétion peu abondante, souvent le produit de cette sécrétion est à peine perceptible et ne sort du canal qu'au moment de l'émission urinaire. C'est ce qui fait, j'en suis convaincu, que beaucoup de cas de ce genre ont été pris pour des *névralgies de l'urèthre* ou même pour des *chaudepisses sèches*. Mais ce qui prouve qu'il y a sécrétion, ce sont de petits flocons ou filaments blanchâtres qu'on ne manquera pas d'observer dans le premier jet d'urine, si on l'examine avec soin ; et, ce qui démontre qu'il y a inflammation, c'est la rougeur, sinon habituelle, du moins fréquente du gland, c'est la propagation assez fréquente aussi de cette inflammation dans le canal déférent et jusqu'à l'épididyme qui devient alors le siége d'un engorgement plus ou moins considérable.

M. E..., âgé de vingt et un ans, brun, grand et ayant la poitrine bien développée, me fut amené, en 1858, pour de petites tumeurs très-dures, du volume d'une aveline et bien circonscrites, existant sur le trajet du cordon et sur l'épididyme gauches. Il n'y avait pas d'autre symptôme local ni général. Cependant des renseignements que je reçus sur la santé et la mort de son père, ainsi que l'existence d'un acné sur la majeure partie du corps, me firent soupçonner une disposition scrofuleuse, et je dirigeai mon traitement en conséquence. L'iode fut administré sous toutes les formes, à l'intérieur et en frictions; tisanes amères, purgatifs. Ce traitement fut très-long; mais enfin il fut suivi de bons résultats; la santé devint parfaite et l'engorgement du cordon disparut peu à peu.

Après sa guérison, M. E.... reprit ses occupations de graveur sur bois, et chaque jour il se rendait à son atelier; mais, au bout de quelque temps, ses progrès rapides lui permirent de travailler lui-même à son compte, et, dès lors, il le fit avec une telle assiduité qu'il restait quelquefois pendant toute une semaine sans sortir de sa chambre. Rien ne me permet de douter qu'il n'ait toujours été d'une continence parfaite.

Dans l'automne de 1842, sans autre cause connue que sa grande assiduité, son état sédentaire et peut-être aussi sous l'influence de la perte malheureuse de sa modique fortune, il fut pris de rougeurs qui se manifestaient en diverses parties de la peau, mais principalement aux jambes. Ces rougeurs s'accompagnaient d'œdème sous-cutané et se dissipaient ensuite après avoir offert les différentes nuances de l'ecchymose en voie de résolution. Je prescrivis des amers, et cet état se dissipa pendant l'hiver.

En 1845, vers le mois d'août, des dérangements se manifestèrent du côté des organes digestifs. Les digestions devinrent pénibles, accompagnées d'étouffements, de palpitations et de véritables accès de fièvre. Je prescrivis un traitement dont il ne résulta aucun avantage. Bien plus, au bout de quelques jours, il se manifesta une éruption cutanée qui avait tous les caractères d'une urticaire. Cette affection se dissipa; mais il resta toujours une notable difficulté des digestions, des douleurs tantôt dans un côté, tantôt dans l'autre de la poitrine, et une très-grande disposition aux érythèmes cutanés : un simple cataplasme de farine de graine de lin, même très-fraîche, en faisait apparaître en peu d'instants.

En même temps quelques douleurs se firent sentir au col de la vessie, particulièrement pendant la sortie de l'urine; une sensibilité vive, partant du bassin, remonta vers l'aine *droite;* le cordon parut engorgé à sa sortie de l'anneau, et bientôt cet engorgement gagna de plus en plus jusqu'à ce qu'il eût atteint l'épididyme. La pression des parties engorgées était très-douloureuse : à mesure que la sensibilité s'étendait vers le testicule, elle abandonnait le col de la vessie. Bien plus, l'engorgement du cordon ne tarda pas à être moins sensible, à cesser ses progrès, et, au mois de novembre, les douleurs étaient nulles et l'engorgement en voie de résolution. L'épididymite a toujours été, sous tous les rapports, moins marquée que l'inflammation du cordon, bien différente en cela de l'épididymite blennorrhagique. Les moyens de traitement que j'ai employés sont : une application de sangsues à l'aine, application qui paraît avoir amorti la sensibilité du cordon, un vésicatoire camphré au bras, tous les jours de la tisane amère et un mélange de poudre de rhubarbe et de magnésie, à doses légèrement laxatives. Suspensoir. Exercice quotidien et modéré.

Mais, vers le milieu de décembre, les douleurs de poitrine se prononcèrent de plus en plus; les étouffements augmentèrent, l'appétit diminua et les forces baissèrent rapidement. La percussion et l'auscultation, qui jusqu'alors n'avaient fourni que des résultats douteux, annoncèrent évidemment des tubercules pulmonaires. Au moment où j'imprime cette observation (fin de janvier 1844), M. E... est arrivé à la troisième période de sa maladie. Depuis que des cavernes existent, aucun érythème ne s'est montré; l'acné seul persiste.

Ce fait présente, à mon avis, plusieurs circonstances remarquables. D'abord, il y a eu bien certainement une irritation du col de la vessie : la sensibilité au passage des urines l'a annoncée, et cependant il n'a jamais paru, à l'extrémité du canal, un écoulement de quelque nature que ce soit. Cette irritation était de nature inflammatoire : sa propagation sur le trajet du cordon et sa diminution assez rapide l'ont démontré. Ne devons-nous pas admettre aussi que l'irritation habituelle de la peau et celle de la muqueuse uréthrale étaient de même nature? Enfin, si l'on veut bien admettre ces propositions, je pense qu'on ne reculera pas devant cette dernière : l'irritation de la peau et celle de la muqueuse de l'urèthre étaient, toutes deux, l'effet d'un même principe répandu dans toute l'économie, peut-être d'un état particulier du sang, principe ou état qui finalement a déterminé la production de tubercules pulmonaires et leurs conséquences.

Je pourrais encore rapporter deux cas de ce genre; mais leur ressemblance avec le précédent était trop grande pour avoir besoin d'une description particulière : l'affection cutanée, dans chacune de ses apparitions successives, suivait également une marche aiguë ; dans les deux cas, elle se compliqua d'uréthrite et d'inflammation du canal déférent et de l'épididyme gauches ; seulement ces phénomènes ne reconnaissaient pas une influence aussi fâcheuse, et la santé générale est restée bonne. Je noterai aussi, dans l'un de ces deux cas surtout, que l'épididymite, sans se développer d'une manière aussi aiguë que l'épididymite blennorrhagique, s'en rapprochait cependant davantage et par sa marche et par la forme de l'engorgement. Je rapporterai plus loin, en parlant du traitement, des cas où l'uréthrite, et par suite une valvule, succédèrent à la disparition de dartres.

En résumé, l'uréthrite *herpétique,* ainsi que l'*érythémateuse* et la *scrofuleuse,* me paraissent démontrées, et elles provoquent même fréquemment la contracture du col de la vessie.

Swediaur, ai-je dit, admet aussi une blennorrhagie rhumatique, et il n'est pas le seul; mais j'ajoute que ces auteurs ont entendu par là une affection catarrhale de l'urèthre produite par le froid, et surtout par le froid humide. Bosquillon dit avoir vu des rhumes de cerveau et des maux de gorge, précédés de pollutions nocturnes, se terminer par un écoulement abondant de matières muqueuses, tant des narines que du canal de l'urèthre (trad. des *Mal. vén. de Bell*, t. I, p. 514). Et plus loin : « Les inflammations de poitrine sont quelquefois suivies de strangurie et d'écoulement de l'urèthre très-douloureux et très-rebelles (p. 516). » Fabre, qui voyait la syphilis partout, convient qu'il a rencontré des cas où il était évident, d'après le peu de tenue des accidents et par leurs retours périodiques, qu'ils n'étaient pas vénériens, et qu'ils dépendaient d'un *principe humoral* qui attaquait successivement différentes parties (*Mal. vén.*, p. 67). Swediaur dit que c'est une véritable inflammation catarrhale, ressemblant à tous égards aux inflammations catarrhales de la membrane muqueuse du nez ou des poumons (*Mal. vén.*, t. I, p. 38). Henry Bass dit même avoir observé une épidémie de ce genre, à la suite des fortes chaleurs qui avaient régné depuis la fin de mai 1730 jusqu'au milieu de juin, chaleurs auxquelles avait succédé une température froide et humide (*Obs. chir. med.*, 1731). Depuis peu, M. Guyon a signalé des phénomènes tout-à-fait analogues parmi nos soldats d'Afrique (*Gaz. médic.*, 1841, p. 106). Tous ces auteurs notent la dysurie parmi les symptômes.

Appliqué à l'affection précédente, le mot *rhumatisme* a été pris dans sa signification étymologique,

Mais on sait que beaucoup de médecins lui ont donné un sens différent et s'en sont servis pour désigner des douleurs, soit musculaires, soit articulaires, accompagnées d'une gêne plus ou moins grande dans le mouvement. On conçoit que si un principe de ce genre vient à se porter sur le col de la vessie, il pourra en résulter un spasme des fibres musculaires qui l'entourent, d'où la production d'une valvule et la dysurie. M. Leroy d'Etioles paraît avoir observé des faits de ce genre, à en juger par les symptômes qu'il décrit, tels que : sensations douloureuses au col de la vessie avec besoins fréquents d'uriner, difficultés et douleurs pour y satisfaire, sensation de gêne et d'embarras au périnée, au pubis, à l'hypogastre, se propageant vers les cuisses et les lombes, et s'accompagnant, au bout d'un certain temps, d'un état catarrhal des urines; mais il les attribue à un gonflement de la prostate produit par un principe rhumatismal (*Journ. des conn. méd.*, avril 1842). Que le rhumatisme puisse se porter sur le col de la vessie, je suis loin de le nier : je crois même avoir observé quelques faits de ce genre, mais pas d'assez simples, cependant, pour pouvoir embrasser cette opinion sans réserves.

J'ai donné des soins à un homme éminent qui, depuis longtemps, est tourmenté de douleurs rhumatismales en diverses parties du corps. Ces douleurs se sont concentrées vers les reins et le périnée et une sensibilité très-vive s'est fait sentir au col de la vessie; mais cet homme avait eu antécédemment une maladie dartreuse, et il est affecté d'un rétrécissement de l'urèthre. Un autre, tourmenté également par un rhumatisme général qui, depuis quelque temps, s'est fixé dans la région lombaire, fut pris, sans cause connue, d'une inflammation peu aiguë de la région profonde de l'urèthre, avec léger écoulement, et plus tard de dysurie que je fis disparaître en cautérisant le col de la vessie et la région prostatique. Je ne serais pas étonné que le rhumatisme eût joué ici quelque rôle; mais la femme de ce malade est affectée de flueurs blanches abondantes, et je ne voudrais pas affirmer que cette circonstance n'eût pris aucune part au développement de l'affection uréthrale.

Toutefois, en admettant que le rhumatisme puisse se porter sur le col de la vessie et déterminer un trouble de l'excrétion urinaire, devrait-on nécessairement en conclure qu'il n'agit alors qu'en opérant un gonflement de la prostate? La meilleure raison que je puisse donner contre cette manière de voir, c'est que je me suis assuré du contraire. Ne suffit-il pas d'ailleurs qu'il y ait là du tissu musculaire pour tout expliquer? La *Gazette des hôpitaux* (1842, p. 50) contient une observation de rétraction des muscles antérieurs de la jambe, de cause très-probablement rhumatismale. D'ailleurs, tous les phénomènes que j'ai suivis pas-à-pas dans les inflammations traumatiques du tissu musculaire (*Gaz. méd.*, 1839, p. 262), ont été observés dans des cas de rhumatisme. Baillou, Plater, Baglivi disent avoir vu les muscles lombaires infiltrés de sang dans des cas de lombago;

Morgagni les a trouvés ramollis et faciles à rompre. D'un autre côté, M. Chomel, de même que Lieutaud et Desault, a trouvé, chez des rhumatisants, des muscles desséchés et semblables à des tendons; il a particulièrement rencontré cette transformation dans les muscles fléchisseurs de la jambe d'une femme affectée de *rhumatisme chronique avec contracture* (*Thèse*, Paris, 1815).

Ajoutons enfin que M. Leroy paraît avoir observé, chez les femmes, quelques dysuries du genre de celles dont nous nous occupons (*ibid.*, p. 195 et 196). Est-ce à un gonflement de la prostate qu'il attribua alors ces accidents?

Pour expliquer l'action du rhumatisme sur la prostate, et particulièrement sur son tissu fibreux, il pose en fait, comme une vérité démontrée, que ce principe « détermine l'engorgement, le gonflement, la rigidité, puis, plus tard, le ramollissement des tissus fibreux; qu'il y produit quelquefois de la suppuration, des ulcérations. » Je ne relèverai pas tout ce que cette proposition me paraît contenir d'hétérodoxe; je dirai seulement que le tissu fibreux de la prostate ne contribue que très-peu à son augmentation de volume, et que celle-ci est due presque entièrement au tissu glanduleux.

Il me semble donc, dès à présent, démontré que M. Leroy confond ensemble les engorgements de la prostate et les valvules musculaires du col de la vessie, et cette démonstration deviendra plus évidente encore lorsque je traiterai des signes attribués par M. Leroy au début de l'engorgement prostatique. Je pense que le même reproche peut être adressé à M. W. Coulson pour avoir dit que l'engorgement chronique de la prostate arrive fréquemment chez ceux qui sont sujets aux rhumatismes et aux éruptions cutanées(*On the diseases of the bladder*, etc., p. 249; 1842).

Quant à l'influence de la *goutte* sur l'inflammation de l'urèthre, je ne la nie pas; mais je n'ai pas encore de faits qui me la démontrent positivement. Les auteurs citent bien un certain nombre de cas qu'ils désignent sous le nom d'*ischurie goutteuse;* mais ces faits paraissent se rapporter à une suppression plutôt qu'à une retention d'urine. M. Rayer, par exemple, en mentionne deux (*Mal. des reins*, t. II, p. 68 et 69); mais, dans le premier, il n'est pas dit si la vessie était distendue ou non, et, dans le second, la sonde ne donna issue qu'à quelques gouttes d'urine.

Je dois dire cependant que dans la goutte, et cela pourrait s'appliquer également au rhumatisme, l'urine est assez souvent très-acide. Or, je ne voudrais pas encore soutenir que ce liquide pût être naturellement assez acide pour irriter, enflammer le canal, comme le pense M. Donné (*Cours de microscopie*, 1845); mais ce que je soutiens, c'est que quelquefois cette acidité suffit pour augmenter et entretenir une inflammation existante. Chez un malade dont j'ai parlé précédemment (p. 84), il est positif que chaque fois que je parvenais à neutraliser l'acidité extrême de l'urine, l'état de l'urèthre s'améliorait, les douleurs étaient moins vives, non seulement pendant la miction, mais encore lorsqu'on introduisait une bougie exploratrice.

Avant d'en finir avec l'étiologie de l'inflammation de l'urèthre, je dirai que toute action physique ou chimique irritante est capable de la déterminer. Je noterai principalement l'introduction et le séjour de corps étrangers, de sondes, le passage et surtout la présence longtemps prolongée de graviers ou de fragments, les injections irritantes, etc. J'ai déjà donné à entendre aussi (p. 20), que c'est en déterminant une irritation de l'urèthre que la masturbation et les excès vénériens amènent la dysurie.

Mais ce qu'il ne faut pas oublier aussi, car c'est un point essentiel pour la thérapeutique, c'est que, dans beaucoup de cas, les causes directes n'auraient probablement qu'une action passagère, s'il ne venait s'y joindre quelqu'une des causes générales dont je viens de parler. On peut remarquer, en effet, que très-souvent, lorsqu'il existe au sein de l'économie un virus ou un principe agissant sur son ensemble, et qu'un point quelconque de l'organisme devient le siége d'un travail morbide, le virus ou le principe semble venir se concentrer vers ce point. C'est ainsi que les révulsifs agissent dans beaucoup de cas; c'est ainsi que nous avons vu plus haut une foule de symptômes, et particulièrement des éruptions sans cesse renaissantes de la peau, disparaître sans retour sitôt que la poitrine se trouva prise; c'est ainsi que nous voyons chaque jour des affections morbilleuses s'éteindre lorsqu'un organe intérieur vient à s'enflammer. Eh bien, qu'un individu soit entaché d'un vice herpétique, rhumatismal ou autre, et que son urèthre vienne à s'irriter, soit par le contact d'une matière âcre ou infectante, soit par abus du coït ou des plaisirs solitaires, soit même par des désirs vénériens trop vifs et trop longtemps comprimés, il pourra arriver que le vice général vienne se joindre à l'action locale pour produire une uréthrite très-rebelle et, par suite, la dysurie.

Mais une cause qui mérite une mention particulière, ce sont les rétrécissements de l'urèthre. On conçoit d'abord qu'en gênant mécaniquement la sortie de l'urine, du sperme, de graviers, etc., ils doivent entretenir derrière eux une irritation chronique; on conçoit également qu'ils puissent appeler et fixer sur l'urèthre les principes morbifiques dont je viens de parler; mais ils ont un autre mode d'action dont j'ai déjà dit quelques mots et que je vais achever de faire connaître.

On a vu plus haut (p. 51 à 54) qu'un rétrécissement n'amènerait que rarement une rétention complète, s'il ne survenait, au-delà du lieu rétréci, un obstacle ayant pour but et pour effet de prévenir un afflux trop abondant d'urine et une distension trop grande du canal. Eh bien, c'est le sphincter de la vessie que la nature met ici en jeu. Ce muscle, prévoyant en quelque sorte l'obstacle que l'urine va rencontrer et l'effort douloureux qu'elle va opérer sur l'urèthre, ne la laisse échapper que tardivement, peu-à-peu, et pour ainsi dire à regret; il reste donc perpétuellement en contraction. Pendant un certain temps, ce dérangement n'est que fonctionnel, et il disparaît si l'on vient à rendre au canal un diamètre convenable ; mais, que cet état se prolonge, le trouble purement fonctionnel deviendra organique et le sphincter finira par subir insensiblement les changements de texture qui ne tardent pas à survenir dans tout muscle devenu le siége d'un spasme habituel. On sait en effet qu'un muscle contracturé se raccourcit et qu'il dégénère insensiblement en tissu fibreux : les travaux de M. J. Guerin ne laissent plus de doute à cet égard. Eh bien, c'est ce qui arrive alors au sphincter de la vessie : parvenue à un certain degré, sa tension ne peut plus disparaître, la valvule qui en résulte est devenue permanente et exige un traitement spécial, après celui du rétrécissement.

En admettant la complication que je viens d'indiquer, on comprend pourquoi des bougies pénètrent quelquefois aisément à travers des rétrécissements accompagnés de rétention complète d'urine, et pourquoi, dans d'autres circonstances, on voit le cours de ce liquide se rétablir spontanément, après des tentatives infructueuses faites pour franchir la coarctation. Ces derniers cas sont si fréquents qu'on a cherché à les expliquer par le dégorgement qu'on suppose s'opérer dans le rétrécissement par suite de l'écoulement de sang qui se produit souvent alors ; mais lorsque cet écoulement n'est que de quelques gouttes, et surtout lorsqu'il n'a point lieu, peut-on admettre cette explication ? Je dis plus : de pareilles manœuvres, de pareilles lésions, faites ordinairement dans le voisinage même du rétrécissement, ne sont-elles pas bien plus propres à déterminer le gonflement de ses parois par l'inflammation qu'elles excitent? Pour moi, ces manœuvres et ces lésions n'agissent qu'en faisant cesser le spasme du col de la vessie. A l'instant même où j'écris ces lignes, un de mes malades affecté de rétrécissement et de valvule au col de la vessie au premier degré, c'est-à-dire sans rétraction, me raconte que, pris d'une rétention complète à la Nouvelle-Orléans, il se rendit chez un médecin qui, n'osant le sonder, lui fournit une algalie qu'il essaya de s'introduire lui-même. Mais le besoin pressant qu'il éprouvait ne lui laissant pas assez de présence d'esprit pour le faire avec autant de méthode qu'il l'avait déjà fait plusieurs fois, il tâtonna pendant quelque temps sans succès, fut pris de faiblesse, de sueur froide, et soudain l'urine jaillit avec tant de force par le canal que la sonde fut projetée à une certaine distance. Ce liquide, je le demande, était-il arrêté par le rétrécissement? Lorsque je m'occuperai du traitement, je donnerai beaucoup d'autres preuves à l'appui de mon opinion.

C'est en 1841 que j'ai attiré pour la première fois l'attention sur le grand rôle que les valvules dont il est ici question jouent dans certains cas de rétrécissements organiques. En même temps aussi je signalai leur influence dans la production de phénomènes qui accompagnent les calculs de la vessie (voy. p. 4).

Chacun sait, en effet, que ceux-ci se compliquent souvent de dysurie et même de rétention brusque d'urine, ce qu'on attribue à ce que la pierre vient oblitérer l'orifice uréthral. Mais ou bien cette pierre est enclavée dans l'orifice, ou bien elle est mobile : si elle est enclavée, la dysurie doit être constante ; si elle est mobile, un si léger changement dans la position du corps suffit pour la déplacer, qu'on ne peut supposer que ce changement n'ait pas lieu chez un homme tourmenté par un violent besoin d'uriner. Qu'on admette, au contraire, une recrudescence de l'irritation produite par le calcul sur la muqueuse et sur le plan musculaire transversal qui occupe le bas-fond de la vessie ; en supposant que cette irritation n'arrive pas jusqu'au degré inflammatoire, elle déterminera néanmoins une hypertrophie, une contraction exagérée du faisceau constricteur de ce plan, faisceau qui a des rapports aussi immédiats avec la muqueuse du bas-fond de la vessie qu'avec celle de la région prostatique.

Si, jusqu'à présent, on n'a pas tenu grand compte de l'irritation produite par les calculs, on a, dans tous les ouvrages, signalé l'inflammation du col de la vessie comme cause de rétention d'urine. Je me suis effectivement assuré par le cathétérisme, dans quelques cas de cystite aiguë compliquée d'ischurie, et j'ai pu me convaincre par mes yeux dans plusieurs cas de cystite chronique, de cystite calculeuse, par exemple, qu'il se forme alors une valvule au col de la vessie, passagère dans le premier cas, permanente dans le second. C'est même ce qui fait que, dans nombre de circonstances, ce n'est que d'après les commémoratifs qu'on peut décider si c'est le calcul qui a amené la difficulté d'uriner, ou si c'est la difficulté d'uriner qui a causé le calcul.

Au reste, qu'on se rappelle que, dans la plupart des cas de cystite et d'affections calculeuses anciennes, la vessie est considérablement rétractée, que le trigone lui-même participe à la rétraction générale, surtout d'un côté à l'autre, au point qu'au lieu de sa forme triangulaire, il se rapproche plus ou moins de la forme d'un T dont la branche horizontale est formée par les fibres qui s'étendent d'un orifice urétéral à l'autre, fibres qui paraissent alors fortement tendues; qu'on se rappelle, en outre, que le plan musculaire transversal est seul capable d'opérer cette rétraction, et qu'on me dise pourquoi les fibres antérieures de ce plan, qui ferment le col de la vessie, ne se rétracteraient pas comme leurs adelphes.

Si l'induction nous conduit à cette conséquence, les faits en démontrent la justesse. Lorsqu'on rencontre le trigone étroit, contracté, presque toujours on trouve la valvule pylorique saillante; il est même presque certain que l'observation dans laquelle J. Howship dit avoir vu, au col de la vessie, une valvule formée par un repli de la muqueuse qui recouvre cet orifice (voy. p. 56), n'était qu'un cas de ce genre : il suffit, pour s'en convaincre, de jeter un coup-d'œil sur sa figure (plate II, fig. 3). La forme du trigone en T y est des mieux caractérisées. J. Howship ne dit pas s'il a incisé la pièce anatomique pour en examiner la structure intime; mais il est probable qu'il ne l'a pas fait, car cette pièce appartenait au musée du doct. Heaviside. Il n'a sans doute jugé de la composition de ce repli que par son peu d'épaisseur; mais nous avons vu que c'est là précisément un des caractères qui distinguent extérieurement les valvules musculaires des valvules prostatiques. Dans ce cas, la vessie contenait un calcul.

Si la saillie anormale du bord postérieur de l'orifice vésical de l'urèthre a tardé si longtemps à frapper l'attention, c'est qu'habituellement, dans les autopsies, on incise l'urèthre dans toute son étendue sur sa paroi supérieure, et qu'on écarte ensuite les bords de l'incision pour examiner l'intérieur du canal. Qu'arrive-t-il alors? c'est qu'en écartant ainsi les lobes latéraux de la prostate, la valvule, qui se trouve tendue entre l'un et l'autre, perd en saillie d'arrière en avant, ce qu'elle gagne en étendue d'un côté à l'autre. Il faut, pour la bien voir, inciser la vessie sur sa paroi antérieure, et s'arrêter au col même : on voit alors que le canal forme, à son origine, une courbure telle que le bord postérieur de son orifice vient s'appliquer sur l'antérieur.

Je ne m'étendrai pas ici sur les causes de la cystite; je dirai seulement, parce qu'on ne me paraît pas y avoir fait assez attention, que l'abus de certains médicaments pourrait bien avoir ce résultat plus souvent qu'on ne pense. Les cantharides agissent probablement plus encore sur la vessie que sur l'urèthre; l'iodure de potassium, qu'on emploie tant depuis quelques années, m'a paru, ainsi que tous les diurétiques puissants, souvent nuisible chez les personnes dont le col de la vessie est le siége d'une sensibilité exagérée, et c'est probablement aussi de la sorte que les préparations opiacées et surtout la morphine, portées à doses élevées, gênent le cours de l'urine, ainsi que l'a observé mon savant et respectable maître, le docteur Bally (*Mém. acad. de méd.*, t. I); car F. Hoffmann avait déjà publié une observation d'inflammation vésicale par usage immodéré d'opium (*Oper.*, sect. II, cap. 9; t. II, p. 155. Genevæ). La chimie apprend chaque jour à retrouver dans les urines des substances ingérées qu'on ne pouvait y reconnaître auparavant.

Des affections existant dans des organes plus ou moins éloignés peuvent-elles déterminer le spasme et la rétraction du faisceau constricteur du col de la vessie?

Certains faits rapportés par les auteurs tendraient à faire croire qu'il en est ainsi des maladies des reins; mais nous verrons, dans le chapitre suivant, que cette question n'est pas encore parfaitement résolue et que de nouvelles recherches seules pourront décider s'il en est véritablement ainsi, ou si ce n'est pas plutôt consécutivement à l'affection du col de la vessie que l'affection rénale s'est développée. Je dirai, par anticipation, que ces deux opinions sont probablement vraies; mais que la première, qui remonte jusqu'à Hippocrate (*Aph.*, 58, sect. V), ne l'est que dans des cas bien moins nombreux qu'on ne pense.

Quant aux maladies du rectum, leur influence me paraît mieux établie. Plusieurs fois, il est vrai, elles m'ont semblé consécutives aux efforts que faisaient les malades pour uriner; mais, d'autres fois, il ne m'est pas resté de doute. Dernièrement encore j'ai soigné un jeune homme qui, depuis plusieurs années déjà, est tourmenté par des hémorrhoïdes : à chaque fluxion, ou bien chaque fois que ses tumeurs s'étranglent, il éprouve dans tout le périnée un sentiment de constriction qui s'accompagne d'une très-grande difficulté d'uriner. Toutefois, cette difficulté disparaît dans les intervalles des accès. M. Coulson raconte que, chez une dame qu'il avait opérée pour des hémorrhoïdes, la vessie se paralysa et exigea l'usage de la sonde pendant plusieurs jours (*On diseases of the bladder*, etc., p. 68). Comme il ne donne pas d'autres détails, il reste à savoir s'il ne s'agissait pas plutôt d'un spasme du sphincter. J'ai vu si souvent commettre cette erreur que je penche vers cette dernière opinion. Je rappellerai de nouveau ce jeune homme qui avait été atteint, dès son enfance, d'hémorrhoïdes et de rétention d'urine (voy. p. 62). Un autre malade, cité par M. Lallemand, avait été affecté d'évacuations et de tumeurs hémorrhoïdales dès ses jeunes années, et il eut, vers l'âge de maturité, des besoins fréquents d'uriner, des urines troubles et sanguinolentes (obs. 41). Un autre encore, tourmenté par une constipation opiniâtre au point d'être quarante jours sans aller à la selle, finit par avoir des pertes séminales habituelles, et par ne rendre qu'avec *lenteur et difficulté* des urines *troubles, épaisses et floconneuses* (obs. 44.).

Je trouve enfin dans le même ouvrage une observation (nº 42) qui, bien que l'étiologie y soit un peu obscure et peut-être complexe, me semble intéressante sous tant de rapports, que je ne puis résister au désir d'en reproduire les passages principaux.

« Paul B..., âgé de 54 ans, robuste, d'un tempérament bilieux et sanguin, avait, depuis six ans, des *hémorrhoïdes*, lorsqu'il contracta *trois écoulements* dans un court espace de temps. Le dernier fut suivi de *difficultés dans l'émission des urines qui n'étaient rendues que goutte à goutte, avec de vives douleurs*. Plusieurs praticiens crurent reconnaître l'existence d'un *rétrécissement* de l'urèthre; en conséquence, quinze cautérisations furent pratiquées à des intervalles de plus en plus éloignés. Le malade n'en ayant éprouvé aucune amélioration, fut soumis à un traitement *anti-vénérien* très-long et très-compliqué, sans plus de succès. On crut que l'obstacle à la sortie des urines pouvait avoir quelque rapport avec une *dartre* du scrotum qui avait disparu sans cause connue : on administra, en conséquence, des anti-dartreux de toute espèce : des vésicatoires furent appliqués aux cuisses, dans l'espoir de rappeler l'éruption cutanée : ces moyens furent sans effet comme tous les autres.

Le malade ne pouvait uriner *sans le secours de la sonde;* il éprouvait de vives douleurs *vers le col de la vessie* et la sensation d'un poids dans le rectum; *il souffrait beaucoup en allant à la selle*, et l'expulsion des matières fécales n'avait lieu qu'à la suite d'efforts pénibles et soutenus. Un nouveau médecin *ayant introduit une sonde avec la plus grande* [...]*ité dans la vessie*, attribua tous les symptômes

à un *engorgement squirrheux de la prostate du volume d'un œuf de poule... J'introduisis*, continue M. Lallemand, *une sonde dans la vessie avec la plus grande facilité...* Je remarquai qu'il existait, à la *surface du rectum*, plusieurs tumeurs molles, inégales, que je regardai comme des *hémorrhoïdes* internes;... la *prostate ne présentait rien d'extraordinaire dans son volume, dans sa forme et sa consistance.* Enfin, au bout de six jours de recherches peu satisfaisantes, je découvris une *fissure à l'anus...* je pratiquai la section du sphincter.... Quelques heures après l'opération, le malade eut une selle abondante, et, ce qui est bien remarquable, *il vida complétement sa vessie* sans éprouver la moindre difficulté, la plus légère douleur... Depuis lors, toutes les fonctions s'exécutèrent avec facilité et régularité. »

Il resterait à savoir si, dans ces cas, la dysurie est due à ce que l'urèthre participe à la congestion sanguine du rectum, ou si elle dépend seulement d'une irritation sympathique transmise par l'intermédiaire du système nerveux. Je crois que bien souvent la première opinion est la plus vraisemblable; car nous avons vu, dans quelques-uns des faits précédents, le col de la vessie devenir sensible, les urines troubles, sanguinolentes, etc. Cependant, Ch. Bell ne paraît avoir pensé qu'à la seconde, dans le chapitre qu'il a intitulé : *of pain and irritation felt in the bladder, urethra and perineum, not really seated there, but proceeding from disorder of the bowels.*

Comme il généralise beaucoup cette idée, et que les faits qu'il cite appartiennent très-probablement à la catégorie de ceux qui font l'objet de ce livre, je vais passer en revue ses observations et rapporter textuellement une partie de la première, qu'il donne comme type.

M. A..., revenant du Bengale, se plaignait de *douleur et d'irritation au col de la vessie*, *d'écoulement par l'urèthre*, *de chaleur en urinant*, *et de fréquents besoins de pisser*. Il me montra des bougies et une sonde dont il avait fait *régulièrement* usage pendant la traversée, et il me dit que l'instrument était arrêté près de ce qu'il supposait être le col de la vessie. Ayant introduit une de ces bougies, comme il avait l'habitude de le faire, elle *passa effectivement sans obstacle jusque près de cet orifice;* mais là elle se trouva arrêtée, et, si je pressais davantage, je faisais souffrir le malade. Je ne persistai donc pas; mais, le lendemain, prenant une grosse bougie de cire, et *courbant son bec en haut*, je l'introduisis facilement jusque dans la vessie. Son extrémité *sauta brusquement* (*started*) *par-dessus un obstacle;* mais lorsqu'elle fut dans la vessie, elle *ne se trouvait pas serrée*. L'obstacle n'était donc pas un rétrécissement. (*On diseases of the urethra*, etc., p. 65).

Ces derniers mots nous trahissent la série d'idées par laquelle Ch. Bell passa : ne trouvant pas de rétrécissement de l'urèthre, il recourut à une influence sympathique des intestins pour expliquer la rétention d'urine. Il ne le dit pas dans cette observation, mais il convient qu'elle a été le point de départ de ses idées sur ce sujet; il signale, d'ailleurs, positivement cette influence dans un autre fait qui a beaucoup de ressemblance avec le précédent (*ibid.*, p. 74). Pour moi, je crois que tous ceux qui ont lu ce qui précède reconnaîtront ici une saillie valvulaire du bord postérieur du col de la vessie, produite par une inflammation de l'urèthre.

Le même auteur parle d'un autre malade qui, tourmenté par de fréquents besoins d'uriner et par de la douleur en y satisfaisant, *craignait d'avoir la pierre.* « Heureusement, cet homme s'aperçut que tous ces symptômes dépendaient de l'état des intestins, état qu'il attribuait à un usage immodéré de figues et de vin blanc d'Espagne, à ses soupers. En débarrassant le canal intestinal des matières indigestes qu'il contenait par de doux laxatifs, la maladie se dissipa. Une circonstance singulière de ce fait, ajoute Bell, c'était l'intensité de la douleur, en apparence fixe et locale, et un sentiment distinct de sensibilité au col de la vessie, bien que, certainement, il n'y eût rien de morbide dans cet endroit (*ibid.*, p. 69). »

Et pourquoi pas ? en admettant que le vin blanc ait été la cause des accidents, ne sait-on pas l'influence de cette boisson sur les organes urinaires? (Voy. p. 74). Quant aux bons effets attribués aux laxatifs, sans nul doute que la cessation du vin blanc n'y fut pas étrangère; et d'ailleurs je donne actuellement des soins à un malade affecté d'une inflammation chronique de toute l'étendue des voies urinaires, de la région prostatique principalement, avec hématurie, et qui se trouve fort bien de la médecine Leroy. Une preuve de la préoccupation de Ch. Bell se trouve dans une autre observation. Une chaudepisse survenue chez un vieillard gagna *le col de la vessie* et donna lieu à des symptômes qui firent craindre la *pierre*. L'auteur reconnut que l'un des lobes de la prostate était gonflé et douloureux au toucher. Malgré cela, il pensa qu'il s'y joignait une affection sympathique des intestins; aussi ordonna-t-il des pilules de ciguë et de *calomel* tous les soirs. *Les symptômes s'amendèrent rapidement;* mais il faut dire aussi qu'on mettait, tous les trois jours, des sangsues à l'anus, qu'on faisait des frictions mercurielles camphrées à la partie antérieure du rectum. En outre, comme la bougie paraissait calmer les symptômes, on l'introduisait pendant dix minutes, deux fois par semaine (*ibid.*, p. 71).

On pourrait cependant trouver extraordinaire que tous ces malades eussent guéri, par des moyens indirects, d'une maladie que j'ai dit devenir souvent permanente; mais j'ajouterai que la guérison ne paraît pas avoir toujours été parfaite; car ce dernier malade consulta Cullerier à Paris, craignant toujours la pierre, tandis que le premier consulta un chirurgien de Hollande, croyant toujours avoir son rétrécissement.

Enfin Ch. Bell parle de symptômes de rétrécissement dissipés par une évacuation des intestins, et il cite un vieillard qui, chaque fois qu'il urinait difficile ment, sentait avec son doigt des matières endurcies dans le rectum (*ibid.*, p. 70). Mais des accumulations de cette nature suffisent pour gêner mécaniquement le passage de l'urine, surtout s'il existe un engorgement de la prostate, sans qu'il soit besoin de recourir à une influence sympathique (Voy. mes *Rech. sur les mal. urin.*, etc., p. 329).

En résumé, je ne doute pas de l'influence que peuvent exercer certaines maladies du rectum sur le col de la vessie, soit en appelant sur lui une congestion sanguine, soit même une simple constriction par voie de sympathie; mais en admettant l'idée de Ch. Bell dans toute son extension, on courrait risque de rester bien souvent dans le vague et de ne voir qu'une partie de la vérité.

Hippocrate a dit qu'à la suite de l'inflammation du rectum et de l'utérus, arrive la strangurie (*Aph.* 58, sect. v). Cet aphorisme est également juste sous tous les rapports. Galien est même allé plus loin en disant que lorsqu'une femme est affectée de dysurie ou d'ischurie, on doit soupçonner que ces affections ont leur source dans la matrice (*De loc. aff.*, t. VII, p. 524, de l'édit. de Chartier). L'observation des siècles qui les ont suivis n'a fait que confirmer celle de ces deux pères de la médecine. J'ai parlé, dans le premier volume de mes *Recherches* (p. 139), d'une dame qui était affectée d'une rétention d'urine complète, bien qu'elle se sondât avec facilité et que l'urine jaillît avec force par la sonde. Le col de l'utérus était dur et bosselé, sans être très-tuméfié; il saignait au moindre contact; la paroi antérieure du vagin présentait également de l'induration. Il en était probablement de même de l'urèthre, à en juger par la sensation que transmettait la sonde; mais ce qu'il y avait de remarquable, c'est que cet instrument, lorsqu'il était arrivé dans la vessie, se dirigeait de haut en bas et d'avant en arrière, au lieu de se diriger d'arrière en avant, comme cela a lieu dans l'état naturel. Le bord postérieur du col de la vessie faisait donc saillie en avant. Il pourrait se faire que cette saillie ne fût pas le résultat d'une rétraction du sphincter; mais seulement d'une tuméfaction squirrheuse, comme Morgagni en rapporte un exemple (*Ep.* XXXIX, art. 35); toutefois, j'ai ouvert, en 1838, à la Charité, une femme de soixante-deux ans, chez laquelle l'utérus était réduit en une sorte de putrilage noirâtre, contenant çà et là des foyers de pus concret et quelques petits corps fibreux crétacés. Ce ramollissement, cette destruction presque complète de l'organe de la gestation m'a paru le fait d'une inflammation chronique et non d'une dégénérescence cancéreuse. Je me suis assuré qu'aucune pression ne pouvait avoir lieu sur l'urèthre. Ce canal était sain. La malade, depuis sept ou huit ans qu'elle souffrait dans la région utérine, avait toujours éprouvé de la difficulté à uriner; cependant elle travaillait toujours. A l'hôpital, je fus obligé plusieurs fois de la sonder, et l'instrument me présenta alors la même direction que chez la précédente; l'urine jaillissait avec force; elle était trouble, comme laiteuse, et cependant elle rougissait, lentement il est vrai, le papier de tournesol. Malgré la distension considérable de la vessie, ce n'est que vers la fin de sa vie que cette femme urina par regorgement.

Je n'ai rien trouvé dans l'urèthre après la mort, j'en conviens ; mais comment expliquer la direction de la sonde pendant la vie ? Je crois qu'il y avait spasme du sphincter et que ce spasme cessa à mesure que la vie s'éteignit. J'ai tout lieu de penser que quand la contracture du sphincter ne se fait que sous l'influence d'une irritation des organes voisins et que le tissu musculaire ne participe pas lui-même au travail morbide, il se retracte bien moins vite que dans le cas contraire.

La dysurie s'observe fréquemment chez les femmes affectées de maladies de matrice, surtout dans les moments de recrudescence ou à l'époque de la menstruation. Dans beaucoup de cas, il est vrai, elle est due à des obstacles mécaniques produits, soit par le volume de l'organe malade, soit par son déplacement ; mais qu'on y fasse bien attention, et l'on verra que ces causes agissent moins souvent qu'on ne croit.

D'ailleurs il n'est pas aussi rare qu'on pourrait peut-être le penser, d'après la sentence de Galien, d'observer, chez les femmes, des rétentions d'urine indépendantes d'une affection quelconque de l'utérus. La vulve, on le sait, devient souvent le siége de rougeurs, de démangeaisons fort vives ; cette irritation gagne fréquemment l'urèthre et quelquefois même elle reste bornée à ce canal. Il en résulte donc, dans quelques circonstances, un spasme du col de la vessie qui s'oppose au passage de l'urine, et si cet état est moins fréquent que chez l'homme, c'est que la structure des parties profondes du canal de ce dernier tend davantage à y fixer l'inflammation.

J'ai vu deux femmes affectées de rétention d'urine, à l'Hôtel-Dieu, en 1837. Chez la première, cette rétention datait de 12 ans, et n'avait cessé que pendant quelques mois, en 1836, à la suite d'un accouchement. La sonde entrait facilement, mais avec douleur; du reste, je me suis assuré bien des fois que le bord postérieur du col de la vessie proéminait en avant, et qu'il n'y avait pas, à cet orifice, d'autre cause de rétention. L'urine jaillissait par la sonde jusqu'à la fin; et cependant il n'en sortait pas une seule goutte spontanément, malgré les plus violents efforts. L'autre sujet était une jeune fille bien portante du reste; son état semblait on ne peut plus singulier. M. Roux, ne trouvant rien dans la vessie avec la sonde, et soupçonnant la présence d'un polype au col de cet organe, se proposait de dilater l'urèthre pour pouvoir introduire ensuite son doigt jusque au-delà de son orifice interne; mais je ne pense pas qu'il ait mis cette idée à exécution. Je ne sais ce que ces deux femmes sont devenues.

La facilité avec laquelle la sonde pénètre ordinairement dans ces cas, doit avoir souvent fait croire à une paralysie de la vessie : on ne songe même pas qu'un canal qui admet si facilement une sonde puisse opposer à l'urine un obstacle invincible. Maintenant cela s'explique aisément par ce que j'ai dit du mécanisme par lequel le col de la vessie se ferme. Les fibres musculaires qui agissent sur le canal n'ont généralement pas assez de force, ai-je dit, pour opposer une résistance sérieuse aux sondes introduites dans une bonne direction, et si, comme l'a remarqué M. Amussat, on ne voit que très-rarement, chez les femmes, le spasme empêcher l'introduction de la sonde, cela tient à ce qu'il est facile, chez elles, d'imprimer à celle-ci une direction convenable.

Cependant, si l'on ne sait pas d'une manière précise comment se ferme le col de la vessie, si l'on ignore que cette ouverture se trouve fortement portée du côté de la symphyse pubienne, par suite de la saillie valvulaire de son bord postérieur, on peut tâtonner longtemps avant d'imprimer à la sonde une bonne direction. C'est ce qui paraît être arrivé dans le fait suivant : Une femme éprouvait depuis plusieurs années, à des époques variables, mais assez rapprochées, de grandes difficultés d'uriner. Prise un jour d'un nouvel accès, le chirurgien la fit placer sur une chaise longue et introduisit sans peine une sonde jusqu'au col vésical, où elle fut arrêtée. « Ce fut inutilement, dit-il, que j'en dirigeai le bec à droite et à gauche, en haut et en bas ; elle buttait constamment et de la même manière, contre un corps résistant, comme s'il eût existé, dans cette partie du canal, une barrière, *une cloison placée de champ*. » La malade faisant continuellement des efforts qui poussaient la vessie en bas, on la fit coucher sur un plan horizontal, et on lui plaça un coussin sous le sacrum. Une pression douce et graduée fit alors pénétrer l'instrument et l'urine jaillit (Civiale, *Mal. des org. génit. urin.*, t. II, p. 81). Ce fait est remarquable sous plusieurs rapports : il fait voir d'abord que l'urèthre de la femme, qui représente la portion membraneuse de l'homme, n'offrait ici aucune résistance à la sonde; ensuite que le col de la vessie était fermé par une sorte de *cloison placée de champ*. Si, sachant que cet orifice se ferme par un véritable mécanisme de soupape, on eût cherché immédiatement à paralyser les efforts qui tendaient à abaisser cette soupape de plus en plus fortement; si, au lieu de changer à chaque instant de direction et de porter la sonde à droite, à gauche, en bas, on eût de prime-abord poussé son bec en avant par une pression douce et soutenue, il est très-probable qu'on aurait pénétré d'emblée.

Je noterai, enfin, que M. Civiale, qui rapporte plusieurs faits de ce genre, les attribue tous à une névralgie. Pour moi, je me suis assuré, chez plusieurs femmes dont l'urèthre était le siége d'une irritation morbide, avec ou sans gêne pour uriner, que la muqueuse était enflammée et même d'une couleur violette. Cette remarque, on le pense bien, n'est pas indifférente pour le traitement.

La rétention d'urine se produit quelquefois pendant les accès d'hystérie. M. Brodie prétend qu'elle résulte alors de ce que la volonté ne commande plus à la vessie ; que celle-ci est, par cela même, pour ainsi dire paralysée, et que l'urine n'est pas expulsée par la même raison que, dans quelques cas, la voix n'est pas produite (*On the dis. of the urin. org.*, p. 99). Je ne puis parler ici d'après ma propre expérience; toutefois, je me demande si, dans une maladie convulsive comme l'hystérie, la rétention d'urine n'est pas plutôt due à un spasme du col de la vessie qu'à une paralysie de ses parois. Ne suis-je pas autorisé à ce doute quand je vois regarder l'abus des diurétiques comme disposant à cette dernière affection (Howship, *loc. cit.*, p. 224. — *Voy.* la p. 69 de ce vol.)? Tout ce qu'on a attribué à la paralysie vésicale ou au spasme de l'urèthre est nécessairement à revoir, tant ceux qui s'en sont fait les défenseurs ont, en général, apporté peu de soin dans leurs investigations! Je vais encore en donner un exemple avant de terminer ce chapitre.

J'ai fait bien des fois cette question à des pathologistes très-distingués : Pourquoi la paraplégie s'accompagne-t-elle tantôt d'incontinence et tantôt de rétention d'urine? Ne semblerait-il pas, d'après la distribution du système nerveux, que le corps et le col de la vessie dussent être simultanément frappés de paralysie, et que l'urine dût, dans tous les cas, sortir par regorgement? Quelques-uns m'ont répondu qu'il en serait probablement ainsi si l'on ne prenait pas la précaution de sonder les malades plutôt que de les laisser en proie à une distension trop forte de la vessie. Eh bien! non; je me suis assuré que, dans quelques cas, cet organe se romprait plutôt que de laisser échapper une seule goutte d'urine. Y a-t-il alors contracture de son sphincter? Mais cette contracture serait chose bien singulière; car souvent, dans les cas dont je parle, les membres inférieurs et la partie inférieure du tronc étaient en état de résolution complète. Les différences qu'on observe chez les différents individus ne seraient-elles pas quelquefois le résultat purement mécanique de différences originelles ou acquises dans la saillie du bord postérieur du col vésical? La simple distension de la paroi antérieure de l'organe ne suffirait-elle pas pour entraîner en avant l'anse musculaire qui passe derrière ce bord (*Voy.* p. 48)? Voilà des questions que je n'oserais décider; je noterai seulement que, même après la mort, sur des cadavres, des degrés de pression très-différents sont nécessaires pour expulser l'urine de la vessie.

CHAPITRE IV.

DES EFFETS ET COMPLICATIONS DES VALVULES DU COL DE LA VESSIE.

Ces effets peuvent être divisés en *directs* et *indirects*. Les premiers sont ceux qui résultent immédiatement du changement survenu à l'orifice vésical de l'urèthre; les autres ne surviennent que dans un temps plus ou moins éloigné et consécutivement aux premiers.

Que la valvule soit produite par une tuméfaction égale et régulière de toutes les granulations sus-montanales de la prostate, ou bien qu'elle provienne de la contracture, de la rétraction de l'anse musculaire qui entoure le col de la vessie, le résultat est le même : le bord postérieur de cet orifice s'avance vers l'antérieur, formant à l'extrémité interne de l'urèthre une sorte de diaphragme, de soupape, libre seulement par son bord antérieur. Si ce bord s'avance assez vers la paroi antérieure de la vessie pour recouvrir le bord antérieur de l'orifice uréthral, le passage se trouve complétement intercepté, et l'urine ne peut plus sortir.

Mais, dans beaucoup de cas, la dysurie présente des alternatives remarquables : elle existe ou n'existe pas ; elle est très-prononcée ou à peine sensible, suivant l'état du canal, ou même suivant l'état des organes voisins. Que l'irritation, la congestion, l'inflammation de ces parties viennent à augmenter ou à diminuer, le spasme, la contracture de l'anse musculaire du col de la vessie augmenteront ou diminueront en proportion, et ce n'est que lorsque la rétraction sera survenue, que les phénomènes prendront une marche plus uniforme et pour ainsi dire plus régulière.

Cependant, dans ce cas là même, l'excrétion urinaire pourra présenter de grandes différences chez les différents malades. Parfois la rétention est complète ; mais, le plus souvent, la vessie se vide plus ou moins. C'est qu'à partir de l'état naturel, l'altération présente une foule de degrés dans lesquels l'excrétion urinaire se fait encore, mais seulement avec plus ou moins de difficulté, suivant que la valvule est plus ou moins saillante, suivant que les tissus qui la forment conservent plus ou moins d'élasticité. Il est rare cependant qu'il ne reste pas un peu d'urine dans la vessie, même lorsque l'excrétion semble encore s'en faire assez bien. Voici comment s'expliquent, sans doute, ces divers phénomènes.

Lorsque le réservoir urinaire est distendu au-delà de certaines limites, les divers points du pourtour de son col se trouvant tirés en sens contraires, cet orifice, pour peu qu'il présente encore d'élasticité, se laisse entr'ouvrir. Les contractions des parois vésicales et la pression exercée par les viscères et les muscles de l'abdomen tendent à produire le même résultat. Mais lorsque l'évacuation d'une partie de l'urine a eu lieu et que les organes sont fatigués par les efforts qu'ils viennent de faire, le bord postérieur du col de la vessie revient à sa place habituelle et recouvre le bord antérieur. Le malade urine donc dans presque tous les cas; mais, dans presque tous les cas aussi, il ne vide pas complétement sa vessie, et le besoin d'uriner se reproduit d'autant plus vite que l'évacuation a été moins complète. Il arrive même un moment où les émisssions se rapprochent de plus en plus, et diminuent en même temps de quantité; il en résulte une sorte d'incontinence, qui n'est qu'un véritable regorgement d'urine. Qu'on ne s'y trompe pas; la vessie n'a pas besoin pour cela d'atteindre un grand volume; car souvent alors l'irritabilité ou la rétraction de ses parois ne le lui permettent pas : il suffit qu'elle ait atteint les dernières limites de son extensibilité. J'insiste sur cette remarque, parce qu'il n'est pas rare de voir des praticiens qui, ne rencontrant pas, en cas pareil, les signes qui indiquent un grand développement de la vessie, croient avoir affaire à une incontinence, erreur bien fâcheuse, car si l'incontinence est généralement difficile à guérir, du moins elle ne provoque pas l'inflammation et la désorganisation des voies urinaires; tandis que si on prenait pour tel un cas de regorgement, la stagnation de l'urine amènerait d'autant plus vite ces désordres que le traitement employé alors est presque toujours de nature à accélérer leur manifestation.

Ceci nous conduit à nous occuper des effets indirects des valvules.

Des *effets indirects* et des *complications* peuvent avoir lieu : *a* du côté des organes génito-urinaires; *b* du côté des organes génitaux; *c* du côté des organes urinaires; *d* vers les autres organes et dans le système tout entier.

a. L'inflammation, les rétrécissements et la plupart des maladies de l'urèthre sont, comme on a déjà pu le comprendre, plus souvent causes que complications des valvules du col de la vessie. Il n'est pas rare cependant que, lorsque une valvule est assez développée pour s'opposer sensiblement au cours de l'urine, elle réagisse d'une manière fâcheuse sur la maladie qui lui a donné naissance. Ce qui le prouve, c'est que cette maladie diminue quand on a détruit la valvule. Aussi lorsque celle-ci est très-développée, elle devient l'affection principale, et, dans le traitement, les autres maladies ne doivent être regardées que comme des complications. Je me contenterai donc de rappeler ce que j'ai dit de la sensibilité quelquefois excessive de la région profonde du canal et de son influence dans le cathétérisme. Je rappellerai aussi que souvent la muqueuse est tellement ramollie que le passage, même très-facile, de la sonde la plus flexible, la moins apte à excorier les tissus, d'une bougie olivaire, par exemple, ne peut se faire sans provoquer une hémorrhagie plus ou moins abondante. En 1838, j'ai été consulté, avec mon ami le docteur Dechambre, par un homme de trente-cinq ans environ qui présentait réunis tous ces phénomènes au plus haut degré. Les plus grosses bougies, pourvu qu'elles fussent terminées par une extrémité très-flexible, pénétraient avec une extrême facilité, et, malgré cela, l'urine ne sortait qu'avec beaucoup de peine et très-incomplétement. La sensibilité du canal au contact des instruments métalliques était telle, que cet homme ne voulut se soumettre à aucune exploration. Les bougies médicamenteuses calmantes et astringentes ne diminuèrent ni la sensibilité, ni la tendance aux hémorrhagies, et le malade resta à peu près comme auparavant.

b. Les organes génitaux ont, avec le col de la vessie, des rapports si intimes, qu'ils ne tardent presque jamais à devenir le siége de quelque complication. Des élancements douloureux se font sentir sur le trajet du cordon spermatique et jusque dans les testicules; souvent même l'épididyme, le canal déférent, et les vésicules séminales, se prennent d'inflammation. De là, des pertes plus ou moins abondantes de sperme quelquefois coloré en jaune et même en rouge par du sang; de là une diminution plus ou moins marquée des facultés génératrices.

Ce sujet a été tellement bien étudié par M. Lallemand, que je me crois dispensé d'y insister. Je signalerai seulement une lacune dans ses recherches, c'est que, parmi les malades qui se sont présentés à lui, il y en avait un très-grand nombre qui étaient affectés de dysurie, et qu'il s'en est à peine occupé. Chose remarquable, et qui prouve jusqu'à quel point va sa préoccupation, c'est que, voulant prouver, par l'analogie autant que par les faits, l'influence d'une inflammation chronique de la région prostatique sur la production des pertes séminales, il nous la montre produisant également des besoins fréquents d'uriner, des contractions spasmodiques de la vessie, et l'émission involontaire, précipitée, convulsive de l'urine (*Des pertes séminales*, t. I, p. 191). Il ne dit rien de la rétention, et cependant il note un sentiment de pesanteur dans le rectum et au périnée, des élancements au col de la vessie; il fait remarquer que la sonde est surtout arrêtée vers ce dernier endroit et n'y pénètre qu'au bout d'un temps très-long (*ibid.*, p. 188). Bien plus, je n'en finirais pas si je voulais analyser toutes celles de ses observations où l'urine se faisait longtemps attendre, où le jet était faible, embarrassé, etc.

Et cependant cette question était fort importante, même au point de vue des pertes séminales; car il est positif que les individus affectés de dysurie par valvule au col de la vessie, deviennent souvent, par cela même, exposés aux pertes séminales, ou bien voient augmenter celles auxquelles ils étaient précédemment sujets. Les efforts qu'ils font pour uriner, expriment, pour ainsi dire, le sperme de ses vésicules, et de là vient souvent alors que ce fluide sort avant l'urine, au lieu de ne sortir qu'avec les derniers jets, comme cela a lieu ordinairement. J'ai rapporté, dans le premier volume de mes *Recherches*, p. 345, l'observation d'un homme qui, affecté de valvule au col de la vessie et obligé de faire de très-grands efforts pour rendre une très-petite quantité d'urine, voyait d'abord sortir trois ou quatre gouttes d'une matière blanche comme du lait. Chaque fois qu'il se livrait aux rapports conjugaux, il éprouvait, pendant les deux ou trois heures qui suivaient, une liberté bien plus grande à uriner.

Une autre observation que j'ai également consignée dans le même ouvrage, p. 587, est celle d'un homme âgé de 49 ans, qui, pendant sa jeunesse, s'était fortement adonné à la masturbation, et avait eu, à 24 ans, une blennorrhagie et un chancre dont il avait, dit-il, facilement guéri. Plusieurs années avant que je ne le visse, il avait été pris d'une rétention d'urine qui n'avait été que temporaire, mais qui était revenue depuis 18 mois, précédée de démangeaisons assez vives dans la partie la plus reculée du canal. Chaque fois qu'il avait besoin d'uriner, il se sondait lui-même. Il avait eu plusieurs orchites, tantôt à droite, tantôt à gauche. Quand il faisait des efforts pour uriner, il ne venait que quelques gouttes d'une liqueur blanche; il avait rarement des érections; mais il avait encore quelquefois des éjaculations.

Quoi qu'il en soit, à quoi tient cette grande disposition aux pertes séminales? sans doute que l'irritation de la portion prostatique de l'urèthre en est une cause incontestable. Les testicules, qui ne sont encore qu'à l'état d'irritation, fonctionnent, comme l'a fait remarquer M. Lallemand, avec plus d'activité et sécrètent en plus grande abondance; le sperme est plus liquide, moins consistant; mais il est certain aussi que la pression des muscles et viscères abdominaux, transmise aux vésicules séminales par l'intermédiaire de la vessie distendue, joue ici un très-grand rôle, et c'est sans doute la disparition de cette cause qui fait qu'on a vu bien des fois la spermatorrhée disparaître après le rétablissement du cours des urines. C'est ce qu'on remarque dans plusieurs observations de M. Lallemand (*Mal. des org. gén. urin.*, p. 391, 440, 452, etc.), et moi-même j'en ai vu plusieurs exemples.

Une troisième circonstance, qui contribue peut-être à la production des pertes séminales, mais à laquelle je n'attache pas plus d'importance que n'en mérite une hypothèse, est celle-ci : Les fibres musculaires longitudinales que j'ai dit se diriger du sommet du véru-montanum sur le trigone, ne pourraient-elles pas, en se contractant spasmodiquement, tirer en haut l'orifice des canaux spermatiques et les dilater? Cette sorte de déviation n'est pas extrêmement rare : M. Lallemand est porté à l'attribuer à l'habitude qu'auraient certaines personnes de se comprimer l'urèthre, pendant le coït ou la masturbation, pour empêcher le sperme de sortir (*Des pertes sém.*, t. III, p. 158). Mais cette explication me semble bien mécanique ; et, de plus, je crois avoir rencontré quelque chose d'analogue à ce que décrit M. Lallemand chez des personnes qui n'avaient pas le même reproche à se faire. Remarquons d'ailleurs que ses preuves ne reposent que sur une supposition.

Un phénomène qui m'a surpris dans l'une des observations précédentes (voy. p. 116), et que j'ai observé plusieurs fois, c'est la facilité plus grande que le malade éprouvait à uriner après la sortie de la liqueur blanche qu'il croyait être du sperme. Remarquons qu'il pissait aussi plus facilement après le coït, acte qui semblerait devoir provoquer un phénomène contraire, à cause de l'orgasme qu'il excite et de l'irritation qui devrait en être la suite.

Cet orgasme, cette évacuation, ne seraient-ils pas une espèce de crise à laquelle succèderait une véritable détente? Le col de la vessie ne participerait-il pas au relâchement général? J'ai répété si souvent cette observation que je dois la regarder comme loin d'être rare. Je rapporterai plus loin l'histoire d'un sexagénaire que cette remarque, qu'il avait faite sur lui-même, avait conduit à se masturber, non pas pour faciliter le cours des urines, car elles s'écoulaient encore librement, mais pour calmer les douleurs qu'il éprouvait au col de la vessie quand elles étaient trop vives. Je donne en ce moment des soins à un homme qui, bien plus jeune que le précédent, mais ayant une irritation plus vive encore, m'a témoigné mainte et mainte fois des bons effets du coït. Enfin, en voici un nouvel exemple des plus remarquables.

M. M..., âgé de 26 à 28 ans, employé dans les contributions indirectes, me fut adressé par le docteur Durand, pour une vive douleur qu'il éprouvait habituellement dans la région prostatique. Je le trouvai affecté d'un rétrécissement de la portion membraneuse, et je le traitai par la dilatation graduée et temporaire. Dès lors les urines coulèrent librement, mais la douleur prostatique persista. Une éruption provoquée sur le périnée, au moyen de la pommade stibiée, amena un calme sensible; mais lorsque les pustules eurent disparu, les douleurs revinrent. Une cautérisation de la région prostatique de l'urèthre ne fit que changer le caractère des douleurs.

Le malade prit alors le parti de reprendre ses fonctions, et il fut envoyé dans les environs de Lille. Pendant l'espace de quinze ou dix-huit mois, je reçus de lui plusieurs lettres dans lesquelles il se plaignait vivement des douleurs qu'il continuait d'éprouver et dont il ne pouvait se soulager momentanément qu'en s'introduisant un des plus forts cathéters Mayor. Enfin fatigué de toujours souffrir, il résolut de revenir à Paris.

Je le revis dans les premiers jours de décembre 1845, et il me dit : « Ce n'est pas comme médecin que je viens vous voir aujourd'hui ; car j'ai trouvé un remède beaucoup plus agréable que tous les vôtres, et comme jusqu'à présent je m'en trouve fort bien, je veux continuer d'en faire usage. »

Voici ce qui lui était arrivé : Ce jeune homme, dans le pays qu'il habitait, avait pris le parti, tant à cause de sa maladie qu'en raison des convenances sociales, de garder une continence parfaite; mais, dans son voyage, ayant fait connaissance d'une jeune fille, il résolut de se dédommager de si longues privations. A son arrivée à Paris, il se mit, avant de me voir, en chambre avec elle.

Les choses allèrent si bien, et si souvent se répétèrent les expériences que, ne doutant plus de l'efficacité du remède, le malade vint me voir uniquement pour m'en faire part et bien décidé à continuer. Comme ses douleurs paraissaient avoir considérablement diminué, et comme, d'autre part, j'avais déjà observé un certain nombre de faits analogues, je ne le désapprouvai pas, non pas sans lui dire toutefois : *Vous savez qu'en tout l'excès est nuisible; usez-donc, mais n'abusez pas.*

Il a, depuis, repris ses fonctions; je ne l'ai pas revu avant son départ, mais je reçois, à l'instant même, une lettre dans laquelle il ne me dit que ces mots un peu trop laconiques : « Je vais très-bien de ma prostate; mais je m'abstiens complétement de femmes. »

Qu'on remarque bien que, dans tous les cas où les évacuations séminales semblaient calmer l'irritation, il n'est question que d'une irritation chronique. Il n'en serait certainement pas de même si l'inflammation était seulement à l'état sub-aigu. Je dois même dire que, dans la plupart des cas, l'éjaculation s'accompagne d'une vive douleur et est suivie d'une recrudescence plus ou moins marquée de tous les phénomènes morbides.

Un autre fait très-remarquable du côté des organes génitaux a été observé chez le sexagénaire dont je parlais il n'y a qu'un instant : c'est une teinte sanguinolente du sperme qui durait depuis 18 mois, et cette teinte était telle, que sa chemise, lorsque, par une cause quelconque, une pollution avait eu lieu, était toute souillée de larges taches sanguinolentes.

Déjà, en 1835, j'avais vu, à Bicêtre, dans le service de mon honorable maître, M. Prus, un vieillard qui se plaignait souvent à moi de pollutions fréquentes et rouges comme s'il y avait un mélange de sang; son linge qu'il me montra semblait effectivement l'indiquer; mais cet homme ne se plaignait pas du côté des urines. Il avait une très-forte hypertrophie du cœur (*Recherches*, etc., p. 344.)

D'où venait le sang dans ces deux cas? Il est probable qu'il provenait des vésicules séminales; car l'urèthre, n'en fournissant pas habituellement, n'en aurait très-probablement pas donné une aussi grande quantité pendant le temps de l'érection; et d'ailleurs il n'aurait pas été aussi bien mêlé avec le sperme.

M. C. Faye dit avoir vu, dans les tuniques de ces vésicules, une injection sanguine beaucoup plus marquée que de coutume. Généralement il les a trouvées alors dilatées et hypertrophiées; mais, chez un homme âgé qui avait succombé à des phénomènes apoplectiques, il les a trouvées réduites au tiers de leur volume habituel, et leurs parois, qui étaient assez denses, étaient tellement intriquées de veines variqueuses, qu'elles semblaient formées d'un réseau vasculaire. Les conduits éjaculateurs et leur orifice, le gauche principalement, étaient tout-à-fait béants (*De vesiculis semin.*, p. 48; Christianiæ, 1841). Le même auteur fait observer que, quoiqu'il n'ait jamais trouvé du sang pur dans les vésicules séminales, il a souvent vu à ce liquide une couleur brune, lorsque ces vésicules étaient variqueuses (*ibid.*, p. 94). Il adopte l'opinion émise déjà par Naumann (*Handbuch der medicinischen klinik*, 1837, 7 B., p. 578), que les pollutions sanguinolentes qui surviennent dans un âge avancé, dépendent d'une constitution hémorrhoïdaire jointe à des excès de coït ou de masturbation. L'un de mes deux malades se trouvait peut-être dans ce cas; quant à l'autre, je ne le pense pas. Tous deux étaient d'une constitution sèche et nerveuse.

Sans doute il serait difficile, d'après ce qu'on vient de lire, d'établir entre cette teinte sanguinolente du sperme et la valvule qui existait dans le fait que j'ai rapporté en premier lieu, d'autre rapport que celui de coïncidence; mais comme ces deux phénomènes pourraient bien n'être que l'effet d'une même cause et qu'ils pourraient, dans le traitement, s'influencer réciproquement, il m'a paru utile de les rapprocher ici.

Une complication plus fréquente que la précédente est la transmission de l'inflammation aux organes spermatiques. Il se pourrait que l'hémorrhagie dont nous venons de parler ne fût elle-même qu'un symptôme de l'inflammation des vésicules séminales : dans une observation de M. Willaume de Metz, on a noté que le sperme avait été *teint de sang*, puis grisâtre, *puriforme* (Lallemand, *Des pertes sémin.*, t. I, p. 143). Cependant, il est bon de remarquer que, dans ce dernier cas, la teinte sanguinolente était survenue à la suite d'une uréthrite aiguë et n'a été que passagère, tandis que, chez mes deux sujets, la maladie durait depuis des années. Un fait, d'ailleurs, qui serait très-remarquable si cette supposition était l'expression de la vérité, c'est que cette inflammation fût restée si longtemps bornée aux vésicules. M. Lallemand mentionne deux étudiants qui, à la suite d'une blennorrhagie, eurent des pollutions nocturnes sanguinolentes; mais, chez eux, il y eut gonflement des testicules (*Ibid.*, p. 182).

Rien, en effet, n'est plus fréquent que la propagation de l'inflammation de la région prostatique aux testicules, ou, du moins, aux épididymes : j'en ai rapporté des exemples, p. 78. Dans un cas observé par M. Lallemand, où le sujet avait eu, pendant sa vie, plusieurs rétentions d'urine et avait été plusieurs fois difficile à sonder, on trouva le *col de la vessie tuméfié*, d'un rouge brun, sans consistance, sillonné de plusieurs déchirures récentes; la membrane muqueuse de l'urèthre très-injectée, surtout depuis le bulbe jusqu'à la vessie; celle-ci très-large et enflammée; les vésicules séminales dilatées, à parois *épaisses* et *denses*, *adhérentes* aux parties voisines par un tissu cellulaire *dense* et très-*injecté;* dans chacune d'elles une cuillerée de *pus épais et jaunâtre;* canaux déférents tortueux, complétement *ossifiés* dans l'étendue d'environ trois pouces, mais non oblitérés, contenant un liquide très-visqueux (*Ibid.*, p. 25). Ce fait me paraît évidemment rentrer dans la catégorie de ceux que nous étudions.

Une remarque importante qu'on peut faire à son sujet, c'est que les canaux déférents, bien qu'ossifiés, n'étaient pas oblitérés. C'est une chose rare, en effet, que l'oblitération complète des canaux spermatiques, et c'est fort heureux, si l'on considère l'étroitesse de leur calibre et la fréquence de leur inflammation. M. Ricord a également noté ce fait à propos de l'épididymite blennorrhagique (*Journ. de chirurg.*, mai, 1845). Cependant, je crois qu'il s'y fait assez souvent un rétrécissement qui gêne le cours de la semence. Je donne des soins à un malade qui a, depuis longtemps, un engorgement de l'épididyme gauche vers sa jonction au canal déférent; la tumeur qui en résulte varie souvent de volume d'un jour à l'autre, et il dit s'être bien assuré qu'il y a toujours une diminution sensible après le coït, ce qui ne me semble explicable que par la stagnation du sperme derrière un obstacle.

Malgré ce que je viens de dire, on rencontre quelquefois les conduits spermatiques complétement oblitérés. J'en ai vu deux exemples, l'un dans un cas de valvule musculaire avec prostate dure et compacte, l'autre avec une hypertrophie de cette glande (Voy. *Recherches sur les malad. urin.*, etc., p. 344). Dans l'observation IX de M. Lallemand, où le tissu de la prostate était *dur, comme squirrheux*, et contenait trois petits *abcès* dans son épaisseur, les conduits éjaculateurs étaient mous, comme atrophiés et *oblitérés*; les canaux déférents et les vésicules séminales étaient, au contraire, plus amples que de coutume.

M. Dalmas a trouvé le corps d'Hygmore formé d'un tissu dense et serré; une fois j'y ai rencontré un abcès. Enfin, j'ai observé la suppuration de la substance même du testicule, son atrophie incomplète. J'ai encore vu des adhérences de la tunique vaginale; une fois du sang dans sa cavité; mais il y avait, dans ce cas, une sonde à demeure. Plusieurs fois j'ai vu l'hydrocèle compliquer l'irritation du col de la vessie, et dernièrement j'ai opéré un cas de ce genre.

c. Nous avons vu que l'effet immédiat des valvules vésico-uréthrales sur les organes urinaires qui se trouvent au delà, c'est une difficulté plus ou moins prononcée qui survient dans l'émission des urines. Mais de ce fait seul peuvent résulter des effets indirects assez nombreux que je vais examiner.

Je préviens cependant que la plupart d'entre eux pouvant également provenir d'autres maladies susceptibles de gêner le cours des urines, je n'insisterai que sur ceux qui offrent quelques caractères particuliers dans les cas qui nous occupent, ou sur lesquels mes recherches me semblent devoir jeter quelque jour.

A part des exceptions assez nombreuses dont je parlerai, les premiers effets indirects sont des modifications, pour ainsi dire, physiologiques; viennent ensuite des altérations morbides.

Du moment que le col de la vessie commence à ne plus fonctionner régulièrement, il semble que la vessie s'irrite contre l'obstacle que l'urine rencontre, les besoins deviennent plus fréquents, plus impérieux, et cela sans qu'il y ait véritablement des signes d'inflammation. La vessie se vide; mais il est facile de voir qu'avec des besoins d'uriner aussi pressants, le jet est trop longtemps à paraître; il est facile de voir aussi, à l'état du malade, aux postures qu'il prend, aux contractions et même souvent aux tremblements des diverses parties de son corps, qu'il fait des efforts insolites, efforts dont lui-même n'a quelquefois pas la conscience, à cause de la manière insensible dont il a passé de l'état physiologique à celui que je viens de décrire.

Je viens de dire que, dans un tel état, la vessie se vide: je m'en suis en effet plusieurs fois assuré par la sonde. Mais il n'en est pas toujours ainsi, et ce n'est pas chose indifférente que de savoir si la vessie se vide ou si elle ne se vide pas. Les praticiens les plus expérimentés peuvent s'y tromper: aussi est-il toujours bon, en pareil cas, d'introduire, au moins une fois, avec prudence, une petite sonde élastique immédiatement après que le malade vient d'uriner. Est-on bien sûr, par exemple, que la vessie se vidait toujours dans l'observation LIV de l'ouvrage de M. Lallemand, observation dont je transcris les passages principaux, tels que l'auteur les a rédigés sous l'influence de ses préoccupations.

M. D..., d'une constitution très-robuste, étant au collége à l'âge de huit ans, s'y livra à la masturbation. Le premier effet qu'il en éprouva, fut un besoin fréquent d'uriner; à douze ans, il en était tellement tourmenté qu'il était quelquefois obligé d'y céder jusqu'à 15 fois dans une heure. Avant d'entrer dans une maison, *il avait toujours soin d'uriner plusieurs fois coup sur coup*, et, malgré cette précaution, il ne tardait pas à éprouver bientôt de nouvelles inquiétudes : *il lui semblait que la vessie ne se vidait jamais complétement*, et la plus petite quantité d'urine provoquait de nouvelles contractions... A seize ans il espéra renoncer à la masturbation en fréquentant des filles publiques; mais il se trouva plusieurs fois *complétement impuissant*... A vingt-huit ans, l'état des urines, leur fréquente expulsion, *les douleurs vagues du périnée*, *des testicules*, etc., firent penser à l'existence d'une *pierre;* mais le cathétérisme n'indiqua qu'une excessive sensibilité de l'urèthre, *surtout vers le col de la vessie*... Les dernières gouttes d'urine n'étaient rendues qu'*avec effort;* elles étaient gommeuses et déterminaient *vers l'anus* un chatouillement qui retentissait à l'orifice du gland.

Je constatai pendant plusieurs jours, ajoute l'auteur, la présence habituelle du sperme dans les urines : le cathétérisme me fit reconnaître une excessive sensibilité de l'urèthre, *surtout vers la prostate*, qui était un peu tuméfiée. Il s'écoula près d'une cuillerée de sang dès que j'eus retiré la sonde. Ces circonstances ne pouvaient laisser le moindre doute sur l'état de la membrane muqueuse au voisinage des canaux éjaculateurs. En conséquence, je pratiquai immédiatement une cautérisation depuis le col de la vessie jusqu'à la portion membraneuse de l'urèthre. Vingt jours après, M. D... partit pour l'Italie. Trois mois plus tard, il était complétement guéri : aucune perte séminale involontaire n'avait reparu, ses urines étaient transparentes, il pouvait les retenir de 7 à 8 heures, leur expulsion avait lieu sans effort et n'était accompagnée d'aucune sensation remarquable.

Est-il bien certain que, dans ce fait, les désordres qui se manifestèrent dans les fonctions de la vessie ne dépendaient, comme le pense l'auteur, que d'une inflammation chronique ou d'une vive irritation de cet organe? A 12 ans, le malade avait si souvent besoin d'uriner, qu'avant d'entrer dans une maison, *il avait toujours soin de le faire plusieurs fois, coup sur coup*; mais quand c'est par simple irritation que la vessie se contracte, elle se vide chaque fois complétement, et peu importe qu'on urine plusieurs fois coup sur coup : une seule fois, avant d'entrer, aurait eu le même résultat, puisque cette seule fois aurait vidé la vessie. Qu'on admette au contraire que cet organe ne se vide pas parfaitement; il est bien certain qu'on le débarrassera plus complétement en s'y reprenant à différentes fois, parce que, dans les intervalles, les muscles excréteurs auront pu se reposer et reprendre une nouvelle énergie.

Il semblait au malade que *sa vessie ne se vidait jamais complétement*. Ceci est encore plus clair. Je sais qu'on observe aussi ce phénomène dans certains cas de cystite; mais alors la maladie est déjà arrivée à un certain degré de gravité. Or, comment concevoir qu'une cystite, tant soit peu intense, qui aurait duré depuis 12 jusqu'à 28 ou 30 ans, se serait guérie en aussi peu de temps et sous l'influence d'une seule cautérisation?

Plus loin, il est dit: *Les dernières gouttes d'urine ne sont rendues qu'avec effort*. Cette phrase annonce encore un obstacle au cours de ce liquide, et cet obstacle n'est pas un rétrécissement, puisque le malade a été sondé. Ce phénomène ne peut encore s'expliquer par la cystite; car alors, quand la muqueuse seule est prise et que la couche musculeuse est saine, l'urine est expulsée avec une très-grande force jusqu'à la dernière goutte; et quand, au contraire, la musculeuse est devenue le siége d'une inflammation, et surtout d'une inflammation chronique, il est très-difficile, souvent même impossible, qu'elle reprenne son énergie. Or, au bout de peu de temps, la miction s'est parfaitement rétablie chez ce malade. Ce qu'il y a de bien positif, c'est que, chez lui, il y avait une inflammation *vers le col de la vessie*, que l'urine ne sortait *qu'avec effort*, et qu'il a suffi d'agir sur la partie profonde du canal pour que cet *effort* ne fût plus nécessaire et que les urines redevinssent *transparentes*.

Comme la question que j'agite est importante et que les faits empruntés ont ici d'autant plus d'autorité qu'ils ont été recueillis avec des idées plus différentes des miennes, examinons encore l'observation LV de M. Lallemand.

Casimir T..., d'une petite taille, mais d'une bonne constitution, se livra, depuis l'âge de 15 ans, à la masturbation; à 18 ans, il eut une *incontinence* d'urine et des pertes séminales pendant l'émission des matières fécales...; à 25 ans, face pâle et même jaune; maigreur extrême; céphalalgie violente fixée vers la partie antérieure de la tête, surtout après un peu de fatigue, soit à la marche, soit au travail de bureau; lassitude dans les jambes; douleurs presque continuelles dans les reins et le bas-ventre; douleurs plus vives et plus fixes au côté droit de la poitrine, qui font craindre au malade et à ses parents une affection des poumons, un commencement de phthisie pulmonaire; émission très-fréquente des urines; après chaque repas, retour de ce besoin jusqu'à cinq ou six fois dans une demi-heure; sommeil très-souvent interrompu pour la même cause; *premier jet de l'urine se faisant toujours attendre quelque temps et exigeant beaucoup d'efforts*, surtout la nuit; redoublement des maux de reins par le séjour au lit; douleurs continuelles dans la vessie, accompagnées souvent d'*élancements dans l'urèthre, à la base de la verge et le long des cordons spermatiques...;* sensibilité excessive du canal, *surtout à mesure que la sonde approche de la prostate*; urines très-abondantes, souvent mêlées de mucosités glaireuses... Cautérisation de la surface de la vessie et de la prostate.

Pendant huit jours le malade prit des bains, des lavements, des boissons abondantes. Les urines devinrent moins fréquentes, plus limpides; enfin, tout-à fait transparentes... Un mois après, les pertes séminales avaient cessé, ainsi que la constipation; aucune douleur dans la vessie; le malade urinait *plus facilement, avec plus de force,* et beaucoup moins souvent.

M. Lallemand veut que les symptômes éprouvés du côté des voies urinaires aient été l'effet immédiat d'une inflammation. L'*incontinence*, par exemple, résultait, suivant lui, de la sensibilité trop grande de la vessie. J'ai vu effectivement des malades se plaindre d'incontinence par cela seul qu'ils ne pouvaient garder leur urine; mais j'ai vu d'autres malades appeler également *incontinence* ce qui n'était qu'un véritable *regorgement*, et peut-être était-ce ici un cas de ce genre. Comment, en effet, expliquer autrement les phénomènes suivants: « Après chaque repas, retour de ce besoin jusqu'à cinq à six fois dans une demi-heure; sommeil très-souvent interrompu par la même cause; *premier jet de l'urine se faisant toujours attendre quelque temps et exigeant* BEAUCOUP D'EFFORTS, *surtout la nuit?..* »

Ces deux faits, qui ont été pris presque au hasard dans un ouvrage où j'aurais pu en trouver beaucoup d'autres semblables, prouvent ce que j'avançais, qu'il faut beaucoup d'attention pour distinguer la simple irritabilité de la vessie d'un commencement de rétention d'urine.

Ce n'est pas seulement l'irritabilité de la vessie qui

rend plus fréquents les besoins d'uriner ; souvent aussi les reins y participent ; car, quoique le malade ne rende que peu d'urine à la fois, en somme il urine plus que d'habitude : cela paraît avoir eu lieu chez le dernier malade dont je viens de parler. M. Leroy d'Étioles a attribué ce phénomène à ce qu'il appelle le premier degré d'engorgement de la prostate ; mais M. Lallemand l'a signalé comme très-commun dans les simples irritations du col de la vessie (*Des pertes sémin.*, t. I, p. 190). Il rentre, d'ailleurs, dans cette loi d'observation journalière, que toutes les fois qu'il existe de l'irritation à l'extrémité d'un canal excréteur, la glande d'où part ce canal participe à l'excitation et sécrète plus abondamment. Les reins ne font pas exception : on a même vu un véritable diabète survenir pendant une rétention d'urine (*Journ. des conn. méd. chir.*, déc. 1841).

Dans le principe, l'urine est habituellement limpide, du moins au moment de l'émission. Je fais cette réserve, parce que j'ai souvent remarqué que, même à cette époque, elle ne tarde pas à se troubler par le refroidissement. Ce dépôt est formé de mucus mêlé tantôt avec de l'acide urique et surtout des urates, et tantôt avec des phosphates. J'avoue, d'ailleurs, que je ne me suis pas assuré de leur nature chimique autrement que par l'inspection et la chaleur qui, comme on le sait, redissout les urates et ne redissout pas les phosphates. Plusieurs fois aussi j'ai vu, à la surface du liquide, ces teintes irisées qui caractérisent assez souvent les urines phosphatiques. Dans quelques cas, on remarque, sur les parois du vase, une couche de matière grasse, onctueuse, qui, par la dessiccation, laisse un résidu blanc et comme crayeux. J'ai vu ce dépôt, composé en grande partie de phosphate de chaux, effrayer plusieurs malades qui le prenaient pour du pus, et notamment un médecin par lequel j'ai été appelé en consultation avec M. Cazenave.

Ce confrère, âgé de 45 à 50 ans, très-nerveux, très-irritable, et sujet à des rhumatismes, avait remarqué un léger suintement du canal une huitaine de jours après un coït suspect; quelques douleurs s'étaient ensuite fait sentir vers le col de la vessie, puis sur le trajet des uretères. Suivant lui, la marche des douleurs annonçait les progrès ascendants du mal, et il croyait avoir des chancres dans les uretères. Mais, en précisant mes questions, je m'assurai facilement que ce n'était pas la première fois qu'il souffrait au col de la vessie, et qu'il était sujet aux pertes séminales. Une sonde élastique éprouvait un léger obstacle au col de la vessie, y déterminait une sensation plus vive que partout ailleurs, et donnait issue à un peu d'urine, bien que le malade vînt d'uriner. Il ne me permit pas de l'explorer avec un instrument métallique. Deux cautères qu'il se mit aux lombes le soulagèrent; mais il ne tarda pas à les laisser se fermer, et il revint me voir au bout de trois ou quatre mois. Les symptômes paraissaient s'être un peu aggravés. Il avait essayé, mais en vain, le mercure, le goudron, le copahu, la térébenthine.

Dans les cas où l'irritabilité des voies urinaires persiste tant soit peu, la vessie ne tarde presque jamais à s'hypertrophier. Cette modification rentre dans cette loi physiologique qui veut que toutes les fois qu'un organe ou un membre quelconque fonctionne avec énergie, cet organe ou ce membre prend un surcroît de nutrition : son épaisseur, sa densité, sa force augmentent; en un mot, s'exagèrent les propriétés physiques et physiologiques des divers tissus qui le composent. C'est surtout dans la couche musculaire de la vessie que ces modifications s'opèrent. Naturellement celle-ci n'a que 3 ou 4 millimètres d'épaisseur : on l'a vue atteindre jusqu'à 15, 20 millimètres, et même plus. Naturellement elle est pâle; elle prend alors la couleur rouge des muscles de la vie animale. Enfin, ses faisceaux, de difficiles à suivre qu'ils étaient, deviennent bien plus distincts, et on voit qu'ils forment des plans aussi réguliers et aussi constants que la plupart des autres muscles. Comme ces faisceaux s'entrecroisent diversement et laissent entre eux des intervalles, il en résulte que les contractions ne sont pas égales partout, et que ces faisceaux font saillie dans la cavité vésicale, ce qui constitue les *vessies à colonnes*; et même presque toujours, en raison de la résistance que l'urine éprouve, la muqueuse s'enfonce dans ces intervalles, et forme des cavités variables en capacité que Morgagni a regardées, avec juste raison, comme étant de véritables hernies de la muqueuse vésicale.

L'hypertrophie de la couche charnue de la vessie compense, pendant quelque temps, la résistance que l'urine éprouve, et retarde, par conséquent, le moment où la dysurie doit devenir complète ; mais aussi, elle a l'inconvénient, lorsqu'on a fait disparaître l'obstacle, de ne plus permettre à la vessie de se dilater et de condamner le malade à uriner plus souvent que dans l'ordre physiologique. J'ai dernièrement traité un malade qui se trouve dans ce cas. Je ne sais si cet état est susceptible de se modifier avec le temps.

Les reins sont-ils aussi, lorsqu'il y a eu pendant quelque temps exagération de leurs fonctions, capables de s'hypertrophier? C'est probable, si l'on en juge par analogie ; mais, comme leur volume varie beaucoup, même dans l'état normal, il est difficile de rien dire de précis à cet égard. J'avoue, du reste, que mon attention ne s'est pas suffisamment dirigée sur ce point.

Lorsque la vessie lutte contre un obstacle, elle finit le plus souvent par se fatiguer, comme se fatigue tout muscle qui est exercé outre mesure et tendu au-delà de certaines bornes : j'en ai cité, p. 21, un exemple tiré des œuvres d'A. Paré. En réfléchissant aux faits de ce genre, je me suis demandé souvent pourquoi l'urine ne sort pas alors par regorgement ; pourquoi le col, qui ne doit pas être moins fatigué que la vessie, ne cède pas aux seuls efforts d'une distension immodérée? Est-ce parce que le sphincter entre dans une sorte de contracture tétanique? ou bien est-ce simplement l'effet d'une traction toute mécanique du bord postérieur de l'orifice uréthro-vésical, comme je l'ai supposé (p. 109)? C'est ce que je ne puis décider ; mais ce que je sais, c'est qu'il est bon alors, pour arriver d'emblée dans la vessie, de porter le bec de la sonde fortement en avant, vers la symphyse pubienne.

Quoi qu'il en soit, dans le cas rapporté par A. Paré, la vessie était véritablement inerte, puisqu'il fallut presser sur la paroi antérieure du ventre pour la vider: ne doit-il pas en être, à plus forte raison, de même quand la distension dure depuis longtemps et qu'elle est continuelle?

Mais si, dans un cas où la distension n'a été que momentanée, l'inertie n'a pas tardé à disparaître, elle exige, au contraire, un certain laps de temps pour se dissiper dans ceux de distension prolongée, et quelquefois même l'intervention de l'art devient nécessaire. La connaissance de cet état est donc très importante; car, de même qu'un accroissement de l'énergie de la vessie rend quelquefois moins sensibles les effets d'un obstacle au cours de l'urine, de même l'inertie de cet organe pourrait faire croire à un obstacle plus prononcé que celui qui existe réellement. Mais, qu'on ne s'y trompe pas, et qu'on ne s'imagine pas voir une inertie de vessie dans tout cas où, le canal permettant facilement aux sondes d'entrer, l'urine ne sort cependant pas librement.

C'est sans doute une erreur de ce genre qui a conduit M. Civiale à admettre une atrophie de la couche charnue; car cette atrophie qui, à l'entendre, est très-fréquente, est au contraire extrêmement rare. Si ce ce n'est pas, chez lui, une pure hypothèse, il faut croire qu'il a regardé comme atrophiées des vessies simplement distendues, et dont les parois ne paraissaient minces qu'en raison de leur distension ; car, dans les cas mêmes où, par la suite d'obstacles au cours de l'urine, la contractilité vésicale a fini par s'amoindrir, il est rare que la couche charnue n'ait pas augmenté plus ou moins d'épaisseur. Aussi a-t-on fait observer avec raison à M. Civiale qu'après avoir parlé d'atrophie vésicale à chaque page, il est assez étonnant que la vessie se trouve hypertrophiée dans tous les cas dont il donne le dessin. Ce fait rentre, du reste, dans cette loi établie par les recherches de M. Louis, que toutes les fois qu'un organe creux éprouve de la difficulté à se débarrasser des fluides qu'il contient, il s'hypertrophie.

Dans les cas d'inertie vésicale, les besoins d'uriner sont faibles et ne sont annoncés que par un sentiment de réplétion, de distension ; la vessie peut atteindre une très-grande capacité, on l'a vue remonter jusqu'à l'ombilic et même au-dessus. Elle forme, à la région hypogastrique, une saillie qu'on apprécie ordinairement avec facilité par la vue, le toucher, la percussion médiate et surtout par le cathétérisme. Cette opération devient tout-à-la-fois la source d'un diagnostic certain et d'un soulagement immédiat. On a dit qu'alors l'urine ne décrit pas une courbe et tombe en bavant : ce fait, qu'on a dernièrement eu la singulière idée de donner comme une découverte (voy. *Gaz. des Hôp.* 1845, p. 452), n'est vrai qu'autant que l'extrémité externe de la sonde est relevée et surtout que le malade est couché : autrement le poids de l'urine, la contraction des muscles et la pression des viscères abdominaux sur la vessie, suffisent pour imprimer au jet une certaine projection. Mais quand le malade est couché, il est souvent nécessaire de presser sur le ventre pour évacuer complétement l'urine.

Cette inertie de la vessie n'a pas lieu chez tous les malades affectés d'obstacles au cours de l'urine, et il en est chez lesquels elle se produit beaucoup plus tôt que chez d'autres. Je rapporterai plus loin l'histoire d'un malade qui, affecté d'un rétrécissement facilement dilatable et d'un léger obstacle au col de la vessie, nous a présenté, à MM. Prus, Bérard jeune et moi, une inertie vésicale des plus complètes et assez rebelle. Il faut donc admettre des dispositions individuelles.

Qu'il y ait irritabilité ou inertie de la vessie, du moment qu'elle ne se vide pas complétement, les uretères, les bassinets et les calices se dilatent, et, si cet état persiste longtemps, la substance même des reins s'atrophie, comprimée par l'urine même qu'elle a sécrétée. Je passe rapidement sur ces altérations que je dois exposer ailleurs avec détails.

Ce que je disais, il n'y a qu'un instant, sur les prédispositions, s'applique à l'inflammation de la vessie : parfois, le moindre obstacle la provoque, tandis que d'autres fois on est étonné de ne pas la voir survenir. J'ai traité d'un rétrécissement de l'urèthre un ancien capitaine qui, depuis 40 ans, n'urinait que goutte à goutte, et chez lequel la vessie était restée parfaitement saine.

Toutefois, il me semble incontestable que l'inflammation vésicale complique bien plus souvent et bien plus tôt les valvules musculaires du col de la vessie que tout autre obstacle au cours de l'urine. Cela tient-il à ce qu'indépendamment de l'irritation produite par la dysurie, il se fait encore une transmission directe de la phlegmasie de la région prostatique à la vessie par continuité de tissu ? ou bien à ce que la persistance même de cette phlegmasie annonce, chez le malade, une disposition particulière aux inflammations des muqueuses ?

Quoi qu'il en soit, les parties de la vessie qui avoisinent le col manquent rarement de s'enflammer. Sous cette influence, les vaisseaux se développent, la muqueuse se gonfle, et de là résulte une aggravation de la dysurie. Des observateurs qui ont vu des faits de ce genre, n'ont pas remarqué la valvule, et, ne considérant que la turgescence vasculaire, ils ont admis des rétentions d'urine par *varices du col de la vessie*. Mais voyons quelques faits sur lesquels repose cette opinion. Bonet rapporte qu'après la mort d'un homme qui avait eu, pendant longtemps, les *symptômes ordinaires aux calculeux*, on trouva seulement les veines du col de la vessie variqueuses et très-distendues par le sang (*Sepulc.*, lib. III., sect. 25, add. obs. 22). Morgagni cite l'observation d'un domestique âgé d'environ 60 ans, adonné à l'ivrognerie avec fureur et affecté, avant sa mort, d'une gonorrhée virulente. Les tuniques de la vessie étaient *épaissies ;* à l'intérieur, on voyait se rendre vers l'orifice uréthral, des vaisseaux sanguins si nombreux, tellement distendus par le sang, qu'on aurait dit au premier aspect que ce lieu était recouvert d'autant d'hémorrhoïdes qu'il y avait de vaisseaux parallèles (*Epist.* LXIII, art. 13).

Rien de moins concluant que tout cela. Nous avons déjà vu bien des fois que rien ne ressemble autant aux symptômes attribués à la pierre que ceux des valvules du col de la vessie ; ensuite, dans le fait de Morgagni, l'épaississement des parois de la vessie prouve que depuis longtemps cet organe luttait contre un obstacle, et il pourrait se faire que ce que l'auteur appelle une gonorrhée virulente ne fût qu'une uréthrite ancienne entretenue, exaspérée par les excès alcooliques du malade. Chez un homme mort de rétention d'urine, Chopart dit avoir « distingué quelques vaisseaux dilatés vers le col de la vessie, qui était *dur* et presque aussi racorni que le corps de ce viscère (t. II., p. 57). » Dans un cas à peu près semblable, Montègre dit qu'indépendamment d'un nombre prodigieux de petits vaisseaux qu'on voyait serpenter, *le col et les portions environnantes étaient plus gonflés que de coutume* (*Traité des hémorrhoïdes,* p. 322). Ne sommes-nous pas en droit de conclure que tous ces faits appartenaient à la catégorie des valvules vésico-uréthrales ? On en peut dire autant de quelques cas de *polypes, caroncules*, *fongosités* du col de la vessie ; mais j'ai fait voir que ce sont, le plus souvent, des tumeurs prostatiques plus ou moins altérées par l'inflammation, le passage des sondes. etc., qu'on a gratifiées de ces diverses dénominations.

Mais, soit par l'effet de la distension, soit par celui

de la stagnation et de l'altération de l'urine, les parois vésicales, dans toute leur étendue, finissent presque toujours par participer au travail inflammatoire, et, de là, douleur à l'hypogastre, surtout par la pression, besoins d'uriner fréquents, impérieux, état muqueux, sanguinolent et même purulent des urines ; ce liquide prend souvent une odeur fétide qu'on a appelée *ammoniacale*, bien que le papier de tournesol annonce encore une acidité très-marquée. Il existe en même temps une réaction générale proportionnée à l'intensité de la maladie, à sa marche et à l'âge du sujet.

Relativement à l'hématurie, j'ai quelques remarques à faire : souvent les deux tiers ou les trois quarts de l'urine contenue dans la vessie sortent exempts de toute teinte sanguinolente, et ce n'est que vers la fin que ce liquide apparaît de plus en plus rouge. On croit généralement que cela tient à ce que du sang qui était déposé dans le bas-fond de la vessie, ne sort qu'en dernier lieu; mais cette explication ne me paraît pas rendre parfaitement compte du phénomène; car ce ne sont pas seulement des grumeaux qui sortent, mais de l'urine véritablement sanguinolente. On rencontre ordinairement alors la membrane muqueuse, ardoisée, presque noire, et formant une foule de mamelons dans la cavité vésicale. Ces mamelons, qui bien des fois ont été pris pour des polypes ou des fongosités de la vessie, annoncent tout simplement une congestion inflammatoire très-vive de la muqueuse coïncidant avec un état encore sain de la tunique musculeuse : la première n'ayant pu suivre la seconde dans sa rétraction, s'est froncée, et c'est de ce froncement que résulte, suivant moi, l'extravasion sanguine; le sang a été véritablement exprimé de la muqueuse congestionnée par la contraction de la couche musculeuse.

Mais quand cette dernière s'est prise d'inflammation à une époque où elle était habituellement distendue, et qu'elle a perdu sa contractilité, il en résulte une nouvelle cause d'inertie vésicale et très-probablement d'hématurie. Le premier point n'est pas contestable; quant au second, voici comment je l'explique :

Epaissies, indurées par l'hypertrophie ainsi que par l'inflammation des fibres charnues et du tissu cellulaire qui les unit, les parois vésicales deviennent incapables de se resserrer, et même, si on vient à les rapprocher par la pression, elles tendent à s'éloigner de nouveau, semblables à une vessie de gomme élastique. Si donc, lorsqu'on introduit la sonde, on comprime le ventre pour expulser complétement l'urine, l'air extérieur se trouvera aspiré lorsque la pression cessera, et, si l'on a pris la précaution de boucher la sonde, la vessie opérera, par son élasticité, une véritable succion sur sa propre muqueuse, de manière à déterminer une exhalation sanguine. De là, la nécessité, déjà remarquée par plusieurs praticiens, de ne pas vider complétement cet organe.

A l'instant même où je mets sous presse, M. Gaubric, l'un des internes les plus distingués des hôpitaux, me parle d'un vieillard affecté de cystite consécutive à une dysurie accompagnée de regorgement. Chaque fois qu'il le sonde, il est obligé de presser sur le ventre pour vider complétement la vessie, et il a remarqué que l'urine, qui sort sans trace de sang pendant le cathétérisme, apparaît sanguinolente sitôt qu'elle recommence à couler par regorgement. Cette teinte disparaît ensuite peu à peu pour se reproduire sous l'influence de la même cause. Ce fait n'est-il pas confirmatif de l'opinion que je viens d'émettre?

Ces cas se distinguent par les signes locaux et généraux de la cystite; la poche urinaire forme une tumeur dure et douloureuse à l'hypogastre; et la sonde permet d'apprécier la capacité qu'elle conserve et l'induration de ses parois. Je n'ai pas besoin de dire que ces explorations exigent une extrême prudence.

Il n'est pas rare de voir le péritoine qui recouvre la vessie participer à l'inflammation des autres tuniques. Quelquefois même toutes s'altèrent, se gangrènent et se rompent; mais la mort prévient ordinairement cette terminaison. J'ai démontré que ce n'est pas ordinairement ainsi que se font les perforations de la vessie dans les cas de rétention d'urine.

On se rappelle ce que j'ai dit des hernies que fait souvent alors la membrane muqueuse à travers les lacunes de la couche musculaire. C'est au fond de ces hernies que la muqueuse s'érode et se perfore, étant d'autant plus distendue qu'elle n'est que peu ou même point soutenue par la couche musculaire, et d'autant plus irritée par l'urine qu'elle ne jouit point de propriétés contractiles qui puissent l'expulser. Le péritoine, avec lequel ce liquide se trouve en contact, ne tarde pas lui-même à s'enflammer, à s'ulcérer; et, s'il n'a pas contracté préalablement des adhérences avec les parties voisines, il se fait dans le ventre un épanchement presque immédiatement mortel. Dans le cas, au contraire, où des adhérences solides se sont établies avec l'un des organes environnants, l'urine se trouve arrêtée ou bien se fraie une voie plus ou moins détournée. J'ai vu des abcès urineux de ce genre se faire jour dans l'S iliaque, le rectum, ou bien s'ouvrir à l'aine, etc. Dans quelques cas très-rares, les malades ont résisté et guéri. (Voir mon *Mém. sur certaines perforations spontanées de la vessie*, etc. Gaz. méd. 1856).

L'inflammation ne tarde pas, surtout si on en laisse persister la cause, à se transmettre aux uretères, aux bassinets et aux calices : leur membrane muqueuse se couvre d'arborisations vasculaires et prend quelquefois une couleur lie de vin uniforme. Il n'est pas rare de la voir se tapisser de matière phosphatique qui se détache ensuite sous forme de plaques blanchâtres et laisse, à sa place, des ulcérations superficielles. La substance même des reins s'injecte, se gonfle, se ramollit, devient le siége d'abcès souvent miliaires, parfois très-étendus : quelquefois même on voit l'un des deux reins ne plus former qu'une poche remplie de pus.— Les symptômes qui annoncent ces complications se confondent ordinairement avec ceux de la cystite qui les a précédés ; seulement ils ne tardent pas à s'accompagner de phénomènes généraux des plus graves, tels que sécheresse de la langue, fuliginosités des dents, délire, coma, etc.

M. Rayer a dit qu'une alcalinité constante de l'urine est un des principaux phénomènes de l'inflammation secondaire des reins et que ce liquide ne devient point alcalin dans la vessie par le fait seul de son mélange avec du pus, à moins qu'il n'y en ait en quantité très-considérable (*Mal. des reins*, t. I, p. 371, et 461). Cette dernière restriction ôte déjà quelque valeur à ce signe; mais il serait bon encore d'ajouter qu'il faut bien prendre garde que l'urine examinée n'ait séjourné trop longtemps dans la vessie; car je persiste à croire qu'autrement elle pourrait être alcaline dans de simples cas de cystite. Cette urine, peu abondante, et quelquefois même presque nulle, est généralement peu colorée, trouble au moment même de son apparition, blanchâtre, et laisse déposer un sédiment blanc, amorphe, non visqueux, composé de cristaux de phosphates visibles au microscope et souvent aussi de globules muqueux et purulents.—L'apparition d'une douleur obtuse, gravative, dans les régions lombaires et dans la direction des uretères, est un signe qui doit faire redouter ces fâcheuses complications. J'ajouterai que, dans un cas de néphrite secondaire bien caractérisée, avec urine alcaline, j'ai vu la salive rougir le papier de tournesol.

La néphrite, dit-on, s'annonce quelquefois par des douleurs de la vessie ou de l'urèthre, par des envies d'uriner fréquentes, pénibles et difficiles à satisfaire (Rayer, t. I, p. 325 et 333). J'ai déjà dit que cette opinion remonte jusqu'à Hippocrate lui-même. Mais n'aurait-on pas, au moins dans beaucoup de circonstances, pris l'effet pour la cause? N'existait-il pas antérieurement une affection du col de la vessie qui, survenue peu à peu, n'aurait pas excité l'attention jusqu'à la manifestation de la néphrite? Je le crois. Qu'on consulte, par exemple, l'observation XVIII de l'article *Néphrite simple* de l'ouvrage de M. Rayer, et l'on verra que le sujet, âgé de 39 années, avait, à 9 ans, éprouvé pour la première fois des douleurs dans la région rénale droite; mais on y verra aussi que le malade se plaignait habituellement dans la *région de la vessie*; qu'il lui arrivait quelquefois de rendre, à la fin de l'émission de l'urine et en allant à la garderobe, un liquide ayant l'aspect et l'odeur du *sperme*; qu'il avait eu parfois de la douleur *au bout du gland*; qu'il lui arrivait d'avoir *besoin d'uriner* alors qu'il avait lieu de croire sa vessie vide; qu'il avait quelquefois remarqué des stries de sang dans son urine; que c'était *à 18 ans* que les symptômes avaient pris de l'intensité; qu'il avait beaucoup usé et *abusé du coït*; qu'il *souffrait quelquefois dans l'éjaculation et après l'émission urinaire*, etc., en même temps qu'apparaissaient chez lui tous les signes de la néphrite. N'est-ce pas là ce que nous avons remarqué chez nos malades affectés d'une inflammation chronique du col de la vessie?

Qu'on lise l'observation XXI du même article, et l'on remarquera que le sujet, âgé de 35 ans, avait eu quatre *blennorrhagies* qui avaient toutes duré plusieurs mois ; qu'au deuxième mois du dernier écoulement, était survenue une *hématurie* continue ; que le cours de l'urine était probablement gêné, puisqu'on traita le malade pendant trois semaines par les bougies ; que chaque introduction de la sonde déterminait des douleurs atroces et un écoulement de sang très-abondant. A l'arrivée du malade à l'hôpital, l'émission de l'urine avait lieu presque tous les cinq ou dix minutes, par petites quantités, quelquefois goutte à goutte, et *toujours avec de grands efforts*. En même temps que les reins étaient très-douloureux à la pression, et que l'état des urines annonçait une inflammation de ces organes, *le toucher de la prostate par le rectum déterminait des élancements* qui arrachaient des plaintes au malade. Lorsqu'on introduisait une sonde d'argent et qu'on arrivait au niveau de cette glande, on était obligé de tourner le bec en tous sens et d'attendre longtemps, en poussant légèrement, avant de pouvoir franchir la portion prostatique du canal. « Si on ajoute à tous ces signes, dit l'auteur, quelques symptômes, tels que la *contraction spasmodique douloureuse et la cuisson de l'anus*, pendant l'émission de l'urine, la sensation de chaleur à la racine de la verge, les ténesmes vésicaux et autres symptômes déjà énumérés, on est naturellement porté à admettre l'existence d'une altération profonde de la prostate, de la vessie et des reins. » Mais quelle fut la filiation de ces diverses lésions ? c'est ce qu'on ne dit pas. Pour nous, éclairés par ce qui précède, et par l'analyse des divers phénomènes qu'a présentés le sujet de cette observation, nous avons tout lieu de croire qu'à la suite des blennorrhagies, est survenue l'altération du col vésical, et que c'est consécutivement à celle-ci que l'inflammation de la vessie et des reins s'est produite.

On a aussi remarqué que, tandis que les lésions *traumatiques* des testicules ou de leurs enveloppes n'ont peut-être jamais été suivies de néphrite, les maladies des reins semblent, au contraire, avoir une influence réelle sur les testicules (*Ibid.*, t. I, p. 518). Cela ne tiendrait-il pas à ce que, dans les cas en question, les maladies des testicules et des reins avaient un point de départ commun, le col de la vessie?

Je ne nie pas, qu'on le remarque bien, qu'une affection primitive des reins ne puisse avoir du retentissement sur le col de la vessie ou même sur les organes génitaux; mais on m'accordera aussi que ces questions, qu'on croyait résolues, ne sont pas actuellement parfaitement claires. Il est rare, effectivement, que la découverte d'un seul fait nouveau ne remette pas une foule de points en litige, et ceux dont il s'agit sont de nature à nécessiter de nouvelles recherches.

Un autre effet très-fréquent des valvules du col de la vessie, c'est la formation de calculs urinaires. Tantôt elles en déterminent la formation en irritant les reins, en modifiant la composition même de l'urine, tantôt c'est en s'opposant tout simplement à l'issue de graviers qui, sans elles, seraient rejetés au dehors. Mais comme les calculs vésicaux peuvent eux-mêmes donner naissance à ces valvules, il est quelquefois difficile de savoir laquelle de ces deux affections a précédé l'autre : nous avons déjà vu, par un grand nombre de faits, combien leurs symptômes se ressemblent, se confondent. Cependant, il est des cas où cette connaissance est assez facile à acquérir. Ainsi, quand le calcul occupe une cellule où il se trouve chatonné, il y a lieu de croire qu'il est consécutif, puisque la cellule qui le loge est très-probablement elle-même consécutive à la dysurie. Je vais en donner un exemple.

Un soldat éprouvait, *depuis l'âge de douze ans*, des douleurs tantôt vives, tantôt moins intenses, à la région vésicale, avec pesanteur au périnée et à l'hypogastre, et chaleur brûlante au *col de la vessie;* l'émission de l'urine, irrégulière quant à la fréquence des besoins et aux quantités rendues, était ordinairement *difficile*, et le liquide avait souvent laissé déposer des graviers. Des antiphlogistiques adoucissaient momentanément l'état de cet homme.

Pris, à 22 ans, d'une rétention d'urine complète, il fut sondé par M. Godard, chirurgien en chef de l'hôpital militaire de Versailles. « L'instrument ne fut arrêté que par un état *spasmodique* assez prononcé des parties les plus reculées de l'urèthre et du *col vésical*. Au moment où le chirurgien le retirait, il heurta un corps dur dont le choc annonça la présence d'un calcul. »

Les besoins d'uriner se renouvelant à chaque instant, et des *efforts inouis* étant nécessaires pour expulser, avec des douleurs brûlantes, quelques gouttes d'un liquide trouble, quelquefois sanguinolent, le malade fut transporté au Val-de-Grâce. « Introduite dans la vessie, la sonde frottait *parfois*, en franchissant le col, contre un corps dur dont la sensation se perdait presque aussitôt. Ordinairement elle donnait issue à une certaine quantité d'urine, bien que le malade vînt de se livrer à des efforts d'expulsion. Enfoncé et promené dans la cavité de l'organe, le bec de l'instrument ne rencontrait pas le calcul, ou ne touchait celui-ci qu'en retirant l'instrument et horizontalement, et alors on le rencontrait toujours sur la concavité de la sonde. » M. Begin conclut, de cet examen, que la pierre était enchatonnée dans la paroi antérieure de la vessie et que c'était elle qui, en s'engageant dans le col, rendait l'expulsion de l'urine difficile.

Il pratiqua donc la taille bilatérale; mais le calcul, « entouré par le rebord de la cavité qui le renfermait, n'offrait pas de prise suffisante aux tenettes petites ou grandes, droites, ou recourbées, à polypes ou autres. » Enfin, le sixième jour après l'opération, *maints essais* ayant été jusque-là inutiles, on parvint à extraire le corps étranger à l'aide du brise-pierre Heurteloup.

Aucun symptôme grave ne suivit cette extraction. Le vingtième jour, l'urine s'écoulait entièrement par l'urèthre; le trente-cinquième, la cicatrisation était complète, et le malade, *délivré de toute incommodité,* prit rapidement des forces et un embonpoint qu'il n'avait jamais connus (*Mém. de méd. et chir. militaires*, t. XLIX, p. 312).

Ici plusieurs questions se présentent : quelle était

l'origine de la cellule dans laquelle le calcul était logé? Comment ce calcul, qui ne dépassait pas assez la face interne de la paroi antérieure de la vessie pour être saisi avec des tenettes ou des pinces à polypes, pouvait-il fermer hermétiquement le col de cet organe? Et s'il le fermait ainsi, pourquoi le premier chirurgien n'a-t-il senti, en introduisant la sonde, qu'une contraction spasmodique des parties les plus reculées de l'urèthre? Pourquoi la sonde ne le touchait-elle que *parfois?* Toutes ces difficultés sont certainement insolubles en admettant l'opinion de M. Begin. Supposons, au contraire, que le malade ait été affecté, dès son enfance, d'un obstacle au col de la vessie, comme j'en ai rapporté plusieurs exemples (voy. p. 39), et nous comprendrons la formation de la cellule (voy. p. 134), puis le dépôt ou la formation d'une concrétion dans sa cavité; nous comprendrons la rétention d'urine observée plus tard, ainsi que l'obstacle rencontré au col de la vessie, sans avoir besoin d'admettre l'occlusion permanente de cet orifice par un calcul très-peu saillant et qu'on ne rencontrait que parfois en introduisant la sonde. Enfin nous comprendrons, non moins facilement, que l'opération de la taille ait pu rétablir le cours de l'urine en faisant disparaître la valvule (voy. p. 40).

D'autres fois c'est la nature et la composition même du calcul qui indiquent sa filiation. Nous avons vu que le catarrhe de la vessie est très-souvent l'effet d'un obstacle au cours de l'urine. Or, il est démontré que c'est le plus souvent sous l'influence d'une affection catarrhale que se forment les calculs phosphatiques. Si donc on rencontre des calculs de ce genre en même temps qu'une dysurie, chez le même sujet, on a lieu de croire qu'ils sont consécutifs à cette dysurie, puisque c'est celle-ci qui, très-probablement, a donné naissance au catarrhe.

Ce que je viens de dire explique aussi, dans beaucoup de cas, la formation de concrétions dans les uretères et les bassinets. « Les inflammations des diverses parties des voies urinaires, de l'urèthre, de la prostate, de la vessie qui se propagent si facilement aux reins, sont, dit M. Rayer, les causes les plus fréquentes de la pyélite calculeuse (t. III, p. 16), et il en cite plusieurs exemples tirés soit de sa pratique, soit des écrits de divers auteurs.

Plusieurs observateurs cités par Morgagni (*Ep.*, XLII, art. 4) et M. Rayer (t. III, p. 92) ont rapporté des cas d'inflammation et de calculs des bassinets accompagnés de vives douleurs de la vessie ou de son col, sans altération matérielle appréciable de ces parties. Sans nier la justesse de cette remarque, je répéterai ce que j'ai dit à propos de l'inflammation des reins.

d. Ce que j'ai dit de l'influence d'une congestion habituelle du rectum et de l'utérus sur le col de la vessie, je pourrais le répéter avec presque autant de raison au sujet de l'influence qu'exerce une inflammation chronique de la partie profonde de l'urèthre sur les organes voisins, tant les rapports sont intimes et la réciprocité parfaite! En outre, les efforts que le malade fait pour uriner amènent souvent, d'une manière mécanique, des étranglements hémorrhoïdaires, des prolapsus du rectum, des abaissements de la matrice, etc. Il n'est même pas rare de voir, en pareilles circonstances, des hernies se produire ou s'étrangler.

Mais, en outre, les valvules vésico-uréthrales peuvent, comme toutes les maladies dans lesquelles la sécrétion ou l'excrétion de l'urine sont gravement troublées, se compliquer de dérangements dans les fonctions ou même dans la texture d'organes éloignés. Il semble que le sang, n'étant pas suffisamment épuré, devienne pour l'économie une cause de trouble et de perturbation. Tantôt ce sont des accès fébriles continus ou périodiques; tantôt ce sont des douleurs vagues se manifestant en diverses parties du corps et simulant à s'y méprendre les affections rhumatismales; tantôt il se produit une sueur ayant une odeur d'urine ou même des éruptions cutanées de diverses natures, des érythèmes, des furoncles, des abcès, une exfoliation de l'épiderme, des taches gangréneuses de la peau.

Dans quelques circonstances, c'est vers les centres nerveux que cette influence fâcheuse se fait particulièrement sentir : chez les uns, les désordres marchent lentement; c'est une diminution des facultés intellectuelles, un affaiblissement des membres et notamment des membres inférieurs : on a signalé particulièrement, dans ces sortes de cas, la manifestation fréquente d'une paraplégie incomplète. D'autres fois les accidents cérébraux marchent avec rapidité, il y a délire, agitation, ou coma, prostration, anéantissement de toutes les facultés cérébrales. Parfois, à la suite de symptômes très-graves du côté des centres nerveux, on n'a rien rencontré après la mort qui pût en rendre compte ; d'autres fois on a trouvé des épanchements séreux ou séro-sanguinolents dans les méninges, des hémorrhagies, des ramollissements de la pulpe nerveuse, etc.

Du côté de la poitrine, les complications sont plus rares ou moins appréciables. On a noté, dans quelques cas, de la dyspnée, des palpitations. M. Rayer croit aussi avoir remarqué que toutes les fois qu'il survient une inflammation chronique des bassinets et des reins des deux côtés, des affections pulmonaires plus ou moins graves, et particulièrement la phthisie, s'engendrent sourdement (*Mal. des reins*, t. III, p. 189).

On a enfin observé des hydropisies dans les diverses cavités séreuses ; j'en ai vu se produire dans les articulations.

Mais c'est surtout du côté de l'abdomen que des accidents se manifestent. Je ne parle pas de la péritonite, qui n'est souvent qu'un effet direct de la propagation de l'inflammation de la vessie ou des reins au péritoine, ou même d'une ulcération et d'une perforation des organes urinaires. Mais il est rare qu'on ne rencontre pas, du côté de l'appareil digestif, quelque désordre plus ou moins manifeste. Tant que la sécrétion urinaire n'est pas notablement troublée, il n'existe qu'une sorte de paresse intestinale d'où résultent de la constipation, des digestions pénibles, des flatuosités, etc. Mais les reins viennent-ils à se prendre, leur sécrétion vient-elle à être suspendue, la bouche se sèche, la salive devient visqueuse ; j'ai dit l'avoir vue acide. Dans un cas de rétention d'urine, j'ai vu la parotide se gonfler et s'infiltrer de pus. Le plus souvent du hoquet, des vomissements surviennent, ainsi que de la sensibilité à l'épigastre; enfin, comme si la nature s'efforçait d'éliminer par les muqueuses aussi bien que par les séreuses et la peau, un principe nuisible qui ne peut être rejeté au dehors par l'appareil urinaire, une diarrhée plus ou moins abondante survient, et, presque toujours extrêmement rebelle, elle ne tarde pas à mettre un terme aux souffrances du malade. Dans quelques cas de ce genre, j'ai trouvé la muqueuse intestinale presque saine; plus souvent je l'ai vue vivement enflammée, noirâtre et même criblée d'érosions superficielles, surtout dans le gros intestin.

Je ne m'étendrai pas davantage sur cette dernière partie de mon sujet qui a déjà été si bien traitée par M. Rayer, et sur laquelle, d'ailleurs, j'aurai besoin de revenir dans un autre ouvrage.

CHAPITRE V.

DES SIGNES ET DU DIAGNOSTIC DES VALVULES DU COL DE LA VESSIE.

Les signes qui apparaissent en premier lieu sont ceux de l'affection à laquelle est due la saillie anormale. Il n'y aura donc pas de symptôme précurseur si cette saillie résulte d'une hypertrophie des granulations prostatiques ; elle ne s'annoncera même pas toujours, dès le début, par une gêne croissante de l'émission de l'urine. Quelquefois, au contraire, une difficulté plus ou moins grande à retenir ce liquide est le premier phénomène qui attire l'attention du malade, et ce n'est que peu à peu que la rétention succède à ce premier état. Je n'insisterai pas ici sur ces diversités, en apparence bizarres, dont j'ai donné l'explication dans un mémoire lu à l'Académie des Sciences, le 10 juin 1839, et surtout dans le premier volume de mes *Recherches* (2e partie, chap. v).

Quant aux valvules musculaires, comme elles succèdent presque toujours à une inflammation chronique de l'urèthre, elles sont ordinairement précédées des signes de cette inflammation. J'ai déjà parlé d'une sensibilité plus ou moins vive, fixe ou passagère, qui se fait fréquemment sentir vers le col de la vessie et que les malades rapportent à la racine de la verge, derrière le pubis ou vers le fondement. Ordinairement cette sensibilité devient plus vive avant et surtout après le passage de l'urine; la défécation suffit pour l'exaspérer; mais c'est surtout pendant l'éjaculation que beaucoup de malades éprouvent, dans les parties profondes du canal, une douleur aiguë, parfois déchirante ou brûlante.

Il est des cas cependant où la douleur est tellement obtuse, que les malades la ressentent à peine, et ce n'est que quand on introduit une sonde ou une bougie dans l'urèthre, qu'on acquiert la conviction que ce canal est le siége d'une sensibilité anormale. Si même on a la précaution de se servir d'une bougie terminée par un renflement olivaire, il est facile de s'assurer, d'après les sensations que produit le passage du renflement sur les surfaces irritées, que la douleur devient d'autant plus vive qu'on approche davantage du col de la vessie.

Si l'on introduit un doigt dans le rectum, et qu'on presse sur sa paroi antérieure, au niveau des portions membraneuse et prostatique de l'urèthre, le malade éprouve également un sentiment de douleur plus distinct; les lobes de la prostate sont eux-mêmes très-sensibles. Quelquefois on les trouve un peu tuméfiés; mais, hors les cas où ils sont le siége d'une inflammation aiguë, cette tuméfaction n'est jamais bien considérable. Le plus souvent leur changement de volume est à peine appréciable ; toutefois, on leur trouve souvent un peu plus de consistance qu'à l'état normal.

Un signe des plus constants, ce sont des engourdissements ou des élancements à l'extrémité de la verge, vers la fosse naviculaire. Ces sensations, dont l'intensité varie beaucoup, ont été regardées comme un des signes les plus infaillibles de la pierre ; c'est une erreur, car elles appartiennent à presque toutes les affections du col de la vessie : je les ai déjà signalées dans les hypertrophies de la prostate, et, si les calculs les produisent assez souvent, il est à présumer que c'est en irritant cette région.

En même temps, et souvent dès le début, le malade éprouve dans les aines, sur le trajet des uretères, dans les régions lombaire et sacrée, une sensibilité et même un sentiment de chaleur insolites.

L'orifice externe de l'urèthre présente une rougeur plus ou moins vive ; cependant ce phénomène n'est pas constant. La rougeur, lorsqu'elle existe, est proportionnée à l'intensité de la phlegmasie, et quelquefois on la voit augmenter du jour au lendemain lorsqu'une exacerbation a été provoquée par une cause quelconque, et particulièrement par les excès de coït, de vin et de liqueurs spiritueuses. On remarque presque toujours alors un redoublement de tous les autres symptômes; je rappellerai cependant, au sujet du coït, les exceptions dont j'ai parlé (voy. p. 118). Parfois les deux lèvres de l'orifice uréthral sont tuméfiées et présentent deux petites saillies attribuées à l'inflammation de follicules glanduleux.

Dans quelques cas il existe un écoulement assez abondant; dans d'autres il n'y en a aucun; le plus souvent il y en a, mais pas assez pour être perceptible. Le peu qui se produit séjourne dans le canal jusqu'à ce qu'il en soit expulsé par les urines, et on voit, comme je l'ai dit plus haut, en recueillant le premier jet de ce liquide dans un verre et en l'interposant entre l'œil et la lumière, de petits filaments blancs qui flottent pendant quelque temps et finissent par se déposer au fond du vase. Si l'on introduit dans le canal une bougie terminée par un renflement olivaire, ce renflement, lorsqu'on le retire, ramène souvent derrière lui un peu de liquide blanchâtre et floconneux. Souvent aussi, quelles que soient la précaution et la facilité avec lesquelles on introduit cet instrument, on fait saigner la membrane muqueuse.

Souvent aussi les malades sont affectés de pertes séminales involontaires; j'en ai déjà rapporté plusieurs exemples. Tantôt ces pertes n'ont lieu que pendant la nuit, avec ou sans rêves, avec ou sans érection; tantôt elles se produisent également pendant le jour, soit en allant à la garde-robe, soit en urinant, et surtout lorsque ont lieu les derniers efforts pour vider le rectum et la vessie. Les dernières gouttes d'urine sont alors filantes; elles donnent au linge une certaine consistance après la dessiccation, et, si l'on examine l'urine au microscope, on y rencontre de nombreux animalcules spermatiques. J'ai déjà dit que le sperme est quelquefois plus ou moins mêlé de sang.

Les pertes séminales et la diminution des facultés

génitales qui en résulte, ne suivent pas toujours une marche uniforme; souvent, au contraire, elles offrent une intermittence singulière. Un malade, affecté d'une inflammation chronique de l'urèthre, et que j'ai soigné pour une extension de cette inflammation à l'un des testicules, m'a dit avoir remarqué bien des fois que si, au début d'une érection, il se fait un petit suintement blanchâtre à l'extrémité du canal, l'érection avorte et l'impuissance en est la suite.

Ces pertes séminales attristent presque toujours profondément les individus qui en sont affectés, souvent aussi il en résulte un dépérissement graduel de la santé et de l'intelligence; cependant, je puis affirmer que ces phénomènes sont loin d'être aussi constants qu'on pourrait le croire en lisant l'ouvrage de M. Lallemand : beaucoup de praticiens ont probablement fait la même remarque. Je crois que l'exagération dans laquelle ce célèbre professeur me paraît être tombé, provient de ce qu'il n'a pas suffisamment fait attention aux désordres concomitants des voies urinaires, et qu'il a attribué uniquement aux pertes séminales des phénomènes généraux dont la cause était au moins très-complexe.

Rien, effectivement, n'égale l'inquiétude que les maladies, même légères, de l'appareil urinaire inspirent à ceux qui en sont atteints. De là vient que si quelques-uns les laissent, par pusillanimité, arriver à un degré très-avancé, sans chercher à en entraver la marche, la plupart au contraire assiègent les médecins de leurs plaintes, de leurs terreurs. Ceux-ci, ne sachant à quoi ils ont affaire, partagent quelquefois les préjugés de leurs malades; mais, dans la plupart des cas, ils se retranchent derrière ce mot, qui n'est souvent qu'un voile dont se couvre notre ignorance, l'*hypochondrie!*

Les symptômes que nous venons d'étudier ne nous annoncent qu'une inflammation du canal; ce ne sont, pour ainsi dire, par rapport aux valvules vésico-uréthrales, que des signes précurseurs ou concomitants qui peuvent ne pas exister, ou exister sans en être accompagnés ou suivis. Les signes véritablement pathognomoniques des désordres de la contractilité du col de la vessie sont les troubles de l'excrétion urinaire.

Quelle que soit leur nature, les valvules du col de la vessie finissent presque toujours par amener plus ou moins vite une dysurie plus ou moins marquée. S'il n'existe qu'une irritation ou une inflammation peu intense ou passagère, et par conséquent un simple spasme musculaire, les désordres peuvent n'être que momentanés ou intermittents; mais si la valvule est permanente, les troubles de l'excrétion urinaire deviennent également continus.

Leur apparition quelquefois momentanée dans la saison froide et surtout au printemps, a été regardée par Leveillé comme un des signes distinctifs de ce qu'il appelait névralgie rhumatismale du col de la vessie (*Revue méd.*, oct. 1836); mais, qu'on y fasse attention, et on s'assurera que, dans bien des cas, ces sortes d'accès ne sont que des recrudescences d'une affection habituelle. J'ai publié l'observation d'un vieillard qui, dans l'espace d'une dizaine d'années, avait été pris deux ou trois fois de rétention d'urine et toujours au mois de mai : dans les intervalles, il se croyait guéri. Ayant été pris d'un nouvel accès, le 14 mai 1835, il y avait plus de deux semaines que l'urine avait repris son cours lorsqu'il succomba. Or, je trouvai la vessie très hypertrophiée et présentant plusieurs cellules dont une était perforée. Il faut donc admettre ou bien que ces modifications dans la structure de la vessie se sont produites dans l'espace de quinze ou vingt jours, au plus, que dura la dernière rétention d'urine, ou bien que, dans l'intervalle de ses accès, le malade éprouvait une dysurie qui n'avait pas attiré son attention. Leveillé convient d'ailleurs que, dans un assez grand nombre de cas, la maladie qui avait débuté sous forme intermittente, prenait une marche chronique (*Ibid.*, p. 26).

Plusieurs des malades que j'ai observés avaient remarqué depuis longtemps que, chaque fois qu'ils se mettaient en devoir d'uriner, et surtout en présence d'autres personnes, il leur fallait attendre un certain temps et faire des efforts insolites. Le jet de leur urine ne paraissant, pour ainsi dire, qu'à regret, il restait pendant quelque temps petit, entortillé ; ce n'est que peu à peu qu'il se renflait et qu'il finissait par sortir à plein canal ; puis, il diminuait plus tôt que d'habitude, et, pour vider complétement leur vessie, les malades étaient obligés de réitérer un grand nombre de fois ces efforts d'expulsion qu'on est convenu d'appeler les *derniers coups de piston*. Dans ces cas, la vessie se vide encore assez complétement.

A une période plus avancée, l'émission urinaire se

fait avec encore plus de difficulté. Le malade est obligé de faire des efforts plus grands avant que le jet ne paraisse; quelquefois on voit sa figure exprimer l'angoisse la plus vive; il se dresse sur les pieds, se cramponne aux meubles; des gaz et des matières fécales s'échappent par l'anus, et quelquefois le rectum lui-même se précipite au dehors. Un jeune homme dont il sera fait mention plus loin, a vu deux fois une hernie inguinale dont il est affecté, s'étrangler pendant ces efforts. Enfin les urines paraissent.

Alors deux cas peuvent se présenter : ou bien elles se précipitent tout à coup, à plein canal, jusqu'à la fin et sans que les derniers coups de piston en fassent sortir une quantité sensible, bien que la vessie ne soit pas complétement vidée, ou bien le jet est toujours petit, entortillé, bifide, s'arrête quelquefois subitement pour recommencer après de nouveaux efforts ; les derniers coups de piston sont nombreux et expulsent encore une notable quantité d'urine. Finalement, il ne sort plus rien, et cependant, si l'on introduit la sonde, on remarque qu'il s'en faut encore de beaucoup que la vessie se soit complétement débarrassée. Si l'on recherche la cause de cette différence, on trouve que, dans le premier cas, la vessie est irritée, hypertrophiée et souvent même racornie, et que, dans le second, moins irritable sans doute, elle se fatigue et se laisse distendre.

On peut donc dire d'une manière générale que l'intensité de la dysurie est en proportion de l'obstacle; cependant il ne faut pas oublier les changements que finissent presque toujours par amener dans la vessie le séjour de l'urine dans cet organe et les efforts qu'il répète à chaque instant pour l'expulser, changements qui augmentent ou diminuent et même anéantissent sa contractilité.

Quoi qu'il en soit, la dysurie finit presque toujours par prendre un caractère de plus en plus grave. Il n'est pas très-fréquent de voir la rétention devenir complète; mais il n'est pas rare de rencontrer des malades qui ne rendent pas un quart, pas un sixième de leur urine. Alors, que leur vessie se laisse distendre ou non, ils sentent, aussitôt après avoir uriné, qu'ils en ont encore besoin, et bientôt une nouvelle émission devient nécessaire. Alors aussi ne manquent pas de se manifester des signes d'irritation du côté des organes urinaires, si toutefois ils n'existent pas déjà depuis longtemps : la vessie devient douloureuse, les urines troubles, quelquefois même sanguinolentes.

On doit encore examiner le ventre avec le plus grand soin; il faut explorer la vessie par l'hypogastre et le rectum, au moyen du toucher et de la percussion médiate; on pratique surtout le cathétérisme qui, dans ces cas, est la source la plus certaine du diagnostic; car si, lors même que cet organe n'a que peu de développement, il en sort de l'urine immédiatement après que le malade vient d'en rendre, on doit nécessairement en conclure qu'il ne se vide pas. La force avec laquelle le liquide s'écoule par la sonde indique si la poche qui le contient a ou n'a pas conservé sa contractilité; et on doit penser qu'elle est complétement frappée d'inertie, si, pour la débarrasser tout à fait, on est obligé de presser sur l'abdomen; à plus forte raison si, lorsqu'on cesse les pressions, l'air extérieur vient à être aspiré par la sonde.

Le cathétérisme permet même de pousser le diagnostic plus loin : si la vessie chasse l'urine avec beaucoup de force, si, vers la fin, le malade éprouve des douleurs vives, si l'urine est puriforme, et surtout si les dernières parties sont mêlées de sang, on peut être sûr que la muqueuse est enflammée. Si la vessie se laisse facilement distendre, si ses parois sont souples, point ou peu douloureuses, c'est que l'inertie ne tient point à une altération de ses parois. Si au contraire elle est peu dilatable, si ses parois sont dures, très-sensibles aux moindres frottements de la sonde, c'est que l'inertie tient à une inflammation du réservoir urinaire. D'ailleurs la sensibilité du bas-ventre et les symptômes généraux peuvent encore aider beaucoup au diagnostic. Il importe au plus haut degré de bien s'assurer de l'état des choses, car si la cause de ces phénomènes n'est pas combattue à temps, l'inflammation de la vessie redouble d'intensité, désorganise ses parois, y détermine une infiltration purulente, et gagne même le péritoine.

Je ne dis que c'est alors que le réservoir urinaire se perfore ; car les perforations que j'ai décrites, et qui sont presque les seules qu'on observe, peuvent se produire à toutes les périodes de la rétention d'urine. J'ai vu des cellules vésicales s'enflammer, s'ulcérer, se rompre et déterminer la mort, dans des cas où le reste de la vessie présentait à peine quelque rougeur. On en est ordinairement averti par l'apparition brusque de tous les signes de la péritonite et par un affaissement rapide. Quelquefois des abcès urineux se font jour vers les aines ou bien vers quelque partie du tube digestif. Mais l'accident le plus fréquent dans les rétentions d'urine, c'est la propagation de l'inflammation jusqu'aux reins en suivant le trajet des uretères, et cet accident est d'autant plus à redouter que, s'il s'annonce quelquefois par des douleurs assez vives dans les régions lombaires, il se produit, dans un plus grand nombre de cas, sourdement et sans qu'on en soit averti autrement que par l'alcalinité des urines et par la gravité des symptômes généraux. Souvent, en effet, le malade ressent à peine quelques douleurs vers les reins; cependant la pression sur les flancs, avec une main placée en avant et l'autre placée en arrière, augmente presque toujours cette sensibilité, la rend appréciable, et permet même quelquefois de sentir la tuméfaction de l'organe sécréteur.

Si un seul rein est affecté, la maladie peut encore se prolonger pendant un certain temps; mais, si les deux sont pris, les symptômes les plus graves ne tardent pas à apparaître, et c'est alors que, la sécrétion urinaire se trouvant ainsi profondément troublée, on voit apparaître, du côté des organes essentiels à la vie, et surtout vers les centres nerveux et les intestins, les symptômes graves que j'ai décrits et qui ne tardent presque jamais à être suivis de la mort (voir le chap. précédent).

Pour compléter le tableau général des effets et complications les plus ordinaires des valvules du col de la vessie, de leur succession, et de la manière dont elles se terminent fréquemment quand leur origine a été méconnue, je vais reproduire textuellement une observation qui m'a été communiquée par un collègue dont je regrette d'avoir oublié le nom. Le sujet n'a pas été ouvert; mais en rapprochant ce fait des précédents, on ne pourra conserver d'incertitude. Je présume d'ailleurs que l'autopsie ne nous aurait éclairé en rien, par la raison que la disposition du col de la vessie aurait très-probablement échappé à l'observateur comme cela est arrivé à tant d'autres. Ce n'est moi-même qu'après avoir médité beaucoup et longtemps sur un grand nombre de faits incomplétement observés, que, revenant à de nouvelles recherches, je suis arrivé aux idées précises que j'expose avec confiance aujourd'hui.

Un charretier, âgé de 44 ans, entra dans le service de M. Sanson, le 26 juin 1836. Il avait eu, il y a 14 ans, une blennorrhagie à symptômes inflammatoires très-aigus et qui ne dura que quinze jours. Depuis cette époque, il n'a éprouvé aucun nouveau symptôme syphilitique; mais il a toujours conservé une légère difficulté à pisser, son jet avait un peu diminué; cependant il ne souffrait nullement du côté des voies urinaires.

En août 1835, le malade, qui ne buvait jamais de *vin blanc*, en fit un excès. Dès le lendemain il fut pris d'envies fréquentes d'uriner, d'ardeur vers le *col vé-*

sical. L'urine ne sortait que goutte à goutte et après de violents efforts; vingt-quatre heures après le début de ces symptômes, elle devint fortement sanguinolente pendant une journée. L'acuité se calma les jours suivants, et le malade est resté, nous dit-il, à peu près toujours dans l'état où nous l'avons trouvé : cependant il a cessé son travail depuis deux mois. A son arrivée : Appétit, embonpoint; il ne se plaint que d'une grande gêne à uriner. Lorsqu'il veut le faire, il pousse pendant près d'une minute. L'urine sort en tire-bouchon, avec *cuisson vive au col : c'est là*, dit-il, *qu'il sent l'empêchement; la sonde ne rencontre pas d'obstacle dans l'urèthre, ni au col; son introduction est un peu cuisante; pas d'écoulement uréthral; seulement, avant la sortie de l'urine, écoulement de quelques gouttes d'un liquide blanc, puriforme*. L'urine forme un dépôt glaireux, abondant (près de la moitié de la masse). Depuis le mois d'août 1835, elle n'est pas redevenue sanguinolente. Pas de symptômes du côté des reins (Sangsues à l'anus, deux bains, du petit-lait pour boisson. Les jours suivants, M. Sanson ordonne de la térébenthine et de la tisane de bourgeons de sapin).

Le 7 juillet, le malade se plaint d'une douleur aux lombes, exactement bornée à la région du rein gauche, douleur qui était survenue spontanément dans la nuit; elle gênait assez fortement les mouvements de la respiration, et devenait plus sensible par la pression (quinze sangsues aux lombes, bains). Pendant les dix jours suivants, elle offrit de nombreuses variations. Quelquefois très-aiguë, avec sentiment d'élancements le long de l'uretère du même côté, elle disparaissait complétement quelques heures après, pour revenir spontanément douze ou quinze heures plus tard. Les symptômes de catarrhe vésical n'avaient pas changé (On continue la térébenthine).

Vers le 18 juillet, perte d'appétit, bouche amère, langue chargée, frissons vagues, un peu de fièvre; la douleur, toujours fixée exactement vers le rein gauche, et se propageant le long de l'uretère, avait augmenté; les inspirations étaient prolongées; le malade s'asseyait souvent sur son lit pour soulager son dos, disait-il. S'il voulait marcher, un cordon douloureux partant des lombes, lui tiraillait la cuisse et le faisait boiter.

Quelques coliques, selles un peu liquides, cuisantes à l'anus (deux ou trois par jour); tumeurs hémorrhoïdales douloureuses; hypogastre très-sensible à la pression; envies plus fréquentes d'uriner, avec sentiment de brûlure au col; sortie de l'urine bien plus difficile. Ce liquide est blanchâtre, fortement ammoniacal, avec quelques flocons blanchâtres en suspension; disparition du dépôt glaireux (Cessation de la térébenthine et de la tisane de bourgeons de sapin, bain, diète, ventouses scarifiées aux lombes).

Le 26, on remarque un soulagement notable : la respiration est normale, la pression sur le rein gauche nullement douloureuse. Le malade s'était beaucoup levé la veille; mais la fièvre ne cesse pas (Bain, diète, petit-lait, trois pots).

Le 2 août, l'état du malade ne paraît pas changer. Il se plaint surtout de douleurs violentes causées par les hémorrhoïdes, qui sont volumineuses et ulcérées.

Le 8, l'état devient très-fâcheux : Fièvre vive ; pouls serré, vif ; faciès souffrant, teint terreux, yeux enfoncés ; langue sèche, rude, à enduit écailleux ; tremblottement des lèvres et de la langue quand le malade veut répondre ; air de stupeur ; pas de délire ; ventre ballonné, très-douloureux à la pression dans toute son étendue, mais surtout à l'hypogastre. La douleur des lombes a changé de caractère : maintenant c'est une gêne, une douleur sourde qui occupe toute la région, également des deux côtés. Sur l'emplacement des deux reins, la pression est sensible : on n'y constate point de saillie anormale. Le malade essaie presque continuellement de pisser : il se place, pour cela, sur les genoux : l'urine ne coule que goutte à goutte. La douleur est excessive ; un tremblement général, comme convulsif, le force alors de se recoucher ; il éprouve le sentiment que lui causerait un fer rouge au col de la vessie ; sortie involontaire de quelques fèces liquides et brûlantes à l'anus produite par ses efforts de micturition (Quinze sangsues aux lombes, fomentations émollientes).

Le 12, à peine un demi-litre d'urine en quatre jours; cependant la vessie ne se sent point à l'hypogastre; la sonde n'en fait pas sortir plus d'un demi-verre. Dans la nuit suivante, la vessie se remplit d'urine. Le 13, on la sentait extrêmement douloureuse, de la grosseur du poing, à l'hypogastre. M. Sanson tira par la sonde, qui entre toujours sans obstacle, environ un demi-litre d'urine ressemblant à du petit-lait dans lequel seraient en suspension des flocons albumineux coagulés. Les yeux de la sonde sont remplis de pus mêlé de sang. L'urine est fétide; le demi-verre qui sort en dernier lieu, est épais, purulent, comme mêlé de débris organiques ayant une odeur de putréfaction.

Jusqu'à sa mort le malade fut sondé chaque matin: on obtenait un bon verre environ de l'urine décrite ci-dessus. Dans l'intervalle, il en urinait un demi-verreà peu près.

Les symptômes ne tardent pas à revêtir un aspect typhoïde très-prononcé : Face amaigrie, yeux enfoncés, expression de souffrance très-marquée, pouls irrégulier, peau sèche et rude, parole embarrassée, affaiblissement. Le malade ne se plaint plus : seulement la moindre pression à l'hypogastre paraît extrêmement douloureuse. Le ballonnement du ventre diminue; délire sourd les deux derniers jours. Mort le 20.

On voit que, pendant 14 ans, la maladie, qui avait succédé à une blennorrhagie, est restée bornée au col de la vessie et ne se manifestait que par de la dysurie et la sortie d'un liquide blanc qui n'était que du sperme ou tout au plus du fluide prostatique altéré ; car l'urèthre était sensible, mais il ne fournissait pas d'écoulement. Ce n'est qu'au mois d'août 1835, que la vessie commença à se prendre, après un excès de vin blanc.

C'est le 7 juillet 1836, après un usage peut-être trop prolongé de térébenthine et de bourgeons de sapin, que le rein gauche s'irrite, et, à partir de ce moment, la maladie prend une marche beaucoup plus rapide; les autres appareils commencent à souffrir.

Enfin, le 8 août, l'inflammation envahit le rein droit, et, dès lors, les symptômes les plus graves apparaissent du côté du ventre, du côté des centres nerveux, et, en dernier résultat, la mort, précédée des plus vives souffrances.

Mais les signes que je viens d'exposer n'annoncent qu'une irritation habituelle des voies urinaires ayant particulièrement son siége au col de la vessie et une gêne dans le cours des urines. Voyons donc s'il ne serait pas possible d'obtenir des données plus précises et capables de nous diriger sûrement dans l'application des moyens thérapeutiques.

Je vais indiquer mes diverses méthodes d'exploration dans l'ordre suivant lequel je procède.

Je commence par faire uriner le malade en ma présence, et je constate de quelle manière se fait l'émission urinaire, si le jet se fait attendre, s'il est fort ou faible, s'il arrive promptement à son diamètre naturel et s'il diminue longtemps avant que l'évacuation ne soit terminée, s'il est continu ou intermittent, s'il s'accompagne ou s'il est suivi d'une douleur en quelque point du canal, et particulièrement vers son orifice interne, etc.

Cela fait, j'introduis jusque dans la vessie, très-lentement et sans mandrin, une sonde de gomme élastique très-souple, de trois millimètres de diamètre, graduée, n'ayant qu'un seul œil et terminée par un renflement olivaire de six à huit millimètres de diamètre.

A mesure que ce renflement progresse, je m'enquiers des sensations que le malade éprouve, et, si je rencontre quelque difficulté, je note en quel endroit. J'évacue ensuite l'urine, s'il en reste dans la vessie; je remarque si les parois de celle-ci sont inégales, douloureuses; j'injecte un peu d'eau tiède dans sa cavité; enfin je retire l'instrument, toujours avec lenteur, notant, comme au moment de son introduction, les sensations du malade et les miennes, et enfin j'examine si le renflement n'a pas ramené hors du canal une sécrétion particulière ou même du sang.

Cette simple exploration me fournit un grand nombre de données fort importantes : 1° Je vois si le canal est libre et si le renflement de la sonde n'éprouve pas quelque obstacle au col de la vessie, ce dont on juge par la profondeur à laquelle on est arrivé et par l'arrivée de l'urine qui ne tarde pas à jaillir. 2° Le volume du renflement permet au malade d'indiquer, d'une manière précise, quelles sensations il perçoit et en quel endroit il les éprouve; j'ajouterai qu'on peut s'assurer soi-même exactement de leur siége, en suivant cette olive avec les doigts, soit par le périnée, soit par le rectum. 3° On juge si la vessie se contracte avec force, si elle se vide, et, dans le cas contraire, combien il reste encore d'urine dans son intérieur; on remarque quelles sont les qualités de cette urine. 4° On apprécie l'état des parois vésicales. 5° Enfin on voit si l'urèthre est le siége de quelque sécrétion, ou si ses parois laissent suinter du sang au moindre frottement.

Si le canal est libre et si on n'éprouve de la résistance qu'à son orifice interne; si, en même temps, le malade perçoit en ce point des douleurs plus vives que partout ailleurs; si, malgré qu'il n'y ait pas d'écoulement, le renflement ramène un liquide blanchâtre ou sanguinolent, on doit en conclure qu'il y a une inflammation chronique de la région prostatique et probablement un état de contracture ou de rétraction du col de la vessie.

Mais comme les signes que je viens d'exposer ne nous donnent pas toute la certitude désirable pour le traitement, je vais essayer d'établir le diagnostic sur des bases encore plus solides.

Je me sers, pour cela, de mon cathéter explorateur, instrument formé d'une tige métallique de 5 à 6 millimètres de diamètre, longue de 35 centimètres environ, droite dans presque toute sa longueur, courbée à angle presque droit (100 à 110 degrés), à 12 ou 16 millimètres de son extrémité vésicale, munie, à son extrémité externe, d'une plaque polygonale perpendiculaire à la direction de son bec et graduée sur

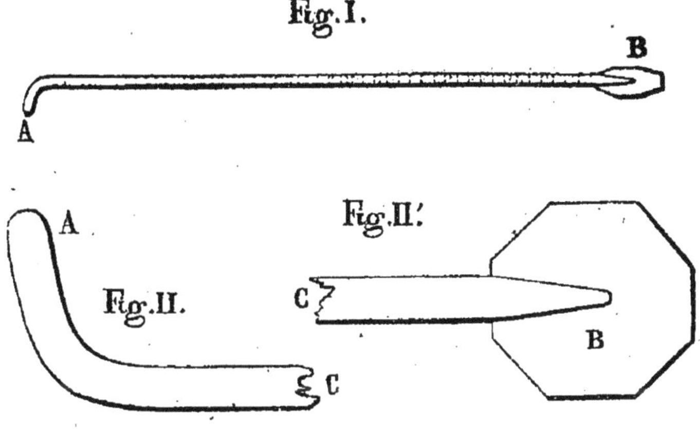

ses faces antérieure et postérieure. (La figure I donne sa forme générale, et les figures II représentent son bec et sa plaque avec leurs dimensions réelles). Ce cathéter est un peu plus difficile à introduire que les algalies ordinaires ; mais, dans les cas d'obstacle au col de la vessie, on est bien plus sûr de le faire pénétrer dans ce réservoir et de ne pas faire de fausse route (1). Son angle brusque, que M. Leroy m'a reproché (*Lettres et mém.*, p. 150), en fait précisément l'un des principaux avantages, et voici comment :

Lorsque ma sonde arrive au col de la vessie, ce n'est pas par son extrémité, mais par sa face dorsale que

---

(1) Après avoir essayé cet instrument dans les hôpitaux pendant plusieurs années, et après avoir démontré son utilité dans divers écrits, j'ai vu tout-à-coup deux chirurgiens me contester l'honneur de son invention. J'ai réduit ailleurs les assertions de l'un d'eux à leur juste valeur (voy. p. 13), et il n'a pas répliqué; j'en ai fait autant à l'égard de M. Leroy d'Etioles (voy. le premier volume de mes *Recherches*, p. 356); mais, sans daigner répondre à mes arguments, il vient de reproduire purement et simplement ses anciennes prétentions, en disant que j'ai exagéré la courbure courte et brusque de sa sonde exploratrice (*Lettres et mém.*, etc., p. 130) : il aurait dû au moins ajouter qu'en même temps que j'en ai complétement changé la courbure, j'en ai réduit le bec de 36 ou 40 millimètres à 12 ou 16, ce qui fait que mon instrument ressemble beaucoup moins au sien que le sien ne ressemble aux sondes ordinaires. Ces modifications sont pourtant essentielles ; car, sans elles, il était impossible d'arriver à un diagnostic exact des affections du col de la vessie. Remarquons, en effet, que c'était uniquement pour reconnaître les calculs vésicaux que M. Leroy avait un peu diminué le bec des algalies ordinaires, et que déjà plusieurs chirurgiens l'avaient fait

le bec se présente à l'espèce de soupape qui ferme cet orifice : on peut donc user d'une certaine force pour soulever cette soupape, sans avoir à craindre de s'enfoncer dans son épaisseur. Or, si la sonde est moins courbe, il est évident que ce ne sera plus le dos, mais l'extrémité qui se présentera à la valvule, et qu'on sera bien plus exposé à faire fausse route. Joignez à cela que si des fausses routes ont été faites préalablement dans ce point avec les algalies ordinaires, comme cela n'arrive que trop souvent, on aura d'autant plus de chances de les éviter, que la courbure de la sonde qu'on emploiera différera plus de celle avec laquelle ces fausses routes ont été pratiquées.

---

avant lui, tandis que personne, avant moi, n'avait imaginé un cathéter tel que le mien pour reconnaître les déformations du col de la vessie. La preuve que M. Leroy n'avait pas même songé à appliquer sa sonde à ce diagnostic, c'est qu'il avait préconisé, dans ce but, un instrument très-compliqué et très-infidèle dont il parle à peine aujourd'hui, et que celui qu'il emploie maintenant n'est autre que le mien, seulement avec une courbure moins prononcée. Il attache, il est vrai, une très-grande importance à cette petite modification et il condamne l'angle de ma sonde comme la rendant difficile à introduire, sans rechercher s'il ne se prive pas par là de grands avantages, et s'il n'est pas facile, à l'aide de quelques règles, d'en rendre l'introduction facile et sûre. Je regrette d'autant plus qu'il n'ait pas sérieusement et scientifiquement discuté ces questions, que, depuis plusieurs années déjà, je n'ai jamais éprouvé de difficulté notable à introduire cet instrument, même dans un cas où, sous les yeux de M Velpeau, M. Leroy n'avait pu parvenir dans la vessie, malgré des tentatives longues et fatigantes, et malgré la moindre courbure de la sonde qu'il employait.

Le même auteur a encore avancé que, dans les engorgements de la prostate, ma sonde passe difficilement à cause de la rigidité du tissu de la glande. Mais il n'a donc pas fait attention que, précisément dans ces cas, le canal augmente considérablement dans son diamètre coccy-pubien. Elle déprime fortement, il est vrai, le bord postérieur du col de la vessie; mais il en serait ainsi quand même son angle serait plus obtus, puisque, quelle que soit celle de ces sondes qu'on ait fait pénétrer dans la vessie, le canal se trouve, en définitive, traversé par une tige droite. Sans doute, la résistance qu'on éprouve pour opérer cette dépression est moins sensible avec un angle obtus qu'avec un angle saillant; mais, que recherchons-nous à l'aide de nos explorations? précisément à connaître cette résistance: ainsi donc, l'instrument le meilleur sera celui qui la transmettra à la main de la manière la plus distincte.

Je vais extraire du premier volume de mes *Recherches* (p. 315) les règles suivant lesquelles j'introduis mon cathéter dans les cas de valvules du col de la vessie. Je n'ai pas besoin de dire que, s'il existait en même temps un rétrécissement de l'urèthre, il faudrait commencer par rendre à ce canal un diamètre convenable.

Pour pratiquer le cathétérisme avec ma sonde *coudée*, on peut se placer à gauche ou à droite du malade, et, dans les deux cas, on peut se servir de la main droite. La position à droite est toujours préférable pour la dernière partie de l'opération qui est la plus délicate ; souvent même elle est impérieusement exigée par certaines manœuvres dont le cathétérisme n'est que le préliminaire.

C'est surtout quand on introduit cet instrument à la manière ordinaire, c'est-à-dire par-dessus le ventre, qu'il faut avoir égard aux courbures que le canal éprouve dans le gland et près de la symphyse (voy. p. 26 et 27), par la raison que son bec se porte bien plus encore que celui des algalies contre la paroi supérieure : aussi je conseille de l'introduire toujours de côté, c'est-à-dire de diriger le pavillon vers l'aine gauche, quand on est à droite, et réciproquement ; puis, sitôt que le bec est engagé dans la verge, de ramener la tige à 25 degrés environ de la verticale et de pousser suivant une ligne qui, des doigts conducteurs, irait tomber sur le milieu de la portion recourbée. De cette manière, et si l'on ne tient pas la tige trop fortement saisie, le bec se tournera de lui-même dans la direction du canal et on aura en outre l'avantage suivant : quand on introduit ces sondes, le bec tourné vers la paroi supérieure, c'est la paroi inférieure seule qui est obligée de se prêter à leur courbure, puisque la première est fixée dans toute sa longueur ; tandis que les parois latérales, étant libres toutes deux, obéissent l'une à la pression du bec, l'autre à la saillie de l'angle : de cette manière le canal forme une espèce de zig-zag, et la pression, se trouvant partagée, devient moins sensible. Lorsqu'on est arrivé au bulbe, il suffit d'incliner légèrement le pavillon vers l'abdomen pour tourner le bec du côté de la vessie, et de presser doucement au niveau du périnée pour l'engager dans la portion membraneuse : alors commence le temps le plus délicat de l'opération.

En effet, si l'on se contentait d'abaisser le pavillon, le bec, qui est très-court, irait immédiatement arc-bouter contre la paroi pubienne de la portion membraneuse ; si l'on se contentait, au contraire, de pousser suivant l'axe de la tige, le talon se trouverait arrêté par la paroi postérieure. C'est donc d'une habile combinaison du mouvement d'abaissement avec celui d'impulsion que dépend le succès, et cette combinaison, il est plus facile de la concevoir et même de s'y habituer que de la décrire. Dans quelques cas, au lieu de combiner ces mouvements, je me suis bien trouvé de les exécuter alternativement.

Souvent, surtout dans les cas dont nous nous occupons, la sensibilité du canal détermine le spasme de fibres musculaires qui, tirant la portion membraneuse en avant, en augmentent la courbure (voy. p. 50) : la forme des sondes coudées élude merveilleusement cette difficulté ; mais il faut agir avec beaucoup de lenteur et par une pression soutenue.

Quand le col de la vessie conserve sa disposition et son élasticité naturelles, on le franchit avec beaucoup de facilité. Dans le cas, au contraire, où il est contracté, son bord postérieur résiste, la partie recourbée de l'instrument est arrêtée, et vainement son talon presserait contre l'obstacle. Il faut alors abaisser le pavillon vers les cuisses du malade, en même temps qu'on presse doucement la tige, de manière que la face dorsale de la portion recourbée marche en avant; il arrive un moment où la valvulve se trouve soulevée, et alors le talon passant par dessus, entre tout-à-coup dans la vessie, en donnant la sensation d'une résistance vaincue. Quiconque se sera un peu exercé à ce genre d'exploration percevra tout ce que je viens de dire avec beaucoup de netteté et de précision; on peut même, jusqu'à un certain point, distinguer s'il s'agit d'une contracture ou d'une véritable rétraction.

Ce que je viens de dire, dans le précédent alinéa, s'observe également chez les femmes. J'ai même vu, chez quelques-unes, la sonde, introduite dans la vessie, se diriger de haut en bas et d'avant en arrière au lieu de se diriger de haut en bas et d'arrière en avant, comme elle le fait habituellement (*voy.* p. 102).

Je suppose maintenant que nous ayons rencontré, chez un homme, un obstacle derrière le col de la vessie; il nous reste encore à savoir si c'est une tumeur, si c'est une valvule prostatique ou si c'est une valvule musculaire.

Pour arriver à cette connaissance, je tiens la tige du cathéter à peu près parallèle à l'axe du tronc, et j'attire son bec contre le bord antérieur du col vésical; puis, de là, le dirigeant tantôt à droite, tantôt à gauche, je lui fais parcourir toute la circonférence de cet orifice en exerçant constamment sur le pavillon une traction légère.

Si, dans ce trajet, se rencontre une tumeur, le bec est arrêté, et il faut lui imprimer un mouvement d'ascension pour passer par dessus et pouvoir continuer la rotation. Dans les cas où une tuméfaction régulière et égale des granulations sus-montanales de la prostate a déterminé une valvule, l'instrument n'est pas arrêté comme dans le cas précédent, cependant il monte régulièrement et par degrés jusqu'à ce qu'il regarde directement en arrière, pour descendre ensuite à peu près de la même manière. Dans les cas, au contraire, où on aurait affaire à une valvule musculaire, ce mouvement ascensionnel pourrait encore exister, mais moins bien marqué que dans les cas précédents.

Je répète cette manœuvre plusieurs fois, tantôt de droite à gauche, tontôt de gauche à droite ; puis j'explore la vessie, je recherche si elle ne contient pas de corps étranger ; en promenant légèrement le talon sur ses parois, je sens si elles sont sensibles, rugueuses, indurées, etc., enfin, je retire l'instrument, le bec en avant, ayant soin d'observer si, au moment où il passe de la vessie dans la région prostatique, il ne donne pas comme la sensation d'une barrière par dessus laquelle il aurait glissé.

Je dois dire cependant que le diagnostic des deux espèces de valvules entre elles pourrait laisser parfois beaucoup d'obscurité si l'âge du malade, ses antécédents, le volume et la sensibilité de la prostate ne venaient nous éclairer. En effet, que le malade soit âgé, que sa prostate soit volumineuse, peu sensible, on aura lieu de croire que la valvule est due à l'hypertrophie de cette glande. Que le malade soit encore jeune, qu'il ait eu des uréthrites rebelles, que la région prostatique soit sensible, saignante au plus léger contact des instruments, qu'il se manifeste des signes d'irritation, d'inflammation du côté des organes génitaux, on aura lieu de croire que la valvule est musculaire.

Pour ce qui concerne le traitement de la dysurie, le diagnostic des valvules entre elles n'est pas indispensable, et leur traitement ne varie qu'en raison de circonstances accessoires ayant elles-mêmes leurs caractères propres.

Je ne parle pas ici des algalies, du trilabe, des bougies en cire, des sondes à empreintes, etc.; car ces moyens sont tout-à-fait sans valeur pour diagnostiquer les obstacles au col de la vessie, et à plus forte raison, pour distinguer ces divers obstacles les uns des autres. On pouvait en tenir quelque compte autrefois; mais on ne pourrait, en conscience, les proposer aujourd'hui (voy. p. 13 et 14).

Certains passages que je vais emprunter à B. Bell (*Mal. vén.* — Trad., t. I, p. 412 et suiv.), démontreront à la fois et la réalité des faits que j'annonce et l'ignorance où étaient sur leur véritable cause ceux-là mêmes qui les avaient observés avant moi.

« Lorsque l'écoulement et les autres symptômes de la gonorrhée sont dissipés, dit ce profond observateur, et que le malade s'imagine être parfaitement guéri, il éprouve tout-à-coup, sans qu'aucune douleur ait précédé, un malaise dans les lombes et des sensations pénibles dans toute la région de la vessie, particulièrement *autour du col de ce viscère;* la région des reins paraît très-fatiguée et devient quelquefois très-douloureuse; tout le cours de l'urèthre, surtout les environs du gland, sont dans un malaise extrême, accompagné d'une sensation douloureuse, de roulements et d'autres mouvements extraordinaires dans les testicules. » Je me permettrai ici une observation, c'est que l'auteur, qui croyait avoir affaire à une affection nerveuse, comme on le verra plus loin, ne paraît pas s'être enquis suffisamment des débuts du mal. Mais continuons :

« Chez quelques individus, ces symptômes affectent en totalité ou en partie les voies urinaires et les organes de la génération, et semblent y être bornés; d'autres fois ils sont réunis aux affections de plusieurs autres parties, de l'estomac surtout et du canal alimentaire.... Le rectum est souvent sujet à des sensations douloureuses.... Quelques malades éprouvent presque tous les symptômes que produit communément la présence de la *pierre* dans la vessie. Ils sont tourmentés d'envies fréquentes d'uriner, *et souvent, dans le temps que l'urine coule à plein canal, elle s'arrête tout-à-coup.*

» Dans un petit nombre de cas, il se manifeste des symptômes de *paralysie* de la vessie et de l'urèthre : tantôt il est difficile et même impossible au malade de faire sortir l'urine de la vessie; d'autres fois elle coule goutte à goutte, et il fait de vains efforts pour la retenir. » Pour apprécier au juste ce que c'était que cette paralysie, il suffira de rappeler que, de l'avis de l'auteur, « les sangsues appliquées près du siége du mal ont même été utiles lorsqu'on soupçonnait, avec quelque fondement, une disposition à la paralysie de la vessie et des parties contiguës, et que l'opium est d'une utilité plus générale encore (*ibid.*, p. 418). »

« Ces symptômes, poursuit B. Bell, causent souvent des tourments insupportables même aux hommes les plus courageux ; mais ils deviennent très-alarmants, dans certains cas, pour les personnes faibles et dont l'imagination s'affecte très-aisément ; quelque légers qu'ils soient, on les attribue communément à la maladie qui a précédé ; on s'imagine qu'elle n'a pas été bien traitée ou complétement guérie. Quand cela arrive à des esprits faciles à s'inquiéter, il en résulte souvent des tourments extrêmes.

« *Il est souvent impossible de connaître la cause de tous ces symptômes, ou même d'une partie* ; ils ne surviennent pas spécialement après une forte inflammation ; ou lorsque, pendant le cours du traitement, le malade s'est livré avec excès à l'usage des femmes ou du vin... On est disposé à croire qu'ils sont en grande partie ou même entièrement imaginaires, et on les traite en conséquence... Je les ai observés après des gonorrhées très-légères qui n'étaient accompagnées d'aucune affection sensible des parties. Les malades ont néanmoins éprouvé des tourments excessifs et continuels.

« Plusieurs des symptômes dont je viens de faire l'énumération sont causés par des tumeurs situées vers le *col de la vessie*, surtout par le gonflement de la prostate.... Mais ici nous supposons, *ce qui arrive assez fréquemment*, qu'on ne peut découvrir aucune affection organique : d'où je conclus que ces symptômes sont une suite d'un *dérangemeut de nerfs...* »

M. Lagneau décrit des phénomènes tout-à-fait semblables aux précédents ; mais il paraît attacher beaucoup plus d'importance que B. Bell aux engorgements prostatiques : « La sonde, dit-il, rencontre souvent un obstacle plus ou moins considérable qui, pour l'ordinaire, se trouve au col de la vessie, occasionné par le gonflement de la prostate (*Traité des mal. syph.*, t. Ier, p. 88, 6e édit). » Cependant, il paraît avoir quelquefois observé des symptômes analogues chez les femmes (p. 131), et, ce qui semblerait prouver qu'il n'a pas toujours trouvé la prostate tuméfiée, c'est qu'ailleurs on trouve ces mots : « *Les engorgements prostatiques* OU AUTRES, *qui resserrent le col de la vessie...* (p. 155).

On voit, en dernière analyse, que ces auteurs ont observé des symptômes qu'ils ne savaient à quoi rapporter. J'espère que, dorénavant, éclairé par ce qui précède, on en reconnaîtra facilement la source ; que ce ne sera plus que dans des circonstances excessivement rares, qu'on aura besoin de recourir à des hypothèses telles qu'un dérangement de nerfs sans lésion organique, et qu'on n'admettra un calcul, un engorgement de la prostate, etc., que lorsqu'on en aura parfaitement constaté l'existence au moyen des signes physiques si précis que la science possède actuellement.

CHAPITRE VI.

TRAITEMENT DES VALVULES DU COL DE LA VESSIE, DE LEURS CAUSES ET DE LEURS COMPLICATIONS.

Dans les cas de valvule du col de la vessie, il peut arriver qu'on ne soit appelé auprès du malade que parce qu'il vient d'être pris d'une rétention d'urine complète. D'un autre côté, nous avons vu que le spasme de l'orifice vésico-uréthral joue un grand rôle dans la production de ces ischuries qui surviennent si fréquemment chez les sujets affectés de rétrécissement organique de l'urèthre. La première indication à remplir est donc de remédier aux accidents les plus urgents, de débarrasser la vessie; la seconde de détruire la cause même de ces accidents.

On emploie habituellement, pour remplir cette première indication, une sonde métallique qu'on nomme *algalie*. Les règles que j'ai exposées dans mon premier volume, au sujet du cathétérisme dans les hypertrophies de la prostate, sont presque toutes applicables ici; je ne les reproduirai donc pas; je dirai seulement que les sondes dont la courbure se trouve indiquée dans nos ouvrages classiques, n'est pas assez prononcée. Cette courbure leur permet, il est vrai, d'arriver plus facilement jusqu'au bulbe de l'urèthre; mais à partir de là, elles ne présentent que des désavantages si on les compare à des sondes plus courbées.

J'ai déjà dit que souvent, dans les cas surtout où la partie profonde de l'urèthre est le siége d'une sensibilité excessive, la portion membraneuse se trouve entraînée spasmodiquement en avant, et présente une courbure exagérée (*voy.* p. 30). Il est évident qu'une sonde très-courbée s'accommodera plutôt à cette direction que celle qui le serait moins. Il est évident, en outre, que puisque les obstacles qu'on rencontre si fréquemment au col de la vessie se trouvent presque toujours sur son bord postérieur, c'est en avant qu'il faut chercher à pénétrer, et qu'une sonde fortement courbée sera encore la plus convenable. Lorsqu'on se sert des algalies ordinaires, de celles décrites par Boyer, par exemple, dont la courbure fait partie d'une circonférence de 15 centimètres environ de diamètre, le bec se présente à la valvule qui ferme l'orifice interne de l'urèthre. Dans l'état normal, les tissus étant très-élastiques et facilement dilatables, ils cèdent à la pression de l'instrument; mais lorsqu'ils sont le siége d'une contracture, ou bien lorsqu'une hypertrophie des granulations prostatiques forme en ce point une saillie compacte, le bec de ces sondes, se présentant à l'obstacle dans une direction presque perpendiculaire, tend à s'y enfoncer, et de là vient qu'on rencontre si fréquemment des fausses routes en cet endroit.

Pour moi, la meilleure algalie est celle qui, à partir de 8 centimètres de son extrémité vésicale, est courbée à peu près régulièrement de manière que la tangente à la dernière partie de sa courbure fasse avec le prolongement idéal de sa portion droite, un angle de 100 à 110 degrés, c'est-à-dire un peu plus ouvert que l'angle droit. Un tel instrument pourra servir dans presque tous les cas, et, dans ceux en question, il mettra, bien plus que tout autre, à l'abri des fausses routes. Déjà Howship avait reconnu les avantages d'une sonde très-courbée dans ce qu'il appelle les *rétrécissements spasmodiques* de l'urèthre (*On the most important complaints*, etc., p. 345). J'ajouterai que l'instrument doit être bien arrondi à son extrémité et qu'il doit avoir un assez fort volume (6 millimètres environ de diamètre), puisque l'orifice interne de l'urèthre n'est que dévié et non rétréci : c'est encore le moyen d'éviter les fausses routes.

Mais, malgré toutes les précautions et toute l'adresse imaginables, le passage d'une sonde métallique est toujours pénible, surtout quand il existe une sensibilité anormale du canal. C'est pour cela que je débute presque toujours au moyen d'une sonde de gomme élastique bien souple, de 4 ou 5 millimètres de diamètre, et que j'introduis sans mandrin. Si je rencontre un rétrécissement, je me conduis comme je l'indiquerai en traitant de cette maladie ; dans le cas, au contraire, où il n'y a pas de rétrécissement, cette sonde suit assez bien toutes les sinuosités du canal sans exercer de frottement sensible sur ses parois, et arrive or dinairement sans encombre jusque dans la vessie. Ce sont surtout les sondes élastiques à courbure fixe qui sont utiles en pareil cas ; et, si l'on n'en avait que de droites, on pourrait, avec beaucoup d'avantage, leur imprimer une courbure à l'aide d'un petit mandrin métallique, tel que le fil d'argent dont on se sert pour désobstruer les algalies. La sonde ainsi courbée franchit plus facilement la valvule, et n'a pas assez de raideur pour blesser ou froisser les parties.

Ce n'est que dans les cas où les sondes élastiques ne réussissent pas que je me sers des algalies.

Si, par hasard, je ne réussissais pas d'une manière ou de l'autre, j'aurais recours à une sonde métallique de la même forme que mon cathéter explorateur (*voy.* p. 174), mais creuse et munie d'un seul œil ouvert sur la tige, à 10 ou 12 millim. de l'angle rentrant. Cette position de l'œil fait qu'il n'expose pas à excorier les tissus, même lorsqu'on se sert de l'instrument comme explorateur. C'est surtout lorsque des fausses routes auront été faites dans des tentatives antérieures que ce procédé sera utile ; il pourra même être indispensable dans quelques cas, par la raison que les sondes à courbure ordinaire auraient une tendance invincible à s'engager dans les pertuis que des sondes de même forme auraient déjà pratiqués.

Maintenant, je suppose qu'on n'ait pas ou qu'on ne sache pas employer ma sonde, ou qu'une cause quelconque, telle qu'un rétrécissement, une sensibilité ou une inflammation trop vives de l'urèthre, etc., ne permettent pas d'en faire usage, on peut recourir à divers moyens dont l'expérience a constaté les bons effets, et que je vais exposer.

En première ligne, je placerai les antiphlogistiques, pour peu qu'il y ait d'irritation et qu'il reste de force au malade. Il est certain qu'une forte saignée ou une application de sangsues au périnée, suivie d'un bain tiède, longtemps prolongé, amènent presque infailliblement une détente et l'émission d'une certaine quantité d'urine. Il est même probable que ces bons résultats ont eu beaucoup d'influence sur l'esprit de M. Blandin (*voy.* p. 35); mais j'ai déjà donné des raisons pour lesquelles son opinion me semble ne devoir être que très-rarement admise. Je vais encore revenir sur ce sujet, après avoir exposé un fait que j'ai observé il y a dix ans; c'est le premier qui ait attiré mon attention sur ce point.

Un sous-officier vétéran employé à la garde de la prison de Bicêtre, ayant été pris tout-à-coup d'une rétention d'urine, se rendit à l'infirmerie de l'hospice et me fit appeler. Je le vis immédiatement : il me dit qu'il avait un rétrécissement de l'urèthre et qu'il avait déjà été pris plusieurs fois de l'accident qu'il éprouvait en ce moment. Je lui introduisis une bougie conique jusque dans la vessie, et je l'avais à peine retirée que l'urine jaillit avec force et par un jet volumineux. Mais le réservoir urinaire n'était pas à moitié vidé que le liquide s'arrêta tout-à-coup pour ne plus reparaître, bien que je répétasse plusieurs fois, et toujours avec facilité, l'introduction de la bougie. J'allais essayer de passer une sonde élastique; mais le malade, qui paraissait regarder son infirmité comme sans conséquence, me dit que le soulagement que je venais de lui procurer lui suffisait pour le moment et qu'il était sûr que le cours des urines allait se rétablir. C'est ce qui arriva.

Ainsi, j'avais à peine retiré la première bougie que l'urine jaillit avec force : rien de plus simple au point de vue des idées régnantes : l'instrument avait dilaté le passage. Mais pourquoi le liquide ne reparut-il plus après les introductions subséquentes? serait-il raisonnable de s'en prendre au gonflement de la muqueuse? D'ailleurs, bien d'autres moyens que les antiphlogistiques ont été employés avec succès dans de semblables circonstances.

Je ne parlerai pas des bons effets des vésicatoires au périnée, des frictions faites sur cette région avec un liniment ammoniacal ou avec la pommade de Gondret, parce qu'on pourrait leur supposer une action révulsive, antiphlogistique; mais on a vu aussi la rétention d'urine céder, dans des cas de ce genre, à un bain de siége très-chaud ou très-froid, à des fomentations chaudes ou froides, à la vapeur d'eau ou de vinaigre chauds dirigée sur le périnée, ou à des embrocations faites sur cette partie avec de l'éther, liquide essentiellement vaporisable et produisant une sensation de froid très-vive là où on l'applique (consultez les ouvrages de J. Hunter, Bell, Swediaur, etc.). Hunter n'a-t-il pas assuré qu'il était utile, pour éloigner et même prévenir le *spasme du rétrécissement*, d'employer des injections légèrement irritantes, ou d'enfoncer une bougie à quelques pouces dans l'urèthre

(*Œuvres*, t. II, p. 528)? Je n'aurais pas, je l'avoue, assez de confiance dans le premier moyen pour l'employer; cependant personne ne dédaignera l'opinion de l'illustre chirurgien anglais, et, lors même que son assertion ne reposerait que sur un petit nombre de faits, il serait difficile de concilier ces faits avec l'opinion de M. Blandin. Combien de fois, d'ailleurs, n'a-t-on pas vu l'introduction de bougies simples déterminer l'écoulement de l'urine sans avoir franchi le rétrécissement?

Quant à moi, j'explique l'efficacité de tous ces moyens évidemment contraires, en admettant qu'une action quelconque un peu vive, provoquée à quelque distance du col de la vessie, fait cesser sa contraction anormale en portant ailleurs l'irritation dont il est le siége.

Un praticien éclairé pourra employer ces divers agents avec d'autant plus de chances de succès qu'il les appliquera à des cas moins compliqués, et il pourra même y joindre, avec avantage, l'emploi des opiacés, de la belladone, de la jusquiame, de la ciguë administrés par la bouche, par l'anus, ou même en frictions sur le périnée. Howship et M. Guthrie disent avoir retiré de bons effets de l'ipécacuanha, Somervail et Grillo d'une solution de camphre et de chlorhydrate d'ammoniaque (*Gaz. méd.* 1836, p. 426), etc.

Dans le cas où la rétention d'urine résisterait à tout, il faudrait, au lieu de s'exposer à lacérer l'urèthre, pratiquer la ponction de la vessie pour livrer issue à l'urine jusqu'à ce qu'on ait rétabli la liberté du canal;

mais je crois qu'avec les règles que j'ai données pour le cathétérisme, il sera bien rarement nécessaire d'en venir à cette extrémité.

Toutefois, il ne suffit pas de débarrasser la vessie, il faut encore, ai-je dit, prévenir le retour des accidents.

En abordant ce sujet, une première question se présente : doit-on commencer par attaquer la valvule ou par combattre sa cause ou ses complications ?

La solution de ce problème n'est pas toujours très-facile ; cependant, je crois qu'on peut dire, d'une manière générale, qu'il faut aller au plus pressant.

En effet, si le malade était atteint de complications graves qui missent sa vie en danger, une opération et les explorations minutieuses qu'elle nécessite pourraient activer la maladie, et non seulement hâter la mort, mais compromettre l'opération et l'opérateur. Il faut commencer par les complications, suppléer, pendant ce temps, à l'évacution naturelle des urines, en débarrassant la vessie artificiellement, avec toute la prudence et la dextérité convenables, jusqu'à ce qu'on ait ramené le malade à des conditions telles qu'un traitement plus actif ait des chances suffisantes de succès.

Mais, si le cours des urines se trouve gêné d'une manière notable, et s'il n'existe pas encore des complications trop sérieuses, il faut attaquer immédiatement la valvule ; car ce sera le meilleur moyen de conjurer l'orage, d'enrayer et même de dissiper les accidents. Un certain degré d'irritation dans le canal ne serait pas une contre-indication.

Toutefois, quand il n'existe pas de complication grave et qu'il ne menace pas d'en survenir, quand le cours de l'urine ne se trouve pas notablement gêné, ou qu'il ne l'est que momentanément, on peut s'adresser de prime abord à la maladie première, que cette maladie ait son siége dans l'urèthre ou dans la vessie ou même en dehors de ces organes, parce qu'il sera permis alors d'espérer guérir la valvule en faisant cesser la cause qui l'a provoquée, et éviter ainsi l'emploi de moyens qui, quoique innocents et peu douloureux, répugnent toujours plus ou moins. Il sera encore temps, d'ailleurs, d'attaquer la valvule si le traitement préliminaire n'a pas l'effet désiré.

Maintenant que nous avons posé les indications générales, nous allons rechercher la manière de remplir les indications particulières.

Lorsque la valvule est due à une hypertrophie des granulations prostatiques, je pense que des moyens appliqués directement sur le mal sont seuls efficaces. On a préconisé tous les fondants imaginables et en particulier l'eau salée, l'eau de mer en bains et en boisson, le calomel à l'intérieur, ainsi que le sublimé, l'iode et ses composés, l'iodure de potassium, entre autres ; mais je doute qu'on ait, par ces divers moyens, diminué tant soit peu le volume de la glande. Des succès, dit-on, ont été obtenus ; mais il est très-probable que, dans plusieurs de ces cas, on avait affaire à autre chose qu'à une hypertrophie de la prostate, et que, dans ceux d'hypertrophie véritable, l'amélioration survenue doit être expliquée d'une autre manière. Il faut si peu, par exemple, pour donner passage à l'urine, que, dans certains cas, la vacuité habituelle du rectum ou toute autre cause peu importante en apparence, doit avoir eu une influence plus grande sur la miction que le dégorgement qu'on croit avoir obtenu.

D'autres fois, c'est à la manière d'employer le médicament plus qu'au médicament lui-même que doit être rapporté, suivant moi, tout l'honneur de la cure. Ainsi, lorsque M. Stafford dit avoir guéri des engorgements de ce genre à l'aide de l'iode et de ses composés portés sur le point malade, je crois que c'est au passage répété de la bougie et à ses frottements sur la saillie morbide que doit être rapportée l'amélioration survenue dans le cours des urines, bien plus qu'à l'action locale et à l'absorption du médicament. Je vais, d'ailleurs, exposer sa manière d'agir, et on jugera quelle quantité de substance médicamenteuse on peut ainsi porter sur la prostate : « Je charge, dit-il, la pointe d'une bougie d'iode, d'iodure de potassium ou de toute autre substance que je juge convenable, et je la plonge dans du suif fondu qui lui forme une enveloppe. Par ce moyen, je puis faire sur la prostate telle application que je désire sans toucher la surface du reste de l'urèthre. Lorsque la bougie a atteint le lieu désiré, sa pointe s'arrête sur la partie malade, et celle-ci, après la fusion du suif, se trouve en contact avec l'iode ou l'iodure, et si l'on imprime doucement à la bougie des mouvements de va-et-vient, il en résulte nécessairement des *frictions* (*On the treatment of some affect. of the prostate gland*, 1840, p. 18). » On verra plus bas que le simple passage de bougies, sans addition de substances médicamenteuses, a été, dans bien des cas, suivi de succès.

Lorsque la valvule est due à une contracture des fibres musculaires, et que cette contracture est, pour ainsi dire, à l'état aigu et sous la dépendance d'une maladie aiguë, on ne tarde presque jamais à la faire cesser en en faisant disparaître la cause. Si elle était, par exemple, produite par une affection purement nerveuse, telle que l'hystérie, le spasme du col de la vessie disparaîtrait avec l'accès, et tous les anti-spasmodiques en usage en pareil cas pourraient avoir leur utilité, surtout administrés par le rectum. Si la contracture était symptomatique d'une affection matérielle du système nerveux, ce serait également à celle-ci qu'il faudrait s'adresser ; mais cette dernière suit, dans la plupart des cas, une marche progressive, et, la résolution succédant à la contracture, la rétention d'urine est, dans bien des cas, remplacée par l'incontinence.

Au sujet de la dysurie hystérique, j'ai déjà dit que je n'ai pas d'expérience personnelle ; mais je trouve dans l'ouvrage d'un chirurgien anglais, M. W. Coulson, une remarque qui me semble venir à l'appui de l'opinion que j'ai émise (*voy.* p. 108) : c'est que, dans ces cas, la rétention d'urine dure bien plus longtemps si l'on fait usage de la sonde que si l'on ne fait rien (*On diseases of the bladder*, etc., p. 79). Si cette remarque, qui se trouve en contradiction avec ce qu'on observe dans toute autre circonstance, est juste, ne doit-on pas croire que cette persistance singulière tient à ce que le passage trop répété de la sonde irrite le col de la vessie, et fait succéder à la contracture nerveuse une contracture véritablement inflammatoire ? L'expérience peut seule décider la question.

Quand le spasme du col de la vessie a lieu sans affection locale bien caractérisée, que ce spasme soit dû soit à un principe rhumatismal, soit à une affection du rectum, telle que fissure, ascarides, etc., ou même à une affection de l'urèthre qui n'aurait encore produit au col de la vessie qu'une lésion fonctionnelle, il faut combattre la cause ; et, quant au spasme, on le suspend souvent, au moins momentanément, à l'aide des moyens que j'ai indiqués (p. 190). Je connais un médecin qui, affecté d'un rétrécissement organique de l'urèthre et d'une contracture habituelle du col de la vessie, ne parvient, dans beaucoup de cas, à faire franchir cet orifice à ses bougies qu'après avoir pris un bain de siége froid. L'immersion du périnée dans de l'eau froide est un moyen que Leveillé a beaucoup préconisé contre ce qu'il appelait *névralgie rhumatismale* du col de la vessie. Souvent il ordonnait en même temps au malade de plonger ses pieds dans un bain sinapisé très-chaud. Voici celle de ses observations où ce moyen paraît avoir le mieux réussi.

Pendant l'hiver de 1813, un homme, âgé de 53 ans, d'une grande mobilité nerveuse, se plaint de douleurs qui, des reins, descendent et se propagent jusqu'à l'hypogastre ; il survient ensuite des ardeurs au col de la vessie, avec envie fréquente d'uriner. Chaque fois que ce besoin se fait sentir, le malade ne peut rendre qu'une petite quantité d'urine avec des *efforts douloureux* qui lui arrachent des cris (boissons mucilagineuses et nitrées; bains entiers et de fauteuil). Amélioration. Jusqu'au 15 juillet, alternatives de mieux et de pire; mais alors douleurs dans les reins, l'hypogastre et les aines, recrudescence des ardeurs d'uriner et d'embarras de la vessie. L'urine est limpide; mais des efforts si grands sont nécessaires pour les rendre, que le malade craint une chute du rectum, quoique l'anus soit fortement contracté; le pénis se gonfle, l'urèthre est douloureux au sommet du gland; et les accidents cessent à peu près quand les urines ont coulé. Les fumigations, les bains de siége, les lavements adoucissants sont sans résultat; les cataplasmes émollients sur le périnée procurent seuls quelque soulagement. Un bain de pieds très-chaud fut prescrit, ainsi que du petit-lait et de la tisane de chiendent : les symptômes s'amendèrent peu à peu. Mais, au bout de 12 jours, un violent accès se renouvela. Le périnée fut exposé sur de l'eau froide, en même temps que les pieds étaient plongés dans un bain sinapisé très-chaud. L'accès se calma, et la guérison se maintenait encore un an après, époque où Leveillé lut son mémoire à l'Institut (*Revue médicale*, octobre 1836, p. 8).

Le même auteur rapporte encore l'observation d'une dame âgée de 75 ans, sujette à des douleurs dans les membres et d'une constitution profondément altérée. Cette femme fut prise au mois d'avril 1814, pendant la convalescence d'un catarrhe pulmonaire, de douleurs atroces dans la vessie et l'urèthre, et de symptômes analogues à ceux de l'observation précédente. Ces douleurs qu'elle éprouvait au printemps ou à l'automne depuis 25 ans, cessaient peu à peu lorsqu'il sortait quelques gouttes de sang; cette fois-ci elles se prolongèrent au-delà de 25 jours. Rien ne soulageait mieux cette malade que l'exposition fréquente sur l'eau froide (*ibid.*, p. 15). B. Bell recommande également « d'appliquer le froid sur les parties principalement affectés (*Maladies vén.*, t. I, p. 288). » Il a vu de la sorte guérir des suintements habituels : on ne pourrait donc tirer aucune conséquence des bons effets de cette médication en faveur de l'opinion de Leveillé. Je ne sache pas, d'ailleurs, qu'on ait jamais préconisé les applications froides contre les rhumatismes.

Remarquons qu'il ne faut pas avoir une confiance exagérée dans ces moyens, qu'ils ne font, la plupart du temps, que pallier une recrudescence, et que si l'on prenait pour une guérison parfaite la diminution des accidents qu'on observe entre chaque accès, on courrait risque de voir survenir la rétraction du constricteur du col de la vessie, et *la maladie passer à l'état chronique*, ainsi que Leveillé dit l'avoir vu assez ordinairement (*ibid.*, p. 26).

Abordons maintenant les cas nombreux où la maladie a bien évidemment pour principe une inflammation de la région prostatique.

Dans ces cas aussi, il faut attaquer la cause, et on

ne tarde ordinairement pas à rétablir le cours de l'urine quand l'inflammation est aiguë, comme dans la blennorrhagie. Il en est encore souvent de même dans les inflammations chroniques; mais alors l'amendement est presque toujours passager; il se reproduit ensuite, et finit par devenir permanent.

Ces inflammations sont, en effet, presque toujours extrêmement rebelles. Dire que, dans beaucoup de cas, elles succèdent à la blennorrhagie, c'est dire qu'elles ont presque toujours alors résisté à tous les moyens qu'on emploie contre cette affection, et qu'il faut peu compter sur les antiphlogistiques, le copahu, le cubèbe, les résines de toutes sortes, etc. Les injections ne vont pas jusque dans la région malade lorsqu'on les fait par la méthode ordinaire. Les boissons diurétiques émulsionnées, ainsi que les bains répétés, m'ont paru plus propres à augmenter le mal qu'à le guérir : ils exaspèrent presque infailliblement le ténesme vésical. C'est alors surtout qu'il faut rechercher s'il n'existerait pas quelque cause locale ou générale à laquelle serait due cette persistance, s'il n'y aurait pas des hémorrhoïdes, une fissure ou tout autre affection entretenant une inflammation chronique du rectum; ou bien une coarctation de l'urèthre, un calcul de la vessie; si les urines ne seraient pas assez acides pour entretenir l'irritation du canal (je ne parle pas des urines alcalines qui pourraient produire les mêmes effets, mais qui seraient alors le résultat d'affections bien autrement graves que celle de l'urèthre). Il faudrait voir si le malade n'est pas atteint de quelque principe athritique, rhumatismal ou d'affection cutanée ; s'il n'est pas faible, lymphatique ou même entaché du vice scrofuleux. Toutes ces circonstances peuvent fournir au praticien des indications particulières. On commencera par traiter les hémorrhoïdes, la fissure, les rétrécissements, les calculs, etc., et, dans beaucoup de cas, on verra l'inflammation uréthrale disparaître spontanément ; dans le cas contraire, on attaquera celle-ci par des moyens appropriés.

Plusieurs fois, lorsque les urines paraissaient trop acides, je me suis bien trouvé de l'administration des alcalis par la bouche ; mais alors il faut éviter de les faire prendre dans une quantité de liquide trop grande, et d'un autre côté, les pastilles n'en contiennent qu'une trop petite quantité. Les tartrates et les citrates alcalins produisent le même effet sur les urines que les carbonates, et m'ont paru pouvoir être donnés à doses plus concentrées. M. Mialhe propose de substituer la magnésie hydratée aux bi-carbonates alcalins. Hoffmann, Brande, Horn et surtout Henry avaient déjà reconnu que cette substance, prise à la dose d'un demi à un gram. par jour, a la propriété de s'opposer à la formation morbide de l'acide urique, et qu'elle l'emporte même sur les carbonates de soude ou de potasse. M. Mialhe ajoute que la magnésie introduit dans l'économie une substance beaucoup plus inoffensive que ces carbonates dont l'action excitante, ou pour mieux dire fluidifiante, est des plus marquées (*Journ. des conn. méd.*, mars 1844). A ces avantages, si l'expérience les confirme, pourrait peut-être, dans le cas dont nous nous occupons, s'en joindre un autre très-grand, ce serait de prévenir la constipation à laquelle ces malades sont assez généralement sujets.

Il est probable que les mêmes moyens seraient utiles dans les cas de goutte, qui sont, d'ailleurs, ceux où les urines présentent le plus souvent le caractère que je viens d'indiquer. Outre les autres remèdes généraux employés contre cette affection, il serait bon de chercher à rappeler le mal vers les articulations qui en étaient préalablement le siége, et peut-être qu'alors les pédiluves sinapisés très-chauds, préconisés par Léveillé, jouiraient d'une double efficacité. Urelli parle d'un moine qui, « affecté depuis longtemps d'une dysurie accompagnée de douleurs intenses dans la vessie, en fut délivré tout à coup par une inflammation aiguë du pied et de la partie inférieure de la jambe. Cette observation, dit Sœmmering, prouve quel secours on peut attendre des dérivatifs pour détourner de la vessie les spasmes les plus violents (*Mal. de la vessie*, etc., p. 68). »

J'en dirai autant des cas où l'on soupçonnerait un principe rhumatismal; il faudrait s'appliquer, en outre, à favoriser la transpiration cutanée au moyen de vêtements de flanelle, de frictions sèches ou aromatiques sur la peau, de bains de vapeur, etc. : on joindrait à cela un traitement interne dépurateur.

C'est surtout dans les cas où le sujet paraîtrait avoir une grande disposition aux affections cutanées que le traitement dépurateur devrait être employé. Mais cette médication est hérissée d'écueils et exige, de la part du praticien, la plus grande circonspection. Les purgatifs drastiques sont quelquefois utiles ; mais il faut que le tube digestif soit à l'état normal et surtout qu'il ne se manifeste pas cette tendance à la diarrhée qu'on remarque souvent dans les maladies très-avancées de l'appareil urinaire. Il faut se garder de les continuer trop longtemps et surtout d'employer ceux qui agissent particulièrement sur l'extrémité inférieure du gros intestin, comme l'aloès. J'ai déjà dit que l'ipécacuanha avait été vanté par plusieurs chirurgiens anglais : je crois, en effet, que les vomitifs, surtout administrés de manière à produire une légère purgation, doivent être préférés. J'ai vu quelques malades qui disaient s'être bien trouvés du vomi-purgatif Leroy.

Quant aux tisanes dépuratives, je n'ai pas encore d'opinion bien arrêtée sur leur valeur : je dois même dire que je les ai vues assez souvent augmenter, comme toutes les boissons abondantes d'ailleurs, le ténesme vésical. C'est surtout aux diurétiques dont on fait un si fréquent usage en pareil cas, que j'ai reconnu cet inconvénient, et je partage tout-à-fait les idées émises à leur sujet par M. Lallemand (*Pertes sém.*, t. II, p. 22).

Ce que je viens de dire des tisanes dépuratives en général s'applique aux boissons hydro-sulfureuses.

Quant aux bains médicamenteux, ils fournissent rarement de bons résultats dans les phlegmasies chroniques de la portion profonde de l'urèthre. J'ai conseillé plusieurs fois les bains hydro-sulfureux ; mais presque toujours j'ai été obligé d'en discontinuer bientôt l'usage. C'est peut-être pour cette raison que je n'en ai obtenu aucun avantage, car ils paraissent avoir mieux réussi à M. Lallemand dans des cas analogues aux miens, avec cette seule différence qu'il n'y est pas question de difficulté pour uriner (*Ibid.*, t. III, p. 270). Quant à moi, je les ai vus produire, comme les bains simples, comme les bains alcalins, une augmentation du ténesme vésical qui fatiguait considérablement les malades et aurait peut-être fini par aggraver l'état de la vessie et des reins, si l'on eût persisté dans leur emploi. Le meilleur est donc de rétablir le cours des urines avant d'en conseiller l'usage.

Je pense que, pour beaucoup de raisons, les bains hydro-sulfureux seraient plus utiles pris aux sources mêmes : le changement de climat, d'habitudes, l'exercice, le grand air en secondent puissamment les effets. Mais il faut encore, à cet égard, un choix judicieux ; car toutes ne conviennent pas également. M. Lallemand, qui a fait de ce sujet une étude approfondie, donne en général la préférence aux eaux de Molity et de Vernet.

Les premières sortent de la source à une température voisine de celle de la peau et peuvent, par conséquent, être prises à l'instant même. Elles sont très-riches en glairine, substance qui rend leur action très-onctueuse. Enfin elles sont placées sous le ciel chaud, sec et constant du Roussillon ; il ne leur manque que d'être introduites dans les baignoires par la partie inférieure, pour prévenir, autant que possible, l'action de l'air et l'évaporation des gaz. — Plusieurs sources de Vernet, village voisin de Molity, jouissent de tous ces avantages, et, de plus, elles sont accompagnées d'autres sources, dont quelques-unes ont près de 60 degrés centigrades, et sont situées de manière à donner une chute d'environ 15 mètres. Ces immenses avantages ont été mis à profit pour établir des douches puissantes. Une température un peu élevée, d'ailleurs, devrait être recherchée dans les cas où l'on a lieu de soupçonner un principe rhumatismal. On a encore conseillé ces eaux en boisson, en injections dans la vessie, en lavements, ou plutôt en douches ascendantes dans le rectum, en douches latérales sur le périnée, le scrotum, les lombes, etc., tant en vapeur qu'en arrosoir et en jet plus ou moins fort.

Mais, je le repète, il faut, lorsqu'il devient nécessaire de recourir à ces moyens, détruire auparavant l'obstacle au cours de l'urine.

Si le malade était très-affaibli, l'emploi des ferrugineux, des amers, du quinquina, un exercice gradué, un régime analeptique, le grand air, la campagne, les bains de mer et même ceux de rivière pourraient aider puissamment à la guérison. Ces bains n'ont pas les inconvénients des bains tièdes : l'astriction que leur température fait éprouver aux tissus favorise peu l'absorption et les rend essentiellement toniques.

Les mêmes moyens, et particulièrement les bains de mer, au dire de B. Bell (*Mal. vén.*, t. I, p. 293), pourraient être très-utiles aux personnes lymphatiques et scrofuleuses. Quant à ces dernières, on pourrait leur conseiller, en outre, l'iode sous ses différentes formes, sans oublier toutefois que l'iodure de potassium qu'on emploie tant, depuis quelques années, agit, avant tout, sur les voies urinaires comme les diurétiques, et possède à un très-haut degré l'inconvénient que je reprochais, il n'y a qu'un instant, à cette classe de médicaments.

On sait que certains praticiens rapportent presque toute affection des organes génitaux et urinaires à une origine syphilitique. J'avais entendu parler de la guérison de phénomènes analogues à ceux des valvules du col de la vessie par les mercuriaux, et je me décidai conséquemment à en faire l'essai. Mais bien que mes expériences aient été peu nombreuses, j'ai cru remarquer qu'il en résultait également une aggravation du ténesme de la vessie. B. Bell qui, pendant plusieurs années, a employé hardiment ce moyen contre ce qu'il appelle *engorgements de la prostate*, *sensations extraordinaires*, etc., *consécutifs à la gonorrhée*, avoue n'en avoir jamais vu résulter aucun avantage, et que, dans quelques cas, cette pratique a été évidemment nuisible. Bosquillon, son traducteur, partage entièrement cette opinion (*Ibid.* p. 151, 218 et 417). Il serait donc bon, avant d'en essayer, de faire cesser la difficulté d'uriner.

En même temps qu'on s'adressera à l'ensemble de l'économie, il faudra combattre l'état local, c'est-à-dire l'irritation dont la région prostatique est le siége.

Si les phénomènes inflammatoires étaient très-prononcés, on mettrait en usage les antiphlogistiques de toutes sortes. Les saignées, et surtout les saignées locales, telles que les sangsues au périnée, les ventouses aux lombes, à l'hypogastre, devaient être employées chaque fois que surviendrait une recrudescence inflammatoire.

On aurait ensuite recours aux révulsifs dans les mêmes régions, et cette pratique, qui généralement est très-utile, aurait surtout des chances de succès si la maladie avait succédé à l'extension ou à la disparition d'une affection cutanée. Chopart, dans une observation que je lui ai empruntée précédemment (voy. p. 77), a fait usage, avec le plus grand succès, d'un vésicatoire au bras. B. Bell revient à plusieurs reprises sur les avantages d'un vésicatoire appliqué sur tout le périnée, et il recommande d'y insister; car, dans quelques cas, dit-il, ce n'est qu'après l'avoir réitéré jusqu'à deux, trois et même quatre fois qu'on en retire de bons effets (*loc. cit.*, p. 292 et 419). M. Lagneau vante également ce moyen de traitement (*Mal. syph.*, t. I, page 83).

Craignant l'action des cantharides sur le col vésical, j'ai fait faire, dans quelques cas, des frictions sur le périnée avec une pommade à l'huile de croton, et plus souvent avec celle d'Autenrieth. La première a une action trop lente, la seconde est très-douloureuse, rend la marche presque impossible et ne peut être continuée assez longtemps. Je crois que c'est la seule raison pour laquelle je n'en ai pas obtenu de guérison parfaite; car les résultats me donnaient toujours lieu d'espérer un succès plus complet.

C'est pour cela que j'ai proposé à quelques malades l'application d'un séton au périnée; mais aucun ne s'y est décidé. Je crois cependant que ce serait un moyen à essayer, car il paraît avoir à-peu-près constamment amendé le mal, bien que, très-probablement, il n'ait été employé que dans les cas les plus graves. B. Bell l'a employé dans deux cas de suintement très-rebelle et il a obtenu une diminution de l'écoulement. Il ajoute, il est vrai, que le mieux n'a pas été assez grand pour dédommager des désagréments causés par le remède (*loc. cit.*, p. 292); mais il mettait deux sétons, un de chaque côté du périnée. Il me semble qu'il y aurait beaucoup moins d'inconvénients à en mettre un seul au milieu, d'avant en arrière : c'est un fait que j'ai pu vérifier sur un malade auquel j'avais mis une mèche en cet endroit, pour un cas de fistule stercorale très-compliquée. Dans un cas de tuméfaction très-probablement inflammatoire de la prostate, avec symptômes d'irritabilité de la vessie, chez un homme de 28 ans, Earle tenta l'application d'un vésicatoire au périnée; mais n'obtenant pas de ce moyen l'effet qu'il désirait, et jugeant qu'une irritation et un écoulement considérables étaient nécessaires, il plaça un séton dans la direction de la région périnéale : les deux ouvertures de ce séton étaient éloignées l'une de l'autre d'environ deux pouces. Les symptômes d'irritabilité de la vessie commencèrent à diminuer, et, au bout d'un certain temps, ils disparurent entièrement. En examinant la prostate de temps en temps, on observa qu'elle décroissait graduellement, jusqu'à ce qu'enfin elle fût revenue, à peu de chose près, à son volume naturel. Le malade conserva ce séton pendant quelques mois. Malheureusement, lorsqu'on l'eût retiré, les symptômes se reproduisirent. On jugea à propos de le replacer ; mais cette nouvelle application ne fut pas suivie des mêmes effets que la première (*Œuvres de J. Hunter*, t. II, p. 374).

On peut joindre à cela quelques bains de siége tièdes et même froids, des lavements émollients et même opiacés à la même température, quelques suppositoires calmants dans le rectum, etc., et on aurait toujours soin d'entretenir la liberté du ventre.

Nous avons vu déjà l'heureuse influence des bougies de cire molle dans les cas que nous étudions. Howship les regarde comme étant, au point de vue chirurgical, le meilleur moyen à diriger contre les *strictures spasmodiques* (*loc. cit.*, p. 559). Ch. Bell les préconise également contre cette affection et même pour combattre l'inflammation chronique de l'urèthre. Il conseille, lorsque les symptômes aigus se sont amendés, d'introduire une bougie volumineuse et de la laisser pendant deux ou trois minutes. On la réintroduit au bout de quatre jours, et ainsi de suite, jusqu'à ce qu'elle passe sans douleur. Quelquefois, dit-il, l'inflammation augmente, gagne le testicule; mais, d'autres fois, la pression sur la surface enflammée, l'extension de la membrane malade troublent l'inflammation chronique. Une exaspération résulte de cette pratique; mais elle modifie et diminue l'état morbide primitif. Il attribue à un pareil mode d'action les bons effets que Bruninghausen dit avoir obtenus de la dilatation de l'urèthre par l'urine même, dont le malade arrêtait l'écoulement en se comprimant légèrement le canal avec les doigts (*On diseases of the urethra*, etc., p. 95). Déjà B. Bell avait dit en parlant du *suintement habituel* : « Lorsque les injections ont été inutiles, on peut tenter les bougies; celles-ci irritent l'urèthre et remplissent les mêmes indications que les injections stimulantes; elles ont même paru, dans quelques cas, plus efficaces, peut-être parce qu'elles servent de soutien aux parties privées de tôn. Mais on ne peut jamais être certain de cet effet; c'est ce qui me détermine à commencer toujours par les injections (*Mal. vén.*, t. I, p. 286.) »

M. Civiale préconise aussi, en différents endroits, l'emploi des bougies dans des cas d'irritation chronique de l'urèthre : « On introduit, dit-il, tous les jours ou tous les deux jours, suivant l'irritabilité du sujet, une bougie de cire molle, d'une ligne et demie à deux lignes de diamètre; on la laisse en place pendant trois à dix minutes chaque fois, et, pour assurer le succès, il suffit de procéder à l'introduction de cet instrument avec la lenteur et les précautions dont j'ai fait un précepte. Dans les cas les plus simples et les moins anciens, la seule diminution ou *modification* de la sensibilité locale par le fait de la bougie, est déjà un grand pas vers la guérison. Je ne crois pas qu'on puisse attribuer aucune action spéciale à cette bougie de cire; si elle réussit mieux que les autres moyens dont on s'est servi, c'est qu'elle pénètre plus aisément, c'est qu'elle cause moins de douleur, et, partant, provoque peu ou point de réaction. Ce résultat, dont je me suis assuré maintes fois dans ma pratique, m'a conduit aussi à ne laisser la bougie en place que pendant quelques minutes, et à diminuer d'autant plus son séjour dans l'urèthre, qu'elle occasionne des sensations plus désagréables au malade (*Traité des mal. des org. gén. urin.*, t. II, p. 85 et *passim*). » Voilà assurément des indications rationnelles ; il est seulement fâcheux que l'auteur, qui cite plusieurs fois les deux Bell, les laisse ici complétement dans l'oubli.

J'ai déjà dit que les bougies font souvent cesser immédiatement le spasme du col de la vessie, et qu'il n'est même pas nécessaire qu'elles pénètrent jusque-là pour amener ce résultat favorable. Bien plus, un homme dont la vessie était dans un état d'irritabilité, remarqua que, s'il introduisait une bougie à une petite profondeur dans l'urèthre, l'irritation de la vessie était enlevée, et qu'il pouvait ainsi retenir son urine pendant plusieurs heures (Hunter, t. II, p. 376). Cependant on s'exposerait à de fréquents mécomptes si l'on en attendait les miracles qu'on leur a dernièrement attribués. L'amélioration qu'on en retire n'est souvent que de courte durée, et j'ai vu un certain nombre de malades qui avaient suivi ce traitement pendant des semaines et même pendant des mois, sans aucun résultat. La preuve de ce que je viens de dire se trouve dans l'ouvrage même de M. Civiale que je citais il n'y a qu'un instant : « *La plupart* des malades, même les plus attentifs et les plus aptes à exécuter ce que je leur avais bien expliqué, ont échoué et sont venus me trouver *dans une position plus grave que par le passé* (*loc. cit.*, p. 91). L'auteur s'en prend à ce que l'introduction de la bougie faite par le sujet lui-même ou par un médecin sans expérience, avait fatigué l'urèthre, au lieu d'en modifier l'irritabilité. Je sais que cela arrive fréquemment; mais je crois aussi que les insuccès tiennent bien plus fréquemment encore à ce que, par ce moyen, on n'attaque pas la cause d'une manière assez efficace. On calme souvent les symptômes; mais, dans la plupart des cas, l'inflammation persiste: les bougies m'ont paru, dans beaucoup de circonstances, ne produire dans le canal que ce qu'on fait extérieurement en se grattant dans les affections dartreuses de la peau.

C'est à cause de cette fréquente insuffisance des bougies, que plusieurs chirurgiens ont cherché à les rendre plus efficaces en les enduisant de diverses substances médicamenteuses. C'est ainsi que B. Bell a proposé, quand elles n'excitent pas un degré suffisant d'inflammation, de les tremper dans l'huile de térébenthine, dans un liniment un peu liquide composé d'huile et de cire mêlées avec une petite quantité de précipité rouge, ou dans l'onguent basilicum ordinaire réduit avec l'huile de térébenthine en consistance de liniment; ou bien de les enduire d'onguent mercuriel, ou mieux encore de mercure éteint par sa trituration avec du miel (*loc. cit.*). L'efficacité de la pommade au calomel contre beaucoup d'affections de la peau m'a porté à en faire usage; d'autres fois c'est de pommade aluminée, saturnée, ou mêlée d'extrait de tannin que je me suis servi. On a incorporé diverses substances à la matière emplastique dont les bougies sont faites; mais on n'en emploie ainsi qu'une trop faible dose. Je préfère rouler celles-ci dans une poudre médicamenteuse, comme le fait M. Jobert pour les rétrécissements de l'urèthre, parce qu'on peut en mettre en quantité et dans l'étendue convenables. On prend, par exemple, de l'alun calciné en poudre, ou du calomel, etc., et on en met un peu sur une table. On choisit une bougie en cire de dimensions relatives à l'état du canal; on en ramollit l'extrémité dans une certaine étendue en la pétrissant entre les doigts; on peut même, s'il le faut, l'échauffer à la chandelle; puis on roule cette extrémité dans la poudre et on la pétrit toujours avec les doigts, de manière à incorporer la poudre dans la cire. Enfin on frotte un peu la bougie pour la débarrasser du superflu de la poudre, on l'enduit légèrement d'huile et on l'introduit dans l'urèthre, jusqu'à ce que la partie ainsi préparée corresponde au lieu malade. J'ai quelquefois obtenu de bons effets de ces diverses méthodes; mais les insuccès ne sont pas rares et il est presque toujours impossible de savoir d'avance ce qu'on doit espérer; car ce ne sont pas toujours les cas les plus graves en apparence qui sont les plus rebelles.

Avant de quitter ce sujet, je dois recommander de courber toujours un peu en haut le bec des bougies: c'est le moyen quelquefois indispensable de leur faire franchir facilement la saillie valvulaire du col de la vessie.

D'après ce qui vient d'être dit, les bougies ne pourraient remédier à la dysurie qu'autant que la valvule n'est encore qu'à l'état de spasme ou de contracture. Il se pourrait cependant que, même dans des cas de rétraction, on eût obtenu quelque amélioration de leur emploi. Arrivées dans la vessie, elles dépriment nécessairement quelque peu le bord postérieur de son col, et, si peu qu'elles en dégagent l'orifice, elles favoriseront l'écoulement de l'urine. C'est, sans aucun doute, cette dépression qui fait que l'introduction de mon cathéter explorateur est souvent suivie d'une amélioration passagère ; c'est aussi de la sorte qu'agit le séjour permanent des sondes élastiques.

Ces sondes, en effet, si souples qu'on les suppose, ont toujours une certaine élasticité qui tend à les redresser et en vertu de laquelle elles pressent plus fortement sur le bord postérieur de l'orifice interne de l'urèthre que sur les autres. Lorsque ce bord est à l'état naturel, il cède, et la pression de la sonde se trouve partagée par toute la paroi postérieure de la région profonde du canal. Mais vient-il à faire saillie en avant, à perdre son élasticité, alors il supporte seul toute la pression. De là vient que, chez les personnes qui ont succombé à une affection de ce genre et qui ont porté pendant quelque temps une sonde à demeure, il n'est pas rare de voir la valvule creusée par un sillon résultant non seulement d'une dépression, mais encore d'une véritable ulcération au fond de laquelle on reconnaît les fibres musculaires à leur direction transversale. Cette ulcération, quelquefois très-profonde, peut avoir des résultats fort heureux, puisqu'elle a pour effet de rétablir le cours des urines, tandis que je n'ai pas encore vu d'inconvénient grave en être la suite : jamais, que je sache, elle n'a, par exemple, causé une infiltration urineuse dans les parties voisines, et si quelquefois elle paraît avoir déterminé des douleurs en urinant et même une légère disposition à l'incontinence d'urine, ces phénomènes n'ont pas tardé à se dissiper par le travail de cicatrisation.

Est-ce à dire pour cela qu'on doive traiter par les sondes à demeure les valvules ou même les rétrécissements qu'on soupçonne accompagnés de valvules? Non certes ; car ce traitement peut avoir et a souvent de graves inconvénients.

L'urèthre de l'homme a plusieurs courbures : d'abord il descend du col de la vessie vers les parties superficielles du périnée ; puis il se dirige en avant et un peu en haut, sous la symphyse pubienne au-devant de laquelle il adhère, au moyen du ligament suspenseur de la verge ; de là il descend presque verticalement. On a donc eu quelque raison de le comparer à un S dont une concavité la plus rapprochée de la vessie, regarderait en avant et en haut et l'autre en arrière et en bas. Celle-ci se trouve à un ou deux centimètres en arrière de la racine antérieure du scrotum, de sorte qu'elle est recouverte par celui-ci, et qu'elle correspond aux adhérences celluleuses qui unissent les deux lames de la cloison des dartos.

Ces courbures peuvent-elles s'effacer? je ne le pense pas. En vain on déprimerait le pénis comme plusieurs auteurs l'ont conseillé, le ligament suspenseur, ainsi que tous les tissus fibreux, ne jouit que d'une extensibilité très-faible; en vain on chercherait à abaisser ce ligament en relâchant la paroi antérieure du ventre (voy. p. 16), la symphyse du pubis, à laquelle il s'insère, ne peut se mouvoir isolément; le bassin ne forme qu'un tout, et c'est lui qui fixe les rapports et la direction de l'urèthre. Celui-ci ne peut donc être redressé.

Une sonde droite peut, il est vrai, pénétrer jusque dans la vessie; mais voici comment cela se fait: l'instrument commence par déprimer fortement la paroi inférieure du canal, au niveau du ligament suspenseur, et ce n'est que par rapport à elle qu'on peut dire avec quelque vérité que l'angle s'efface; puis il presse contre la paroi supérieure au moment où il passe sous la symphyse pubienne, sans changer sensiblement la position du bulbe, qui est maintenu fixe par l'aponévrose moyenne du périnée et par le sphincter de l'anus. Enfin, arrivé dans la portion membraneuse, l'instrument déprime de nouveau la paroi inférieure devenue postérieure.

Nous avons vu plus haut le résultat de cette pression sur le col de la vessie: ce résultat peut devenir favorable; mais malheureusement l'ulcération n'est pas toujours ainsi bornée, et quelquefois elle s'étend jusque dans les régions prostatique et membraneuse.

Sans même arriver à ce degré, cette pression peut avoir des effets fâcheux sur l'orifice des canaux spermatiques, et, par continuité, sur le reste des organes génitaux. Chacun sait combien les orchites sont fréquentes chez les sujets qui portent des sondes à demeure depuis quelque temps.

Quant aux effets résultant de la pression que les sondes exercent sur la paroi supérieure du canal, au-dessous de la symphyse pubienne, ils sont de peu d'importance ; ce n'est presque toujours qu'une simple rougeur longitudinale circonscrite, de deux à trois centimètres de longueur et de quatre millimètres de largeur. Rarement on y trouve une excoriation de la muqueuse et je n'ai jamais vu le canal perforé par une action de ce genre.

Mais il n'en est pas de même au niveau du troisième point comprimé, c'est-à-dire sur la paroi inférieure de l'urèthre, vis-à-vis du ligament suspenseur. Au bout de quelques jours de présence de la sonde, cette paroi présente une rougeur plus ou moins vive, dans l'étendue de 2 à 4 centimètres et même plus ; bientôt survient une érosion de la muqueuse, puis une inflammation, une infiltration purulente du tissu spongieux lui-même, enfin sa destruction dans une étendue presque égale, et un épanchement d'urine dans le scrotum, près de sa racine antérieure d'abord, et bientôt dans une bien plus grande étendue, si on ne se hâte d'arrêter cette infiltration en donnant passage au liquide par de larges incisions. J'ai, dans un mémoire spécial, rapporté des exemples de tous les degrés et complications de cet accident (*Jour. des conn. méd. chir.*, avril, 1840) ; j'y ai fait voir la simple rougeur et l'érosion de la muqueuse, la coagulation du sang et une infiltration de pus dans les cellules du tissu spongieux, la destruction de toute l'épaisseur de l'urèthre, un abcès diffus ou circonscrit de la cloison des dartos, une infiltration urineuse de toutes les tuniques scrotales, des fistules urinaires, l'inflammation et l'hémorrhagie de la tunique vaginale, la dénudation et l'inflammation du testicule ; enfin, chose plus consolante, j'ai fait voir qu'on peut obtenir la cicatrisation. Malheureusement, il peut arriver alors que l'urèthre se rétrécisse au niveau du point ulcéré. C'est probablement ainsi qu'une coarctation s'était produite *vers le milieu du canal*, chez un fou épileptique auquel M. Lallemand avait mis une sonde à demeure, un an auparavant, pour s'opposer à une manie indomptable de masturbation (Bermond, *Sur les rétréciss. de l'urèthre*, p. 16, 1837).

Il ne faut pas croire qu'il faille beaucoup de temps pour amener tous ces désordres. J'ai rapporté l'observation d'un vieillard chez lequel il avait suffi de six jours pour détruire une grande partie de la muqueuse de l'urèthre, et d'un autre chez lequel, en 13 jours, il s'était opéré une perforation complète de ce canal, une dissection complète de la cloison par l'urine et le pus, et la dénudation du testicule gauche. Je conviens que les accidents ne marchent pas toujours aussi vite, surtout chez les adultes ; mais il n'en est pas moins vrai qu'il serait presque impossible de produire sur le col de la vessie l'effet désiré, sans voir surgir auparavant des désordres très-graves. Si les auteurs ne les ont pas décrits, ce n'est pas faute de les avoir observés, mais c'est pour les avoir mal compris. On n'a pas fait attention qu'une sonde élastique droite, quelle qu'elle soit, tend toujours à prendre la direction rectiligne, et cette tendance est; toutes choses égales d'ailleurs, en raison directe du volume de l'instrument.

Or, pour espérer produire une ulcération ou même une simple dépression sur le bord postérieur du col de la vessie, il faut des sondes d'un certain diamètre.

Des auteurs conseillent de préférer les sondes à courbure fixe, lorsqu'il s'agit de les laisser à demeure; ils les donnent comme plus faciles à supporter et comme fatiguant moins le canal. Mais ces sondes sont droites dans la partie qui traverse la portion de l'urèthre la plus exposée à s'ulcérer; elles agiraient par conséquent comme les précédentes, tandis que leur courbure correspondrait précisément au point qu'elles devraient déprimer, ulcérer le plus tôt possible. Un tel conseil serait, comme on le voit, un véritable contre-sens.

Desault, qui rapporte deux observations d'infiltration urineuse *dans le scrotum* pendant le séjour des sondes dans l'urèthre, suppose que des duretés extérieures au canal se sont ramollies, abcédées sous l'influence des sondes, et, comme l'infiltration s'est faite en peu d'heures, il pense qu'elle a succédé à l'ouverture des abcès dans le canal (*OEuv. chir.*, t. III, p. 258 et 266). A. Cooper, après avoir rapporté une observation où des abcès urineux s'étaient manifestés *au scrotum, au niveau de la paroi inférieure de l'urèthre*, pendant le séjour d'une bougie maintenue obstinément dans le canal pour le dilater, ajoute : « Les fistules, avec perte de substance, sont très-difficiles à guérir ; elles ont ordinairement leur siége dans la portion de l'urèthre qui se trouve *au devant du scrotum*; elles ont généralement une *direction longitudinale et atteignent l'étendue d'un demi-pouce à un pouce.* Quelquefois le tiers du canal est détruit ; d'autres fois c'est la moitié, et non-seulement la membrane qui forme l'urèthre, mais encore la *partie inférieure du tissu spongieux* qui y adhère, n'existent plus. » Voilà les faits, nous allons voir l'explication : « La perforation du canal succède à un abcès qui s'est formé dans une des lacunes de l'urèthre sous l'influence d'une prédisposition à la fonte putride et gangréneuse. Il se forme une eschare qui intéresse la paroi de l'urèthre vis-à-vis la lacune qui renferme l'abcès, et lorsque celui-ci vient à se vider, l'eschare tombe, et laisse après elle une large ouverture (*Œuv. chir.*, trad. p. 576). » Maintenant pourquoi ces perforations se font-elles au devant du scrotum et à la paroi inférieure de l'urèthre? C'est ce que A. Cooper aurait dû nous dire; car ailleurs aussi il existe des lacunes. On voit que son explication ne se concilie guère avec la justesse de ses observations.

De même qu'en exposant l'action des bougies, j'ai été entraîné à parler de celle des sondes, de même celles-ci devraient me conduire à décrire d'autres moyens qui agissent dans le même sens, et avec plus de rapidité. Mais il me reste encore à dire quelques mots au sujet de certaines méthodes de traitement, qui ont principalement pour but de modifier et de détruire l'irritation dont le canal est le siége, je veux parler des mouchetures, des injections et de la cautérisation.

On a, guidé peut-être par une analogie trompeuse, préconisé de petites mouchetures faites à la face interne de l'urèthre pour combattre les inflammations chroniques de ce canal (*Gaz. des hôp.*, 5 mai 1852, p. 119.) D'abord je ne crois pas ces mouchetures tout-à-fait exemptes de danger lorsqu'on les pratique dans la région spongieuse du canal, parce que, si l'on venait à ouvrir les cellules du tissu qui en forme la membrane principale, cellules qui ne sont, comme on le sait, qu'un plexus veineux divisé à l'extrême, il pourrait en résulter une hémorrhagie inquiétante, une infiltration urineuse, des abcès, etc. Est-ce qu'on n'a pas vu des hémorrhagies excessivement graves résulter d'une application caustique faite sur une partie saine du canal et prolongée de manière à intéresser le tissu spongieux? Qu'on ne m'objecte pas qu'on emploie et que j'emploie moi-même les scarifications dans certains cas de rétrécissements; car alors on n'a pas à craindre les mêmes dangers; puisque les rétrécissements résultent précisément d'une oblitération des cellules et de la transformation des parois uréthrales en tissu fibreux.

Ensuite, en supposant que les mouchetures ne pénètrent que la superficie de la membrane muqueuse, est-il bien certain qu'elles soient capables d'amender une uréthrite chronique? Les dermatologistes ont-ils jamais vanté, contre les affections chroniques de la peau, à des mouchetures faites sur le lieu malade! Lorsqu'il y a, en un point quelconque, une forte congestion produite par l'afflux du sang et sans autre altération du tissu malade, les mouchetures peuvent être utiles; mais qu'on n'oublie pas que, pratiquées sur les tissus enflammés, elles déterminent, ainsi que l'a observé le judicieux Sanson, plus souvent leur engorgement que leur dégorgement (*Dict. de méd. et chir. prat.*, t. XI, p. 546). Il m'est déjà arrivé un certain nombre de fois de faire des scarifications profondes sur des valvules du col de la vessie, et je n'ai jamais vu que l'écoulement sanguin qui en est résulté, ait exercé quelque influence favorable sur l'inflammation chronique concomitante.

Les injections, telles qu'on les fait habituellement, ne peuvent pénétrer jusqu'au col de la vessie; mais leurs bons effets dans la partie antérieure du canal, m'a donné lieu d'espérer qu'elles seraient également utiles plus profondément. Toutefois j'ai pensé que l'inflammation étant moins superficielle dans cette dernière région, elles devraient agir plutôt par leur durée que par leur activité : j'ai donc cherché à les faire continues; mais, jusqu'à présent, mes essais n'ont été que peu suivis et, partant, peu efficaces.

J'avais d'abord eu l'idée de les faire à l'aide d'une sonde élastique courbe et à double courant, munie, à son extrémité vésicale, d'un petit sac de baudruche, et, à son extrémité externe, de deux pavillons fermés chacun par un robinet. L'un des conduits s'ouvrait par un œil dans l'intérieur du sac; l'autre s'ouvrait également par un œil, mais immédiatement au-dessous de ce sac. J'avais pour but, après avoir introduit cet instrument jusque dans la vessie, de distendre la poche en y poussant un liquide, de l'attirer ensuite jusqu'au col de la vessie et de faire, par le second canal, une injection qui, pénétrant dans la région prostatique par l'œil libre dont j'ai parlé, ressortirait ensuite autour de la sonde en baignant toute l'étendue de l'urèthre.

Je pense qu'il serait possible de faire un instrument de ce genre assez délicat, assez flexible pour remplir toutes les conditions; mais celui qu'on me fit se trouva trop gros, fatiguait trop le canal pour entrer et ne laissait sortir le liquide qu'avec difficulté. J'en suis resté là, et je me suis contenté de faire les injections avec la sonde olivaire que j'ai décrite à propos du diagnostic. En la prenant fine et terminée par un renflement assez volumineux, sans l'être trop pour ne franchir que difficilement le canal, on l'introduit jusque dans la vessie; puis on l'attire doucement au-dehors jusqu'à ce que le renflement soit arrêté à l'orifice interne de l'urèthre, et on pousse l'injection: celle-ci ressort entre la tige de la sonde et le canal. Je crois que le renflement ne suffit pas pour empêcher une certaine portion du liquide de pénétrer dans la vessie; mais comme, jusqu'à présent, les liquides que j'ai mis en usage n'étaient que des décoctions d'orge, de racine de guimauve, une légère décoction de feuilles de noyer, ou une légère solution d'extrait de tannin, cela n'a pu avoir d'inconvénients : je faisais même volontairement l'injection à la fois dans la vessie et dans l'urèthre, en poussant la sonde plus ou moins profondément. Je commençais par une température douce et je finissais par employer le liquide froid ou presque froid. Ces injections ont pu être continuées pendant une ou plusieurs heures, et les résultats que j'ai obtenus jusqu'à présent, sans avoir été bien remarquables, m'encouragent cependant à persévérer dans cette voie et à multiplier mes essais.

Il y a plusieurs siècles déjà qu'on fait usage du caustique, dans le traitement des rétentions d'urine qu'on supposait produites par des *caroncules au col de la vessie*. A. Lucuna fait remonter l'emploi de cette méthode à un certain empirique portugais nommé Philippe, et il parle de trois personnages importants de l'époque, guéris par cet homme. Dans la préparation que celui-ci employait, entrait du vert-de-gris, de l'orpiment, un sel vitriolique qui était probablement le sulfate de cuivre, et de l'alun, le tout dissous huit ou neuf fois dans du vinaigre, desséché chaque fois à un soleil ardent; puis réduit en poudre très-fine, mêlé avec de la litharge, et enfin bouilli dans une certaine quantité d'huile de roses jusqu'à consistance d'emplâtre. On excavait ensuite une bougie, ou une sonde de plomb, et c'est dans cette excavation qu'on logeait l'emplâtre, afin qu'il ne fît pas de saillie et qu'il fût moins sujet à se détacher (*A. Lucunæ methodus cognoscendi extirpandique excrescentes in collo vesicæ carunculas;* 1551).

Lacuna attribue à ce mélange la singulière vertu de détruire les excroissances, et de respecter les parties saines ; mais il est évident qu'une pareille distinction ne peut être admise, et que si cette substance eût été douée des propriétés caustiques qu'on lui attribuait, il serait nécessairement résulté des accidents très-graves d'une pareille manière de l'appliquer. Elle n'agissait probablement qu'en modifiant l'état morbide sous l'influence duquel était survenue la dysurie.

C'est d'ailleurs le seul but que Ch. Bell dit s'être proposé en faisant usage du nitrate d'argent. « J'ai, dit-il, procédé par une analogie rigoureuse. Nous appliquons le caustique sur l'œil pour diminuer sa sensibilité et son irritabilité, non pour produire une eschare, et nous ramenons à l'état sain une surface ulcérée, même lorsque c'est la cornée qui est malade. Nous appliquons le caustique en solution sur les ulcères les plus douloureux, et, en diminuant ainsi leur sensibilité, nous enlevons l'inflammation. J'en ai fait autant dans la bouche, dans la gorge et jusque dans la trachée, et j'ai diminué ainsi l'inflammation, la toux et le spasme (*On diseases of the urethra*, etc., p. 98, 1822). » Quant au moyen d'application employé par Ch. Bell, il est à peu près le même que celui qui vient d'être exposé.

Ducamp et M. Lallemand ont imaginé des instruments que chacun connaît, et à l'aide desquels le caustique n'est mis à nu qu'à volonté. Le meilleur, qui est la sonde à cautériser de ce dernier, peut être très-utile lorsqu'on veut agir dans l'intérieur du canal; mais il n'en est pas tout-à-fait de même, quand on veut porter le caustique sur le col de la vessie: c'est ce dont on va juger.

D'abord il n'est pas aussi facile que le dit l'auteur de connaître au juste la longueur du canal. Il conseille, pour cela, d'introduire une sonde dans la vessie, de la retirer jusqu'à ce que l'urine s'arrête, de marquer le point correspondant à l'extrémité de la verge, de mesurer l'espace qui sépare ce point du dernier œil de l'instrument, et de mettre ensuite le curseur de la sonde à cautériser à pareille distance de l'extrémité vésicale, moins 12 ou 15 millimètres. Lorsqu'on aura introduit cet instrument jusqu'au curseur, ajoute-t-il, le bec sera à 12 ou 15 millimètres de la vessie, et il suffira alors de pousser le mandrin d'une pareille étendue pour cautériser le col même de cet organe. On le retire ensuite peu-à-peu à mesure qu'on retire la sonde, de manière qu'arrivé près du bulbe, il soit entièrement rentré dans sa gaîne (*Dict. de méd. et chir. prat.*, t. XIV, p. 339).

Mais en supposant qu'on prenne toutes les précautions nécessaires pour ne pas plus tirailler la verge pendant l'introduction de la sonde à cautériser que pendant celle de la sonde évacuatrice, n'est-il pas évident qu'il suffira que leur courbure ne soit pas tout-à-fait la même pour que l'une arrive plus tôt que l'autre dans la vessie? M. Lallemand a si bien senti cet inconvénient, que, dans son dernier volume, il insiste fortement pour qu'on fasse le bouton terminal de son mandrin beaucoup plus gros qu'on ne le fait ordinairement, afin que si la sonde arrive dans la vessie, on puisse, en la retirant, sentir la résistance que ce renflement éprouve au passage de l'orifice vésico-uréthral. « C'est alors seulement, dit-il, qu'on est certain que la cuvette chargée du nitrate d'argent correspond à la surface inférieure de la prostate sur laquelle viennent s'ouvrir les canaux éjaculateurs. Pour que cette sensation serve ainsi de guide sûr, il faut donc que le milieu de ce renflement olivaire soit beaucoup plus gros que le calibre du tube (*Des pertes sém.*, t. III. p. 396). »

Moi qui fais grand usage des sondes exploratrices terminées par un renflement olivaire volumineux, je puis assurer qu'il s'en faut de beaucoup que les sensations soient aussi distinctes qu'on pourrait le croire d'après ce passage, et qu'on est presque toujours obligé, pour arriver à quelque notion bien précise, d'imprimer à l'instrument plusieurs mouvements de va-et-vient qui n'ont pas grand inconvénient quand on se sert d'un instrument élastique comme les sondes exploratrices dont je parle, mais qui en ont beaucoup quand on se sert d'un instrument rigide comme la sonde à cautériser.

De plus, pour mettre à nu le caustique, on pousse le mandrin dans l'urèthre; mais ce mandrin ainsi poussé fait ordinairement beaucoup souffrir, parce qu'il froisse presque toujours l'une ou l'autre paroi du canal, et que, dans les cas dont il s'agit ici, il va presque nécessairement buter par son extrémité contre la valvule.

Enfin pour peu qu'il survienne d'erreur dans l'application de cet instrument, ou bien on ne cautérise pas jusqu'au col de la vessie, ou bien on pousse la cuvette dans l'intérieur même de cet organe. J'ai donc cru devoir imaginer un nouveau porte-caustique pour agir sur les parties les plus reculées de l'urèthre.

Cet instrument se compose : 1° d'une gaîne en argent de 6 millimètres de diamètre, droite dans presque toute son étendue; seulement, à 12 millimètres de son extrémité vésicale, elle se recourbe à angle de 100 à 110 degrés, comme mon cathéter explorateur (voy. p. 174). La partie droite de cette gaîne présente, près du coude, sur le côté concave, une fenêtre allongée, de 20 à 24 millimètres de longueur; 2° d'une tige métallique entrant à frottement dans la gaîne précédente et portant, près de son extrémité, une cuvette qui, longue de 8 à 10 millimètres, est destinée à loger le caustique. La gaîne porte, à son extrémité externe, un barillet présentant une fente dont une partie est horizontale, et l'autre perpendiculaire à l'une des extrémités de la précédente; à la tige porte-cuvette s'adapte une vis engrenée dans la fente du barillet.

A l'aide de ce mécanisme très-simple, on peut : 1° faire exécuter à la tige un demi-tour, dans un sens ou dans l'autre, pour tourner la cuvette du côté de la fenêtre ou du côté opposé, et, par conséquent, mettre le caustique à nu ou à couvert; 2° imprimer à cette cuvette des mouvements de va-et-vient tels qu'elle puisse, à volonté, correspondre à l'extrémité supérieure ou à l'extrémité inférieure de la fenêtre.

Pour me servir de ce porte-caustique, je commence par le fermer, et je graisse les bords de la fenêtre avec un peu de suif, afin d'empêcher l'urine d'y pénétrer, au moment de son arrivée dans la vessie : le beurre ou le cérat seraient trop mous et la cire trop dure. Après avoir évacué l'urine à l'aide d'une sonde ordinaire, j'introduis l'instrument ainsi apprêté et huilé jusque dans la vessie. Avec son bec, j'explore le col, comme je le ferais avec mon cathéter explorateur et lorsque ce bec accroche, pour ainsi dire, le bord postérieur de l'orifice, que je suis sûr, par conséquent, que la fenêtre correspond à la paroi sur laquelle doit spécialement porter l'action du caustique, je tourne la cuvette de ce côté. Après un temps presque toujours très-court et à peine appréciable, je la ferme et je retire l'instrument.

Quelquefois, avant de recouvrir le caustique, je fais faire à l'instrument un tour complet, afin d'agir sur toute la face interne du col.

Si l'on considère que, dans ces cas, le col vésical ne s'éloigne ordinairement que très peu du veru-montanum, et que la légère traction qu'on exerce sur l'instrument rapproche encore ces deux parties, si l'on fait attention qu'il reste presque toujours sur le point cautérisé une petite portion de caustique dissous et non éteint qui tend à se porter vers les parties déclives, on comprendra que la simple manœuvre que je viens d'exposer agit sur le col de la vessie, sur le veru-montanum et sur les points intermédiaires.

Mais on peut être plus sûr encore d'agir sur le veru-montanum, et même plus bas, en ramenant la cuvette de la partie supérieure de la fenêtre à sa partie inférieure, et en la repoussant ensuite à sa première place. On peut, en outre, en portant le bec soit à droite, soit à gauche, soit en haut, cautériser de la même manière les parois droite, gauche ou antérieure du canal.

Les premiers effets de cette cautérisation sont une douleur assez vive de la région prostatique de l'urèthre et un ténesme vésical très-prononcé.

La douleur qui retentit dans le fondement et vers la fosse naviculaire, se fait surtout sentir au commencement et vers la fin de l'émission urinaire, et, malgré son acuité, j'ai vu beaucoup de malades qui la préféraient à la sensibilité sourde, obtuse qu'ils éprouvaient auparavant.

Le ténesme s'accompagne, mais non constamment, d'une augmentation de la dysurie. Il est rare cependant qu'il survienne une rétention d'urine complète, et le malade, après quelques moments d'attente, finit presque toujours par se débarrasser. Le filet est d'abord mince, interrompu ; on voit que c'est avec crainte que le malade le laisse échapper et qu'il redoute l'exaspération de ses douleurs par le passage de l'urine. Le jet finit cependant par prendre du volume, et le liquide qui, pendant presque tout le temps de l'émission, avait sa couleur habituelle, apparaît sanguinolent vers la fin : c'est surtout pendant les efforts opérés pour expulser les dernières gouttes, que le sang est plus abondant; il sort quelquefois alors presque pur.

Pourquoi le sang apparaît-il ainsi vers la fin de l'excrétion urinaire seulement, et s'arrête-t-il aussitôt? Je ne sache pas qu'aucun auteur ait abordé cette question. J'avais cru d'abord qu'il était en quelque sorte exprimé par la pression indirecte des muscles abdominaux sur les plexus veineux du bassin et des muscles pelviens sur la prostate; mais le suintement sanguinolent se manifeste également vers la fin de l'émission urinaire, quand la cautérisation a été faite dans la portion antérieure de l'urèthre. Il y a donc lieu de croire qu'il est dû à ce que l'urine, après avoir lavé et mis à nu la surface de la plaie, l'irrite et l'avive pour ainsi dire; cependant comme, dans ce dernier cas, le suintement n'est pas aussi abondant, toutes choses étant égales d'ailleurs, il se pourrait que, dans le premier, il fût l'effet des deux causes réunies.

Quoi qu'il en soit, ce suintement sanguinolent suit à peu près toujours la même marche; il augmente d'abord pendant quarante-huit heures environ, après quoi il diminue pour disparaître à la fin du quatrième ou du cinquième jour. Après quelque temps, la sécrétion des parties cautérisées prend plus de consistance et devient puriforme de séreuse ou séro-sanguinolente qu'elle était d'abord.

Quant à la douleur, elle dure un peu plus, et au

bout d'un temps qui varie, elle s'éteint complétement, ou bien elle revient à son premier état ; quelquefois elle ne disparaît pas complétement, mais elle change de caractère.

Ce n'est que quand les symptômes sont redevenus stationnaires qu'on revient à la cautérisation, si l'on juge encore convenable de l'essayer.

J'ai bien des fois pratiqué cette opération, et jamais je n'en ai vu résulter d'accident sérieux ; je n'ai même pas vu que les pertes séminales, lorsqu'elles existaient, fussent souvent augmentées immédiatement après la cautérisation, comme le dit M. Lallemand (t. III, p. 405). Une fois j'ai vu survenir une légère orchite qui n'a pas tardé à disparaître ; une autre fois, une douleur vive persista pendant un mois ou cinq semaines, et s'accompagna de rétention complète d'urine, tandis qu'auparavant cette rétention était incomplète ; mais je dois dire que, pendant huit jours, les phénomènes avaient paru suivre la marche ordinaire, et que ce n'est qu'après que le malade se fût imprudemment livré à des approches conjugales, que survinrent les phénomènes dont je viens de parler.

Il suffit presque toujours de quelques bains pour calmer l'irritation, et encore j'ai bien soin de n'en pas faire prendre sitôt que celle-ci est sur son déclin, dans la crainte que le trop grand relâchement qui en est l'effet, et l'absorption d'eau qui s'y fait, ne tendent à perpétuer l'écoulement et, partant, à ramener l'état chronique. Quelquefois cependant, je fais prendre des bains de siége simples ou médicamenteux, suivant les circonstances. On pourrait, si l'inflammation provoquée était trop vive, faire quelques applications de sangsues ; mais je n'ai jamais été obligé de recourir à ce moyen par le fait seul de la cautérisation.

Dans le cas où s'est manifestée une rétention d'urine, j'ai conseillé au malade de se sonder, chaque fois qu'il en aurait besoin, avec une petite sonde élastique à courbure fixe, afin d'éviter de heurter avec le bec la paroi postérieure de la région prostatique sur laquelle la cautérisation avait agi. J'ai vu, dans quelques cas analogues, des praticiens qui, craignant par dessus tout l'emploi des instruments, recommandaient aux malades de faire tous leurs efforts, de prendre toutes les positions propres à favoriser l'issue de l'urine : c'est une pratique contre laquelle je ne saurais trop m'élever ; non seulement elle fait affluer le sang vers le col de la vessie, mais encore elle expose le reste des organes urinaires à s'enflammer également.

A en juger d'après l'ouvrage de M. Lallemand, il semblerait qu'on ne dût pas, ou presque pas, trouver d'inflammation chronique de l'urèthre qui résiste à la cautérisation. Malheureusement il s'en faut de beaucoup qu'il en soit ainsi, et une trop grande confiance amènerait de fréquents mécomptes. Bien loin de moi, cependant, l'idée de vouloir jeter de la défaveur sur les observations de M. Lallemand; mais je crois que ses succès tiennent aussi beaucoup au climat favorable sous lequel il pratique, et il aurait, très-probablement, constaté lui-même bien des récidives, s'il eût été renseigné assez longtemps sur ses malades, surtout ceux qui habitent le Nord. Ainsi, il dit avoir vu des écoulements qui alternaient avec des éruptions dartreuses, cesser pour toujours à la suite d'une seule cautérisation, après avoir résisté pendant quatre ou cinq ans aux traitements les plus énergiques et en particulier à l'action des eaux thermales, sous toutes les formes (*Des pertes sém.*, t. III, p. 410). Pour moi, je dois l'avouer, je n'ai jamais été aussi heureux dans ces sortes de cas, et je regarde ces complications comme très-fâcheuses. J'ai modifié, amendé la douleur par la cautérisation, je l'ai même suspendue quelquefois, mais jamais déracinée. M. Civiale paraît n'avoir pas été plus heureux : « Pour mon compte, dit-il, j'ai employé un grand nombre de fois la cautérisation du col de la vessie, quelquefois avec utilité, mais souvent aussi sans avantages bien marqués et incontestables (*Traité des mal. des org. gén. urin.*, t. II, p. 116). »

Toutefois, quand la maladie est locale, la cautérisation est une méthode excellente, qui procure de bons résultats. J'ai déjà rapporté quelques preuves de son utilité dans le premier volume de mes *Recherches* (p. 278 et 382) ; j'en pourrais encore mentionner d'autres, si la valeur de cette méthode n'était pas aussi bien établie, et si l'on ne devait pas en trouver encore quelques nouveaux exemples dans certains faits que je consignerai plus bas. Mais, je ne saurais trop le répéter, si elle améliore souvent l'état des malades, il est bien rare qu'elle les guérisse radicalement. J'ai pu suivre des yeux, dans l'urèthre d'une femme, le décroissement de l'inflammation opéré par l'action du caustique ; mais je n'ai pu parvenir à éteindre complétement le mal, et plus tard sont survenues quelques légères recrudescences. Il faudrait, avant tout, détruire le vice général auquel ces affections doivent presque toujours leur persistance, et les praticiens savent combien cette tâche est difficile.

On peut, lorsque la rétention d'urine est due à une simple contracture du col de la vessie, espérer voir les accidents cesser à la suite de la cautérisation ; mais alors c'est un simple effet de la disparition de l'inflammation qui provoquait cette contracture ; et peut-être encore de l'astriction que l'application du caustique fait éprouver à la muqueuse et aux vaisseaux qui, l'une par son gonflement, et les autres par leur dilatation, augmentent la saillie valvulaire et complètent l'occlusion du canal. Ce serait à tort qu'on espérerait détruire une valvule permanente par ce moyen : le nitrate d'argent n'agit pas à une assez grande profondeur. Ou bien il faudrait le laisser un temps tel que la fusion du caustique ne manquerait pas d'étendre son action à des parties qu'il est important de respecter ; ou bien il faudrait répéter les applications sans mesure, et, dans les deux cas, on verrait presque toujours survenir, consécutivement au travail de cicatrisation, une rétraction qui ne ferait qu'aggraver le mal.

M. Lallemand pense que le nitrate d'argent agit ici, sur la surface enflammée, comme dans les cas de plaies sanieuses, fongueuses, saignantes, etc., dont la cicatrisation ne marche pas, qu'il donne du ton aux vaisseaux engorgés, aux aréoles du tissu cellulaire distendu par l'afflux prolongé des liquides, comme le font, seulement avec des degrés d'énergie différents, divers médicaments toniques ou excitants, ou même une simple compression convenablement exercée sur les tissus malades (*Des pertes sém.*, t. III p. 407).

L'influence de cette sorte d'astriction du tissu malade me semble réelle; mais elle ne me paraît pas rendre compte de tous les phénomènes; car la cautérisation réussit également dans de simples affections aiguës où l'on ne peut admettre la stagnation des liquides dont parle M. Lallemand. Nous avons vu plus haut que, d'après Ch. Bell, cette méthode agit en modifiant l'inflammation. Cette explication qui ne nous apprend rien est, peut-être, la plus prudente qu'on puisse faire dans l'état actuel de la science; voyons cependant si l'induction ne nous permettrait pas d'entrevoir quelque chose de plus.

D'abord, dans les cas de sensibilité très-vive, celle-ci diminue, presque toujours, immédiatement après une application très-légère du caustique, phénomène qu'on a mis à profit dans le traitement de certains rétrécissements de l'urèthre qui ne peuvent tolérer le moindre contact des instruments qu'après avoir été cautérisés. Il est donc à croire que les papilles nerveuses se développent comme les vaisseaux et que le caustique produit sur elles un effet analogue.

Ensuite la sécrétion change de nature : d'abord séreuse ou séro-sanguinolente, elle devient blanche et puriforme; en même semps elle est parfaitement innocente pour les parties voisines, d'âcre et d'irritante qu'elle était quelquefois. Ne peut-on pas supposer que la cautérisation aide encore à la guérison, en modifiant la nature d'un liquide qui, auparavant, entretenait l'inflammation des parties, en séjournant à leur surface? Il semble que les sécrétions naturelles de la peau et des muqueuses prennent des qualités nuisibles sitôt que les organes qui les produisent dépassent un certain degré de vitalité, et de là vient, sans doute, que l'inflammation de ces membranes est si tenace toutes les fois qu'elles sont en contact avec elles-mêmes. Voyons, en effet, combien la durée d'une bronchite, d'une entérite, ou même d'une cystite simples est plus courte que celle d'une uréthrite, d'une vaginite : c'est que les muqueuses des organes respiratoires et digestifs sont continuellement séparées par des matières gazeuses, liquides ou solides; celles qui tapissent les canaux excréteurs des glandes sont continuellement lotionnées par les liquides qui les parcourent; tandis que la muqueuse de l'urèthre et du vagin est toujours, ou presque toujours, en contact avec elle-même. Cette proposition acquerra plus d'évidence encore, si l'on se rappelle l'heureuse influence qu'on exerce sur la vaginite, en absorbant la sécrétion par un tampon de charpie, sur la balanite en séparant le gland et le prépuce au moyen d'un linge sec, et sur l'intertrigo des enfants, en interposant une simple poudre absorbante dans les plis de la peau qui en sont le siége. M. Mayor affirme même qu'on accélère la guérison de certaines ophthalmies, en poussant, à l'aide d'un stylet, un peu de beau coton cardé entre les paupières et le globe de l'œil (*Jour. des con. méd. chir.*, juin 1842).

Il est difficile d'interposer un corps étranger entre les parois d'un urèthre qui est le siége d'une inflammation aiguë; aussi la maladie parcourt-elle presque nécessairement toutes ses périodes, c'est-à-dire que ce n'est que quand la sécrétion a changé de nature, que quand elle s'est rapprochée de ce qu'on appelle, dans le langage des écoles, du pus louable, qu'elle commence à décroître et qu'elle marche vers la guérison. De là vient, sans doute, que quand le molimen inflammatoire n'est pas assez énergique pour opérer ce changement, on est plus exposé à voir la maladie passer à l'état chronique; de là vient probablement aussi qu'on a vu, maintes et maintes fois, une uréthrite aiguë guérir une uréthrite chronique, et qu'il en est quelquefois de même de l'introduction d'une bougie ou d'une sonde qui paraîtraient devoir aggraver le mal.

Or, ne pourrait-on pas conclure de ce qui précède, que la cautérisation superficielle de l'urèthre agit de même, c'est-à-dire qu'elle porte la phlegmasie à un degré assez élevé pour remplacer une sécrétion viciée par une autre de meilleure nature, par une sécrétion puriforme qui, n'irritant pas, et même protégeant les tissus, leur permette de revenir à leur type normal de vitalité?

On pourrait, d'ailleurs, seconder les effets de la cautérisation à l'aide du copahu, du cubèbe, de la térébenthine et généralement de tous les moyens qu'on emploie pour hâter la terminaison des écoulements blennorrhagiques.

Tels sont les moyens à l'aide desquels on pourra combattre l'irritation uréthrale. Si cette irritation s'était propagée aux organes spermatiques, on pourrait la combattre directement par des antiphlogistiques, des applications émollientes, sédatives ou astringentes, et, s'il en était résulté quelque engorgement de l'épididyme ou du testicule, on aurait recours à des frictions résolutives mercurielles ou iodurées, etc. Mais, dans beaucoup de cas, il suffira de modifier l'état de l'urèthre pour voir se dissiper les complications qui se seraient manifestées du côté des organes génitaux, et quelquefois même il ne sera pas nécessaire que la modification soit bien profonde, ainsi qu'on en va juger par le fait suivant, dont j'ai déjà eu occasion de parler.

M. S..., âgé de plus de 60 ans, me raconta que, dans un violent effort qu'il fit, il y a 6 ans, pour se préserver d'une chute à la renverse qu'il était sur le point de faire, il fut pris d'une violente douleur au col de la vessie, et que cette douleur, depuis ce temps, ne l'a pas quitté, tantôt plus vive, tantôt moindre. Quoi qu'il en soit de cette étiologie, il est bon de dire que cet homme était sujet à une affection herpétique, et que même, lorsque je le vis, il portait encore une dartre qui lui couvrait la tempe ainsi que la paupière inférieure et une partie de la pommette du côté gauche. Il était en outre tourmenté de douleurs en diverses parties du corps, et particulièrement d'une sciatique gauche. Dix-huit mois auparavant, il était venu à Paris se confier aux soins d'un praticien très-distingué qui lui avait trouvé un petit calcul et l'avait broyé. Une seule séance avait suffi.

Mais, à la suite de cette séance et des manœuvres d'exploration, la douleur de la région prostatique était devenue plus vive, et, à partir de ce moment, la liqueur séminale avait pris une couleur presque aussi rouge que si elle eût été composée de sang pur. Cet homme s'était aperçu que la masturbation le soulageait et il y avait recours de temps en temps. La persistance des accidents dont je viens de parler, et surtout de la douleur au col de la vessie, le ramena à Paris, où les soins de plusieurs hommes spéciaux lui furent sans utilité.

Lorsque je le vis, je trouvai que la vessie se vidait à-peu-près complétement, mais que le jet était un peu lent à s'établir et diminuait de volume plus tôt que cela n'aurait dû être. L'exploration me démontra que la région prostatique était très-sensible, qu'elle donnait un léger suintement séro-sanguinolent lorsqu'une sonde olivaire y passait, enfin qu'il existait déjà une valvule bien caractérisée.

Des pilules diaphorétiques et purgatives et des boissons sulfureuses n'ayant produit aucun effet, considérant, d'ailleurs, l'inutilité des moyens employés avant moi, je pratiquai trois incisions sur la valvule et je laissai à demeure, pendant cinq jours, une sonde élastique de cinq millimètres de diamètre, pensant que peut-être, en donnant plus de liberté aux urines, la douleur en éprouverait une modification salutaire. Il n'en fut rien : la douleur résultant de l'opération se dissipa peu à peu et l'urèthre revint à son état habituel ; mais, chose à laquelle je ne m'attendais pas, à partir de ce moment, les évacuations séminales sont revenues à leur couleur naturelle.

Une cautérisation de toute la région prostatique n'eut pas d'autre résultat, et il en fut de même de limonades minérales et de préparations opiacées conseillées par un autre praticien.

Ainsi, dans ce cas, les scarifications ne paraissent pas avoir eu une grande influence sur l'état de l'urèthre, et cependant elles ont fait disparaître la couleur sanguinolente du sperme. Comment ont-elles agi sur les vésicules séminales ? Voilà une question que je crois impossible de résoudre dans l'état actuel de la science. Dans un cas observé par M. Willaume (*voy.* p. 123), des pollutions sanguinolentes et puriformes disparurent immédiatement sous l'influence d'une seule cautérisation de la région prostatique ; mais l'inflammation du canal paraît avoir disparu en même temps, et, ce qui explique peut-être la différence qui existe, sous ce rapport, entre ce fait et le mien (car, dans le mien, la cautérisation fut aussi mise en usage, mais inutilement), c'est l'origine de la maladie de l'urèthre, qui était probablement de nature dartreuse chez mon malade, et consécutive à une blennorrhagie chez celui de M. Willaume, qui, par conséquent, se trouvait sous la dépendance d'une affection générale dans un cas, et était tout-à-fait locale dans l'autre.

J'arrive au traitement des valvules vésico-uréthrales elles-mêmes.

J'ai fait voir qu'on pourrait obtenir la destruction de la saillie morbide par le séjour permanent des sondes ou par le caustique, mais que de tels moyens seraient trop infidèles et trop dangereux pour pouvoir être érigés en méthodes de traitement. J'en dirai autant de la déchirure de ces brides par le passage répété et le frottement de tiges métalliques, ainsi que le pratiquaient souvent les anciens dans leurs prétendus cas de carnosités (Galien, *de locis affectis*). Quant à la perforation de l'obstacle qui a été imaginée il y a quelques années, en France et en Angleterre, comme elle a été surtout conseillée dans des cas d'hypertrophie considérable de la prostate, je me propose d'y revenir en temps et lieu plus convenables.

Trois méthodes seulement me semblent applicables au traitement des valvules du col de la vessie : ce sont : la *dépression* ou *compression*, l'*excision* et l'*incision*.

Dans bien des cas, c'est en déprimant le bord postérieur du col de la vessie que les sondes ont guéri des rétentions d'urine attribuées à une paralysie essentielle de cet organe, bien plus qu'en réveillant sa contractilité, comme on le supposait; mais il faut arriver jusqu'à Physick, de Philadelphie, pour voir la compression proposée comme méthode dans le traitement des engorgements de la prostate. Ce chirurgien employait une sonde flexible, à l'extrémité de laquelle était fixé un petit sac de baudruche qu'il distendait par de l'eau, après l'avoir introduit jusque dans la vessie, et qu'il attirait ensuite dans le col de cet organe assez fortement pour en comprimer les bords. En France, c'est M. Leroy d'Étioles qui, le premier, préconisa cette méthode ; il y fut conduit par le résultat qu'il avait obtenu de l'introduction d'une sonde droite, essayée dans le but de mieux reconnaître un calcul. Le malade, qui était affecté d'un engorgement de la prostate, ayant mieux uriné après l'opération qu'avant, M. Leroy en conclut que la sonde avait dégagé le col de la vessie en refoulant le lobe moyen en arrière. Il n'est pas nécessaire, en effet, dans la plupart des cas, de comprimer toute la circonférence de l'orifice, comme le faisait Physick, puisque c'est presque toujours en faisant saillir le bord postérieur en avant que l'hypertrophie de la prostate amène la dysurie. M. Leroy s'occupa donc de généraliser cette méthode, et, pour la pratiquer, il introduisait d'abord une sonde élastique, à l'aide d'un mandrin courbe qu'il remplaçait ensuite par un droit. Meyrieux et M. Tanchou ont, pour obtenir le même effet, formé le mandrin redresseur d'une série d'articulations qu'une lame d'acier courbe ou redresse, suivant qu'on la pousse ou qu'on la tire à l'aide d'un écrou fixé à l'extrémité externe de l'instrument. Ce mécanisme permet d'introduire une sonde jusque dans la vessie, avec une courbure qui en rend le passage facile, et de la redresser ensuite, sans être obligé de changer le mandrin.

Le procédé de M. Leroy d'Étiolles était simple; mais le mandrin droit et inflexible pouvait éprouver, de la part de la portion engorgée, une très-grande résistance, et la preuve, c'est que M. Leroy ne put la dépasser la première fois qu'il mit son procédé en usage (*Exposé,* etc., p. 181). Plus tard, il est vrai, il adapta un écrou à la sonde et un pas de vis à la tige métallique; mais, au lieu d'un perfectionnement, je ne vois là qu'un danger, parce qu'on n'a plus ainsi le sentiment de la résistance et qu'il pourrait bien arriver que l'extrémité du mandrin déchirât les parois de la sonde au niveau de l'obstacle et blessât le canal. Le redresseur de Meyrieux et de M. Tanchou n'a pas ces inconvénients; mais la fabrication en est compliquée et le prix élevé. On pourrait, d'ailleurs, remplacer tous ces instruments par mon cathéter explorateur, qu'on peut toujours introduire dans la vessie et qui, une fois en place, remplit l'office d'une sonde droite inflexible.

Mais tous ces instruments ont des inconvénients qui leur sont communs. D'abord, ils ont, au plus haut degré, celui que j'ai reproché aux sondes, de comprimer douloureusement la paroi inférieure de l'urèthre, au niveau du ligament suspenseur de la verge, et elles ne tarderaient pas à en déterminer la gangrène si on les laissait un peu de temps en place. On voit, dans l'observation de M. Leroy que je citais il n'y a qu'un instant, qu'au bout de deux heures, les douleurs rendirent la sonde intolérable. Ensuite, ils n'agissent qu'assez faiblement sur le bord postérieur du col de la vessie, seul point où leur action soit utile ; d'où il suit qu'ils sont peu efficaces. C'est probablement même cette dernière raison qui a porté plus tard M. Leroy à conseiller d'introduire un point d'appui dans le rectum ; mais, pour sentir tous les dangers de cette recommandation, il suffit de songer que les canaux éjaculateurs qui passent derrière la partie comprimée, éprouvent nécessairement une pression que des organes aussi délicats ne doivent pas toujours supporter impunément.

Dès le commencement de 1836, j'ai été frappé de tous ces inconvénients, et j'ai adressé, le 20 juin, à l'Institut, une lettre où j'ai décrit le moyen suivant de les éviter. A l'aide d'un mandrin ordinaire, j'introduis jusque dans la vessie une sonde en gomme élastique de 7 à 8 millimètres de diamètre, à tissu très-serré et sans yeux. Cela fait, je retire le mandrin et j'introduis à sa place, dans la sonde, un mandrin en baleine droit et renflé à son extrémité. Celui-ci pénètre assez facilement, parce que son élasticité lui permet d'obéir jusqu'à un certain point aux courbures du canal. Une fois qu'il a atteint l'extrémité de la sonde, on relève son extrémité externe, et, de la sorte, il agit comme un levier inter-fixe : son extrémité interne presse sur le bord postérieur du col de la vessie, et le point d'appui a lieu sur la paroi supérieure de l'urèthre, au niveau du bord inférieur de l'arcade pubienne.

Ce mandrin est très-peu dispendieux (on peut, à la

rigueur, le préparer soi-même), et il procure le double avantage de pouvoir varier la pression selon le besoin, suivant les sensations du malade, et de ne pas exercer sur la paroi inférieure du canal une action qui, si on la prolongeait un peu, pourrait donner lieu à des accidents; tandis que les mandrins droits inflexibles ne peuvent être tolérés que pendant 15 ou 20 minutes à peine, j'ai pu faire agir le mien pendant plusieurs heures sans inconvénient et sans douleur notable. Comme la pression sur le col de la vessie est en raison directe de l'élévation qu'on imprime à l'extrémité externe du mandrin, on peut la relâcher à volonté; c'est pourquoi j'ai cessé de faire usage d'un appareil que j'avais imaginé pour tenir cette tige à la même élévation, pendant un temps suffisant, et je me sers de la main. Quand un malade est intelligent, il remplit cet office à merveille, car personne ne sent mieux que lui quand il faut relâcher ou quand on peut augmenter la pression; il suffit de lui recommander de ne pas enfoncer et de ne pas retirer la sonde, parce qu'on pourrait, dans le premier cas, presser trop fortement contre la paroi postérieure de la vessie, et, dans le second, sortir de sa cavité. C'est pour cela qu'il est toujours bon d'y laisser une certaine quantité d'urine et de faire en sorte que le bec de l'instrument y pénètre de 3 ou 4 centimètres. C'est même cette condition qui fait toute la difficulté du procédé; mais cette difficulté est inhérente à tous les autres, et si le mien exige plus que ceux-ci, que cette condition soit exactement remplie, c'est parce qu'il agit plus efficacement sur la saillie qu'il s'agit de déprimer.

Quoi qu'en dise M. Civiale (*Mal. des org. gén. urin.*, t. II, p. 411), la dépression peut être fort utile, surtout quand on a affaire à des personnes très-affaiblies, très-âgées ou fort craintives. La prostate est suffisamment fixée au pubis pour qu'on puisse exercer une pression assez énergique sur sa portion sus-montanale. J'ai obtenu plusieurs beaux succès à l'aide de ce procédé, notamment chez un sujet dont j'ai déjà publié l'observation (*Rech. sur les mal. urin. des hommes âgés*, p. 192). Cet homme étant mort quelque temps après avoir été guéri de sa rétention d'urine, je trouvai la saillie prostatique qui fermait le col de la vessie tellement déprimée, qu'il était difficile, même avec le doigt, de la ramener assez au-dessus du canal pour l'oblitérer. Je pourrais citer d'autres malades, et notamment un octogénaire qui, depuis trois ans, a pu se contenter de l'amélioration obtenue par la dépression. Mais ces faits seront mieux placés quand je m'occuperai spécialement du traitement des engorgements de la prostate, dont je ne m'occupe ici que d'une manière incidente et pour cette raison seule que les valvules prostatiques ont beaucoup de rapports avec les valvules musculaires, sous le rapport du traitement comme sous celui du diagnostic.

La dépression n'est effectivement utile, ainsi que je l'ai déjà dit (*Examin. méd.*, t. I, p. 29), que quand la dysurie dépend de certaines formes de l'engorgement de la prostate. Habituellement alors la région prostatique n'est pas très-sensible, et le tissu glanduleux paraît susceptible, jusqu'à un certain point, d'obéir à la pression qu'on exerce sur lui et de se mouler sur le corps comprimant ; mais il n'en est pas de même des valvules musculaires : la dépression ne fait qu'augmenter l'inflammation habituelle de la région prostatique, et, par suite, l'irritabilité des fibres musculaires dont la contracture a déterminé la saillie morbide. J'en ai rapporté un exemple dans mon premier volume, p. 382, et j'en pourrais encore citer ici quelques autres.

Quoi qu'il en soit, la dépression n'est, à proprement parler, qu'un moyen palliatif, même dans les cas de valvules prostatiques. Le véritable traitement curatif, celui qui, en même temps, peut s'appliquer aux deux espèces de valvules, c'est le traitement par l'instrument tranchant.

Je ne rappellerai ici que pour mémoire les cas où des malades affectés de dysurie dépendant très-probablement d'une valvule du col de la vessie, en furent délivrés par la taille périnéale qui leur avait été pratiquée dans toute autre intention (voy. p. 40 et 149) ; mais je ne puis omettre ceux où cette même opération fut faite avec le dessein bien positif de remédier à la rétention d'urine produite par l'engorgement de la prostate. Il y a déjà près de 40 ans que W. Blizard a proposé et même pratiqué, dans ce but, une opération semblable à la cystotomie bilatérale. M. Guthrie pense que la même méthode pourrait également réussir dans ce qu'il appelle barrière au col de la vessie (voy. p. 56); « mais comme, dit-il, un chirurgien qui proposerait une telle opération autrement que dans les cas extrêmes, n'aurait bientôt plus de malades à qui la proposer, » il a imaginé, pour diviser l'obstacle, une sonde peu courbée et portant à son extrémité une petite lame cachée qu'on peut, au moyen d'un ressort, faire saillir soit sur le côté, soit à l'extrémité de l'instrument, soit dans les deux sens, si on le juge convenable. « La lame, dit-il, étant poussée lorsque la sonde franchira la barrière, coupera celle-ci, et on pourra, en retirant l'instrument, agrandir l'incision, ou bien on pourra ne faire l'incision que dans le dernier temps, en ne poussant la lame qu'après être entré dans la vessie (*On the diseases of the neck of the bladder*, etc. p. 276). » Cet instrument me paraît dangereux, car je ne vois rien qui puisse préserver les parois de la vessie et limiter son action, du côté de l'urèthre, aux parties qui doivent être divisées. M. Civiale dit qu'il a « reculé devant l'application d'un pareil moyen (*Mal. des org. génit. urin.*, t. II, p. 252). » Aussi a-t-il imaginé un instrument dont il ne donne pas la figure, mais dont je vais reproduire textuellement la description, afin que le lecteur puisse en juger par lui-même.

« Mon instrument, dit-il, ressemble à une sonde ordinaire, d'un diamètre de deux lignes et demie, et fendue en deux, sur le tiers de sa longueur, dans l'endroit correspondant à sa courbure, jusqu'à trois lignes de son extrémité vésicale. L'une des branches forme l'extrémité arrondie de la sonde ; l'autre s'applique contre la précédente, de manière à produire un tube régulier. Dans ce tube, s'en trouve placé un autre qui s'étend jusqu'au milieu de sa partie courbée, et qui porte, à un pouce de son extrémité, un bouton logé dans une échancrure pratiquée à la face inférieure du tube externe, au point où commence la courbure. Le tube interne renferme une tige carrée qui se termine par une lame étroite et longue de dix lignes. Lorsque le bouton du tube intérieur est placé dans l'échancrure du tube extérieur, les deux divisions de celui-ci sont rapprochées; mais quand on pousse ce bouton en avant, de deux à trois lignes, les deux branches s'écartent de cinq à six lignes. Dans cet état d'écartement, on pousse la tige carrée, et, au même instant, la lame qui la termine fait saillie à la face inférieure du tube externe entre ses deux lames écartées.

«Pour se servir de l'instrument, on place le bouton dans son échancrure, de manière que les deux lames rapprochées cachent entièrement et le tube intérieur et la lame qu'il contient : on l'introduit alors comme une sonde ordinaire. Dès que la convexité de sa courbure est placée au niveau de la barrière, on écarte les branches en poussant le tube interne; le bouton fait, au-dehors du tube externe, une saillie qui sert de point d'arrêt vis-à-vis de l'obstacle et indique avec précision le point qu'il faut inciser. Alors on fixe l'instrument, on fait sortir la lame en poussant la tige carrée, et l'on divise la barrière en procédant de son bord libre vers sa base. Chaque incision ne saurait avoir plus de deux lignes de profondeur : on peut en faire plusieurs à côté l'une de l'autre. Au moyen de cet instrument, la division de la bride s'opère avec d'autant plus de facilité et de certitude, qu'en poussant le bouton, les deux branches écartées éloignent les lèvres latérales du col de la vessie, tendent la barrière et la rendent plus saillante. Après avoir fait une ou deux incisions, on ramène la lame dans sa gouttière par une traction exercée sur un anneau extérieur ; puis, en tirant sur la rondelle du tube interne, le bouton qui écartait les deux branches rentre dans l'échancrure, et l'instrument redevient ce qu'il était au moment de l'introduction, c'est-à-dire une sonde ordinaire avec deux anneaux latéraux, trois vis de pression et un petit anneau terminal (*ibid.*). »

Voici les reproches que je me crois en droit d'adresser à cet instrument : 1° il est très-compliqué; 2° l'écartement de ses valves ne rend pas la barrière plus saillante, comme M. Civiale se l'imagine : le canal, dans toute son étendue, se moule sur les parois de la sonde, et la valvule, qu'elle soit peu ou très-proéminente, se trouve refoulée en arrière et ne sera toujours incisée que dans une même étendue ; 3° il me semble que lorsqu'on a fait sortir la lame, le bouton doit se trouver au-dessous, et je ne vois pas comment il peut indiquer avec précision le point qu'il faut inciser ; 4° il peut arriver que la paroi postérieure de la vessie, affaissée par la pression des viscères abdominaux, vienne s'appliquer tout près de l'orifice uréthral : je ne vois rien dans cet instrument qui puisse garantir cette paroi contre l'action de la lame ; 5° lorsqu'on fait plusieurs incisions, et cela est presque toujours nécessaire, ce doit être chose très-pénible pour le patient que de faire tourner dans le canal ces deux valves qui sont fortement écartées jusque dans le col de la vessie, et qui sont nécessairement presque tranchantes sur leurs bords ; 6° enfin, ces valves doivent presque infailliblement pincer la muqueuse lorsqu'on les rapproche pour retirer l'instrument.

Voilà, autant que j'ai pu en juger par une simple description, les inconvénients que je trouve à l'instrument de M. Civiale. Je regrette qu'il n'ait rapporté aucune observation détaillée pour qu'on puisse le voir, pour ainsi dire, à l'œuvre, et cela est d'autant plus singulier que lorsqu'il parle de lithotritie, il n'est pas, et beaucoup s'en faut, avare d'observations. Les observations étaient ici d'autant plus utiles qu'il s'agissait d'une opération nouvelle. M. Civiale dit avoir opéré deux malades ; mais W. Blizard dit aussi avoir taillé, *avec un succès complet,* plusieurs personnes affectées d'engorgement de la prostate, et cependant M. Civiale, qui cite cet auteur, assure que l'emploi de l'instrument tranchant contre les engorgements de la prostate, n'est pas encore sorti du domaine de la *pure spéculation* (*loc. cit.*, p. 254). On voit, par cette citation, qu'il attache une importance très-grande aux observations authentiques, et je suis sur ce point parfaitement de son avis ; je regrette donc de n'en avoir trouvé aucune dans son ouvrage sur le sujet en question, ainsi que dans celui de M. Guthrie.

Il est un livre qui, bien qu'accusant dans son auteur une ignorance profonde au sujet des maladies dont nous nous occupons, et, je puis dire, dont cet auteur s'occupait, n'en est pas moins utile à rappeler ici, c'est le *Traité des polypes de l'urèthre et de la vessie*, par Nicod. Ce chirurgien, ayant rencontré, au col vésical d'un de ses malades mort d'une rétention d'urine, une tumeur qui n'était probablement qu'une excroissance de la prostate, la prit pour un polype, et il s'imagina que cette maladie était très-fréquente. Dès lors, il se mit à pratiquer dans cette région des manœuvres plus ou moins violentes, telles que cautérisations multipliées, lacérations, arrachements qu'il opérait à l'aide de ce qu'il appelait son *extracteur* qu'il ne décrit pas, et, chaque fois qu'il voyait sortir des caillots de sang, ce qui manquait rarement, il s'en réjouissait et recommençait avec une nouvelle ardeur, croyant voir ainsi l'excroissance s'échapper par lambeaux. « J'employai si bien la sonde de Ducamp, dit-il, p. 18, qu'elle rapporta une *portion* de carnosité, ayant 8 pouces de longueur sur 2 lignes de largeur. » Eh bien! avec une telle manière de faire, Nicod, et je ne m'en rapporte pas seulement à son livre, a guéri plusieurs malades qui avaient été traités en vain par les chirurgiens les plus justement célèbres.

Or, quiconque lira ses observations et notera l'âge de ses malades, les circonstances commémoratives, l'absence de rétrécissements, la difficulté éprouvée pour franchir le col de la vessie, etc., pourra se convaincre que, dans la plupart des cas, il avait affaire à des affections du genre de celles qui font le sujet principal de ce livre, et on devra nécessairement arriver à cette conclusion, que si Nicod a réussi par ses procédés grossiers et sans règle, à plus forte raison devra-t-on réussir par ceux que je vais exposer.

Je dois dire d'avance que les instruments que je vais décrire ont tous, lorsqu'ils sont fermés et prêts à être introduits dans l'urèthre, la forme extérieure de ma sonde exploratrice (voy. p. 174), ce qui me dispensera d'en donner la figure. Le premier que j'ai imaginé pour attaquer les valvules du col de la vessie, avait pour but d'en pratiquer l'excision. C'est en 1837 que je le fis construire par M. Charrière. En 1838, époque où j'étais interne à la Charité, j'en fis plusieurs fois l'essai sur des cadavres devant mes collègues; au mois de mars 1839, je le fis voir à la Société anatomique (*Bulletins* de 1839, p. 72), et, le 10 décembre de la même année, je le décrivis dans une lettre à l'Académie de médecine.

Cet instrument se compose de deux pièces que j'appellerai l'une *mâle* et l'autre *femelle*.

Pour avoir une idée de la pièce femelle, qu'on se figure celle du lithotriteur Heurteloup, seulement avec un bec un peu moins long, arrondi comme celui d'un sonde, et offrant, tout près du coude, une excavation remplie par une substance élastique, destinée, comme nous le verrons, à servir de point d'appui à l'extrémité tranchante de la pièce mâle. La tige est cannelée dans toute sa longueur; mais, près du coude, dans une étendue de 15 millimètres, les bords de cette cannelure sont échancrés profondément.

La pièce mâle est droite dans toute son étendue, et

elle glisse dans la cannelure précédente. Son extrémité interne est creusée, sur la face qui regarde l'autre pièce, d'une cannelure très-profonde qui lui donne la forme d'une gouge à bords relevés presque parallèlement. Cette espèce de gouge est tranchante, et va s'appliquer, lorsque l'instrument est fermé, contre la substance élastique que présente, à sa base, le bec de la pièce mâle.

On conçoit maintenant que si un repli organique se trouve interposé entre la substance élastique et la gouge, celle-ci en détachera un lambeau. Il ne s'agit donc que d'engager entre elles le bord libre de la valvule pour exciser sa partie la plus saillante. Voici comment j'arrive à ce résultat.

L'instrument étant fermé, je l'introduis dans la vessie comme ma sonde exploratrice. Avec son bec j'explore le col, et j'accroche, pour ainsi dire, la valvule; puis je retire la pièce mâle de 10 ou 12 millimètres. La valvule qui se trouvait d'abord refoulée en arrière, s'engage alors spontanément dans l'échancrure des bords de la pièce femelle, entre la base du bec de cette pièce et l'extrémité tranchante de l'autre. Il ne s'agit donc plus que de pousser assez fortement la branche mâle pour exciser un lambeau de cette valvule, comme le ferait un emporte-pièce.

Quoique ce ne soit pas chose tout-à-fait impossible que de donner à cette gouge profonde un tranchant suffisamment acéré, je ne tardai cependant pas à m'apercevoir des difficultés que cela présente. Je me demandai, en conséquence, s'il ne suffirait pas d'inciser la valvule. Il y avait à craindre que le travail de la cicatrisation ne ramenât les choses à leur premier état; mais je pensai qu'en faisant deux ou trois incisions, c'est-à-dire en divisant cette valvule en un ou deux petits lambeaux qui n'adhéreraient plus que par leur base, ces lambeaux s'affaisseraient et ne pourraient, en se réunissant, reproduire la saillie primitive. Je n'ai eu besoin, pour arriver à ce résultat, que de modifier légèrement l'instrument que je viens de décrire, et cette modification a été exposée en 1841 (*Exam. méd.*, p. 30.).

Ainsi, la pièce femelle est la même; mais la mâle est mousse à son extrémité vésicale et elle est creusée, sur toute la longueur de celle de ses faces qui regarde l'autre pièce, d'une rainure étroite et très-profonde, occupant presque toute son épaisseur. Cette rainure est destinée à loger une tige aplatie d'un côté à l'autre, d'une largeur égale à la profondeur de la rainure, et terminée, comme un ciseau, par une extrémité tranchante. Il est bon que cette extrémité soit un peu oblique, c'est-à-dire qu'elle soit un peu plus saillante vers son bord libre que vers celui qui doit correspondre à la pièce femelle.

On graisse cette tige de beurre ou de suif et on la loge dans la rainure de la pièce mâle, de manière que son tranchant n'en dépasse pas l'extrémité, après quoi on fait glisser le tout dans la cannelure de la pièce femelle, jusqu'au contact de la substance élastique. L'instrument étant ainsi disposé et fermé, on l'introduit comme le précédent; on tourne son bec en arrière, on accroche la valvule de la même manière, puis on retire la pièce mâle de 10 ou 12 millimètres. La valvule s'engage alors dans l'échancrure des bords de la pièce femelle, et se trouve pressée, si l'on vient à pousser doucement la pièce mâle, entre l'extrémité de celle-ci et le bec de la précédente; il ne reste donc plus qu'à pousser la tige tranchante pour l'inciser de bas en haut.

Presque toujours je fais trois incisions, l'une directement en arrière et les autres un peu obliquement à droite et à gauche.

Nous avons vu (p. 250) que l'instrument de M. Civiale ne pourrait inciser à plus de deux lignes de profondeur : ce que je puis affirmer, c'est qu'avec de pareilles incisions, on n'aurait jamais, après la cicatrisation, que des résultats fort imparfaits. L'instrument précédent faisait des incisions de plus de 3 lignes, ou 6 millim. de profondeur, je m'en suis assuré sur le cadavre, et cependant il ne me donnait pas encore des résultats tout-à-fait satisfaisants; aussi, malgré toutes les heureuses conditions de sécurité qu'il présentait, je fus obligé de tourner mes vues dans une autre direction.

Si j'entre dans tous ces détails, c'est pour faire voir par quelle série d'idées je suis arrivé à la méthode dont je proclame aujourd'hui la supériorité, et avec quelle prudence, quelle circonspection j'ai passé de procédés sûrs, mais timides et peu efficaces, à un autre plus hardi, il est vrai, mais n'offrant pas plus de dangers et donnant de plus beaux résultats.

Mon troisième instrument a, comme les précédents, la forme de ma sonde exploratrice; seulement il n'est pas tout-à-fait cylindrique, et il a un peu plus de diamètre de la face correspondant au bec vers la face opposée, tandis qu'il en a un peu moins d'un côté à l'autre. Dans l'épaisseur de la tige, tout près de l'angle de courbure, se trouve une lame qu'on peut faire saillir à volonté de 2, 4 et même 6 millimètres, sans que, cependant, la pointe de cette lame se dégage complétement de l'épaisseur du bec, condition importante pour ne pas être exposé à accrocher les tissus. Lorsque l'instrument est ouvert au maximum, le tranchant de la lame représente une ligne qui, partant de la tige, à 15 millimètres de l'angle, irait tomber sur le milieu à peu près du bec. Un mécanisme particulier permet, lorsque cette lame a pénétré dans la vessie, de l'ouvrir au degré convenable et de la fermer à volonté. J'ai présenté cet instrument, en 1843, à la Société anatomique.

Lorsqu'on l'introduit dans la vessie, on explore le col, on tourne le bec directement en arrière et on l'attire jusqu'à la valvule. Après s'être bien assuré de l'état des choses, on le repousse dans la vessie d'une quantité égale à la longueur de la lame, et on ouvre celle-ci de 4 millimètres, terme moyen. Il suffit alors de retirer l'instrument jusqu'à ce que son bec se trouve arrêté par le col de la vessie, pour opérer la division de la valvule, de son bord libre vers son bord adhérent.

Après ce premier temps, on peut fermer la lame,

ou bien, comme je le fais presque toujours sans inconvénient, on repousse l'instrument comme la première fois et dans la même direction, ce qui permet de rendre la section plus complète encore ; puis, si l'on veut faire des incisions latérales, on répète la même manœuvre, le bec étant toujours tourné en arrière, mais dans la direction des diamètres obliques du bassin. Après quoi, on ferme la lame, on tourne le bec en avant et on retire l'instrument.

Je ne saurais dire combien ce dernier est commode et sûr : sa lame a tout le tranchant d'un bistouri, et, comme le bistouri, elle agit en pressant et en sciant. Le malade sent à peine l'incision, comme cela a lieu toutes les fois qu'on agit sur des parties profondes, éloignées de la peau qui est le siége spécial de la sensibilité. Si l'on se rappelle ce qui arrive dans la taille périnéale avec un lithotome ouvert de 20, 25 et même 30 millimètres, on ne craindra pas d'être exposé à faire des incisions trop profondes ou de provoquer des hémorrhagies inquiétantes. Les incisions sont telles, que je n'ai jamais vu l'incontinence survenir, même immédiatement après l'opération. Dès le lendemain, l'écoulement de sang rougit à peine l'urine, et il n'y en a plus de traces au bout de cinq ou six jours. Une fois seulement, j'ai observé une hémorrhagie un peu abondante, mais qui n'eut aucune suite fâcheuse. Si toutefois cet accident avait lieu, on ne manquerait pas d'y remédier à l'aide d'applications froides sur le périnée, d'injections froides dans la vessie, ou bien en introduisant jusque dans cet organe une sonde élastique volumineuse ou munie d'un sac de baudruche comme celle de Physick (voy. p. 245), ou bien encore par quelques applications de nitrate d'argent; mais, jusqu'à présent, il m'a suffi de recommander au malade de ne pas faire d'efforts en urinant et de ne le faire que couché sur le côté. Une seule fois, dans le cas dont je parlais il n'y a qu'un instant, j'ai jugé à propos de faire des applications froides sur le périnée. On ne peut blesser la paroi postérieure de la vessie, parce qu'elle est garantie par le bec de l'instrument, ni le véru-montanum, parce que ce bec ne permet pas à la lame d'inciser jusque-là.

Dans le principe, je mettais une grosse sonde à demeure, pendant 7 ou 8 jours, pour prévenir la reproduction de la valvule par suite du travail de cicatrisation, et je crois qu'en effet cette précaution était tout à fait nécessaire avec mes premiers instruments; mais j'ai appris, par expérience, qu'elle n'est pas indispensable avec le nouveau. Cet avantage a d'autant plus de valeur que presque toujours l'urèthre est le siége d'une inflammation chronique, et que, dans quelques cas, sa sensibilité est telle qu'il serait impossible au malade de garder une sonde pendant plusieurs jours consécutifs.

Je vais maintenant rapporter quelques faits, me bornant aux plus concluants, c'est-à-dire à ceux où j'ai fait usage de mon troisième instrument. J'avais pratiqué antérieurement trois fois cette opération. Dans un cas où il s'agissait d'une valvule prostatique assez épaisse, je ne la saisis qu'avec difficulté et après plusieurs tentatives inutiles; et, comme il n'y eut qu'un très-faible écoulement de sang, j'en conclus que je ne l'avais qu'à peine effleurée. En effet, l'état du malade resta à peu près le même. Dans les deux autres cas, il y eut une amélioration réelle, quoique imparfaite; cependant, je vais dire quelques mots de l'un d'eux: on verra plus bas pourquoi je rapporte cette observation. Enfin, je me contenterai de rappeler ici le fait que j'ai déjà relaté précédemment (p. 259).

Le vicomte de F... est un ancien officier de cavalerie, âgé de 55 ans environ, grand, fort, bien portant, habitant ordinairement la campagne, ayant des habitudes douces, parfaitement réglées, n'ayant jamais eu d'uréthrite, mais sujet depuis longtemps à des accès d'hémorrhoïdes qui le font beaucoup souffrir. Ses urines avaient toujours bien coulé, et, lorsqu'il me fut adressé, il n'y avait que 18 mois qu'il avait commencé à s'apercevoir de quelques difficultés dans l'émission de ce liquide. C'était surtout au retour de ses accès que cette difficulté était marquée; car, par moments, la rétention était presque complète: la vessie ne se vidait que très-imparfaitement; aussi, les besoins se faisaient-ils sentir à chaque instant.

Pris, pendant un voyage à Paris, d'une rétention d'urine presque complète, ce malade me fut adressé par son médecin, l'honorable M. R. Gérardin.

A l'époque où je le vis, son jet urinaire était faible, entortillé; souvent il s'arrêtait tout-à-coup pour reparaître ensuite, et, malgré tous les efforts du malade, une quantité notable d'urine stagnait dans la vessie, ainsi que j'ai pu m'en assurer par la sonde. Ce liquide était fétide, trouble et formait un dépôt abondant. La sonde exploratrice annonçait une valvule épaisse, et comme la prostate était en même temps assez volumineuse, j'eus lieu de croire que c'était une valvule prostatique.

Je fis une seule incision sur cette valvule à l'aide de mon deuxième instrument, en présence de M. Gérardin, et je mis à demeure une sonde élastique volumineuse; mais l'irritation produite par la présence de cette sonde ne tarda pas à ramener une crise hémorrhoïdale très-violente, et je fus obligé d'ôter cet instrument; mais alors cette crise, et sans doute aussi le gonflement survenu au col de la vessie par suite de l'inflammation provoquée par l'incision et la présence du corps étranger, déterminèrent une rétention d'urine complète qui nécessita le cathétérisme pour évacuer l'urine. J'eus soin, en le pratiquant, de suivre bien exactement la paroi supérieure du canal, et, malgré le passage répété de l'instrument, le sang ne tarda pas à disparaître, l'inflammation se calma et les urines commencèrent à couler librement, quatre ou cinq jours après l'opération.

Mais, le huitième jour, craignant que le travail de cicatrisation ne ramenât les parties à leur premier état, je passai mon cathéter-explorateur, dans le but d'exercer une dépression sur la valvule et de séparer les bords de l'incision, dans le cas où ils se seraient déjà réunis. L'effet désiré eut lieu, sans doute; mais il en résulta aussi un inconvénient auquel je ne m'attendais pas : c'est un écoulement de sang plus abondant que celui qui avait suivi l'opération. Je fus donc encore obligé de renoncer à ce moyen et d'abandonner la marche de la cicatrisation à la nature, craignant très-fort la réunion des deux bords de la plaie, mais conservant néanmoins quelque espoir, ainsi que nous le verrons. Je me bornai à passer chaque jour une sonde élastique, à courbure fixe, assez volumineuse, et à faire des injections émollientes.

Sous cette influence, l'inflammation du col se dissipa, les urines s'éclaircirent, elles coulèrent plus librement, et le jet, sans être très-volumineux, n'était plus interrompu comme précédemment; mais ce qu'il y avait de plus caractéristique, c'est que la vessie se vidait entièrement ou presque entièrement; de telle sorte que, trente-cinq jours après l'opération, le malade retourna dans son pays, qui est à plus de 80 lieues de Paris. Ce voyage réveilla l'irritation du col vésical; mais huit jours de repos ramenèrent les choses à un état meilleur.

Huit mois après l'opération, j'ai pu constater de mes propres yeux que le jet s'était sensiblement amélioré; M. de F... s'en était lui-même aperçu et se trouvait assez satisfait de sa position; il n'éprouve une gêne bien sensible en urinant que lorsque ses crises hémorrhoïdales se manifestent, et sa santé est bonne sous tous les rapports. Dernièrement je l'ai rencontré se disposant à faire un voyage dans le Midi de la France.

Pour moi, ce succès est incomplet; mais voici maintenant pourquoi ce fait me semble intéressant: J'ai dit, dans le premier volume de mes *Recherches*

(p. 207), que j'avais quelque raison de croire qu'une incision faite sur la prostate et l'inflammation qui en résulte peuvent amener consécutivement une diminution du volume de cette glande; je citais même M. Guthrie, qui dit positivement avoir vu son lobe gauche diminuer d'une manière notable après une opération de taille périnéale (*On diseases of the neck of the bladder*, etc., p. 251.). Or, c'est sur cette éventualité que je comptais lorsque je me suis vu dans l'impossibilité de m'opposer à la réunion complète des bords de l'incision. J'espérais que les granulations intéressées par l'instrument, ainsi que celles qui, par un effet de leur voisinage, avaient pris part au travail inflammatoire, se condenseraient et amèneraient ainsi, au centre de la valvule, un retrait suffisant pour dégager l'orifice de l'urèthre; qu'il se produirait, en un mot, quelque chose de semblable à la petite échancrure qui survient presque infailliblement sur le bord libre de la lèvre, après l'opération d'un bec de lièvre. L'événement paraît avoir justifié mes prévisions. Toutefois, ce fait me donna à réfléchir, et je pensai, dès-lors, qu'il pourrait y avoir grand avantage à faire plusieurs incisions (*voy*. p. 256); mais cela ne devait pas suffire, ainsi qu'on va le voir dans le fait suivant, dont je transcris les curieux commémoratifs tels qu'ils m'ont été fournis par le malade lui-même, capitaine quartier-maître de l'armée belge, et homme aussi distingué par l'intelligence que par le cœur.

« M. Ca... a 40 ans ; il y en a 22 qu'il a eu une gonorrhée virulente, avec verge cordée et descente dans les bourses. Cette maladie a été traitée avec assez de négligence : une application de sangsues au périnée, quelques remèdes internes ; la nature a fait le reste. Il n'est resté de cette première affection qu'un léger engorgement des testicules, un peu de sensibilité, lors des érections surtout, à la partie du canal située au-dessus des bourses, qui avait été le siége principal de l'inflammation.

» Le malade ne se rappelle pas s'il a toujours eu le jet de l'urine petit ; mais il peut affirmer que, depuis quinze à vingt ans, le filet, quoique expulsé avec assez de force, était très-fin et moins large qu'aujourd'hui qu'il a subi le traitement qui l'a rendu à la santé.

» Il y a quinze ans, chancre au prépuce, cure par le mercure à fortes doses à l'intérieur. Quelques mois après, réapparition de deux ou trois chancres au fond de la bouche (frictions d'onguent napolitain aux quatre membres, bains nombreux, forte transpiration, régime sévère) : guérison radicale au bout d'un mois ou six semaines.

» Il y a douze ans, deux gonorrhées successives traitées par les bains, les sangsues, le copahu et les injections astringentes, comme vin rouge, etc.

» Il y a quatre ans, apparition d'une dartre au scrotum, démangeaisons insupportables, guérison complète en quelques jours, à l'aide de l'onguent citrin. Jusqu'alors, le malade n'avait jamais eu d'affection cutanée.

» C'est de l'époque de la disparition de cette dartre

que date l'invasion de la maladie actuelle des voies urinaires. Il n'y avait d'abord que peu de gêne pour uriner et une légère douleur à la vessie ; les urines ne déposaient pas, elles étaient seulement obscurcies par un léger nuage qui a toujours été en augmentant et a fini par dégénérer en *matières*. Dès lors, besoins plus fréquents d'uriner ; mais le malade ne sait si la vessie se vidait entièrement.

» Le premier traitement fait pour combattre cette affection tendait à rappeler la dartre répercutée : un vésicatoire au scrotum, des frictions à l'onguent stibié, force tisanes émollientes à l'intérieur. Le mal ne fit pas mine de s'apercevoir de ces remèdes, quoique l'inflammation produite à l'extérieur fût extrême. Ce traitement eut lieu six mois après la répercussion.

» Au bout de six autres mois, deuxième traitement : antiphlogistiques, bains, sangsues répétées au périnée, force cataplasmes, transpirations abondantes, sinapismes aux reins et sur le ventre, frictions mercurielles et de belladone au périnée, lavements de belladone. Ces remèdes, employés avec suite et méthode, n'ont rien produit ; le mal resta absolument le même.

» Un an plus tard, troisième traitement : camphre et térébenthine à l'intérieur sans succès. L'emploi de l'hydrochlorate d'ammoniaque à hautes doses (100 grains par jour), produit un mieux sensible (voy. p. 192), le malade se sent comme guéri. Ce bien-être ne se soutient pas, et, peu de temps après, la maladie revient à son état primitif.

» Deux ans et demi après l'invasion de cet état déplorable, quatrième traitement : copahu à l'intérieur et en injections dans la vessie : un peu plus tard, bains sulfureux, eau de goudron. La maladie ne cède pas, ne change pas même sous l'influence de ces remèdes.

» Cinquième traitement. Depuis un an à peu près, la maladie a pris une tournure plus grave, les douleurs de la vessie ont augmenté, les besoins d'uriner sont devenus de plus en plus fréquents et les urines plus brûlantes. Au mois de septembre 1842, sur l'avis de M..... (célèbre chirurgien de Paris), le malade a fait usage de bougies dont il a successivement augmenté le volume, et il a fini par élargir le canal à tel point que *les bougies du plus gros calibre s'introduisent sans difficulté*. Le mal reste le même; bien plus, il s'aggrave.

» Au mois de décembre, les journées sont pénibles, les nuits troublées par des besoins fréquents d'uriner, l'émission devient de plus en plus difficile, la nuit surtout ; il ne s'écoule qu'une très-petite quantité de ce liquide, *un sixième* environ, sans l'aide de la sonde et malgré les plus grands efforts; souvent le passage est complétement bouché; de là des spasmes terribles et douloureux, des anxiétés affreuses ; il semble que la vessie se jette par bonds contre le rectum et expulse avec une force extraordinaire des vents et jusqu'à des matières fécales qui s'échappent malgré la volonté. C'est à cette époque que le malade s'est aperçu qu'il éprouvait des pertes séminales. Alors aussi survint une éruption de furoncles nombreux aux cuisses et aux jambes.

» Traitement par le sublimé à l'intérieur et les bains de siége à l'eau de son, pendant six semaines. La dartre du scrotum, ainsi que les clous, paraissent se guérir sous l'influence de ce traitement, la vessie et le canal restent dans le même état ou plutôt s'empirent; les furoncles reparaissent bientôt après, mais moins nombreux et moins enflammés ; la dartre au scrotum est également revenue.

» C'est dans cet état que je suis arrivé à Paris, le 23 mars dernier, et c'est le 7 avril que le docteur Mercier a entrepris le traitement qu'il a mené à une si heureuse terminaison. »

Jusqu'à présent j'ai laissé parler le malade ; mais je vais dire maintenant ce qui est arrivé.

A son arrivée à Paris, il s'était confié à deux praticiens des plus distingués qui lui avaient conseillé de revenir aux mercuriaux et de prendre, en même temps, des bains nombreux ; mais il n'en résulta qu'une aggravation de ses souffrances, et c'est alors qu'il me consulta.

Mes explorations m'indiquèrent une sensibilité excessive de l'urèthre et un obstacle au col de la vessie déterminé par une saillie valvulaire de son bord postérieur, saillie brusque et résultant bien évidemment d'une contracture des fibres musculaires.

Comme la vessie était le siége d'une irritation très-vive, je commençai par la calmer en y faisant, plusieurs fois par jour, des injections avec une décoction de racine de guimauve et de tête de pavot. En huit jours, le résultat était très-satisfaisant, les besoins d'uriner étaient devenus moins fréquents et les nuits beaucoup meilleures. Mais la sensibilité du canal persistait, et je craignais que le malade ne pût supporter les sondes à demeure que je regardais encore alors comme indispensables pour obtenir un véritable succès. Je fis donc, le 15 avril, une cautérisation depuis le col de la vessie jusqu'à la portion membraneuse. La douleur ne disparut pas complétement, mais elle éprouva une modification favorable ; elle était moins vive et surtout moins désagréable. Toutefois la dysurie resta la même.

Le 22, je fis deux incisions sur la valvule à l'aide de mon deuxième instrument, et, presque immédiatement, l'urine put être rendue avec beaucoup plus de facilité ; il en restait un tiers au plus dans la vessie. Ce résultat confirmait on ne peut mieux la justesse du diagnostic ; mais il n'était pas encore ce que je désirais ; j'espérai cependant que la présence d'une sonde à demeure achèverait peut-être ce que n'avait pas fait l'instrument tranchant. J'en mis une de 6 millimètres au moins de diamètre, ayant assez de raideur et pressant par conséquent avec force sur le bord postérieur du col de la vessie, et le malade la garda courageusement pendant huit jours ; mais il n'en résulta aucun changement ; l'urine sortait beaucoup mieux, mais il en restait toujours un tiers.

C'est alors que, désespérant d'obtenir jamais un succès complet de l'instrument qui m'avait jusque là le mieux réussi, et enhardi par les courageuses instances du malade, je me décidai à mettre en œuvre une idée que j'avais conçue depuis longtemps déjà, et que je fis faire mon troisième instrument.

La seconde opération fut pratiquée 15 jours après la première, et, quoique je n'aie procédé qu'avec une extrême prudence, je puis même dire avec trop de timidité, bien que le canal encore fatigué n'ait pu conserver les sondes avec autant de régularité que la première fois, j'obtins enfin un véritable succès ; la vessie se vida complétement, ou, pour dire toute la vérité, elle conservait encore habituellement quelques gouttes d'urine, mais il suffisait que le malade insistât un peu pour la débarrasser entièrement.

Enfin, voici l'état dans lequel M. C*** quitta Paris, à la fin de mai.

La vessie est encore un peu sensible lorsqu'il fait mauvais temps ; mais les urines qui, avant le traitement, étaient neutres et peut-être même alcalines, sont redevenues franchement acides ; elles formaient auparavant un dépôt blanc et pesant qui égalait presque la moitié de la masse totale : ce dépôt a disparu. La miction ne se fait plus que toutes les 5 ou 6 heures ; un peu plus, cependant, pendant la nuit, car le malade se relève encore deux ou trois fois : le jet est large et fort jusqu'à la fin.

Le canal est encore sensible dans la région prostatique et au niveau des bourses ; mais un écoulement habituel qui s'était manifesté au mois de décembre dernier et qui avait persisté jusqu'à mon traitement, a complétement cessé. Des injections avec une faible solution de nitrate d'argent paraissent avoir contribué à ce changement.

Les pertes séminales sont bien moindres et ne paraissent plus avoir lieu que quand le malade va à la selle. Lorsque, d'après ma recommandation, il urine d'abord, ces pertes sont presque nulles. Les érections reviennent sans douleur, et des désirs vénériens énergiques ont succédé à l'impuissance qui existait depuis longtemps.

Les furoncles ont complétement disparu. Ceux dont le malade avait le corps couvert, lorsque je le vis pour la première fois, suivaient une marche chronique, ne s'accompagnaient que d'une inflammation très-circonscrite, et arrivaient très-lentement à la suppuration; ceux qui avaient guéri avant le traitement avaient laissé des taches noirâtres sur la peau; ceux, au contraire, qui ont guéri pendant le traitement n'ont laissé aucune marque.

Toutefois, la dartre du scrotum a encore plusieurs fois reparu, chaque fois il a suffi de faire quelques onctions avec la pommade au calomel pour la faire disparaître. J'ai essayé si un vésicatoire, puis un cautère à la partie inférieure de la cuisse, ne feraient pas cesser le vice général auquel j'attribuais cette éruption, et qui m'inspirait quelques craintes pour l'avenir; mais il paraît que ces moyens n'eurent pas grand effet.

Voici l'extrait d'une lettre que M. C.... m'a écrit quelques jours après son retour dans sa famille : « J'ai le plaisir de vous dire que je suis arrivé ici, fatigué, il est vrai, malgré la précaution que j'avais prise de me reposer en route, mais dans un état de santé favorable au-delà de toute attente. Je n'ai pas souffert le moins du monde en route ; les douleurs que je ressentais dans le canal et qui me donnaient encore quelque inquiétude ont disparu comme par enchantement, et les fonctions se font avec une facilité, une régularité remarquables. Le jet de l'urine est plus large que jamais, et je suis persuadé que la vessie se vide bien complétement. Mes nuits sont excellentes, je dors six ou sept heures sans interruption. Somme toute, mon état est très-satisfaisant, et je prendrai des précautions pour que rien ne vienne troubler le bien-être dont je jouis. »

Malheureusement cet intéressant malade n'était pas à bout de ses peines : « Depuis mon retour de Paris, m'écrivit-il, le 18 août, je n'ai fait que souffrir; l'éruption cutanée est revenue terrible ; j'ai eu, à la partie inférieure de la jambe gauche, au moins vingt clous tellement douloureux qu'ils m'empêchaient de marcher et me forçaient de garder le lit. La vessie ne m'a plus causé de souffrances ; l'écoulement des urines s'est toujours fait avec facilité, le jet n'a pas diminué; cependant j'éprouve des douleurs incessantes au col et dans une partie du canal. A l'heure où je vous écris, je suis assez bien, mais souffrant toujours un peu à l'intérieur. Le scrotum, depuis les jours de chaleur, est à moitié recouvert d'une dartre qui me cause des démangeaisons insupportables et d'où suinte une espèce de sérosité collante. Je viens d'obtenir un nouveau congé de trois semaines et je vais, d'après votre avis, me rendre à Aix-la-Chapelle et y essayer les eaux. Tous les médecins que j'ai vus ici pensent que les bains sulfureux et l'eau prise à l'intérieur feront disparaître le mal que je ressens encore, et qui ne peut être qu'un reste de la dartre répercutée. Il est certain que je souffre moins, infiniment moins, lorsque le scrotum est sous l'influence de l'affection dartreuse; mais viennent le froid et les pluies, le mal extérieur diminuera et celui de l'intérieur augmentera à proportion. Du reste, j'urine sans efforts; plus de spasmes; il y a toujours un peu de perte séminale. J'ai bu, depuis mon retour, soixante-dix bouteilles de tisane dépurative...»

J'ai appris, depuis, que les bains d'Aix-la-Chapelle, ainsi que la tisane de Feltz que j'avais conseillée, ont été sans effet, et que l'état de M. C... est toujours le même.

Cette observation est extrêmement remarquable en ce que, non-seulement l'opération, quoique timidement faite, je le répète, a fait disparaître la dysurie, mais en ce que celle-ci ne s'est pas reproduite malgré la persistance de sa cause première. La chirurgie a donc fait tout ce qu'elle pouvait, c'est à la médecine à faire le reste; malheureusement le vice herpétique est un écueil contre lequel elle vient souvent échouer, peut-être parce qu'il tient souvent à des conditions qu'il est difficile de reconnaître et auxquelles il est plus difficile encore de soustraire le malade. Ainsi, dans le cas présent, les furoncles disparurent tout-à-fait pendant les sept ou huit semaines que le malade passa à Paris, et se reproduisirent aussitôt après son retour en Belgique. Cette circonstance ne serait-elle pas un utile enseignement? M. C... ne gagnerait-il rien à se dépayser un peu? Ne complèterait-il pas sa guérison dans un climat plus chaud, sous un ciel plus égal que celui qu'il habite? Les bains hydro-sulfureux pris dans le Midi de la France ne lui auraient-ils pas été plus utiles que ceux d'Aix-la-Chapelle? Tout ce que je puis dire, c'est que je le crois. Peut-être même un traitement hydrothérapique ne lui serait-il pas sans utilité; car je suis, je l'avoue, de ceux qui croient à l'altération des humeurs en pareils cas, et je pense qu'il y a avantage, alors, à exciter la peau et, généralement, tous les émonctoires de l'économie autres que l'appareil urinaire.

A l'époque où je traitais le précédent malade, M. Co... se trouvait dans la même maison de santé. Le succès que je venais d'obtenir et l'inutilité des soins qui lui étaient donnés par un praticien des plus recommandables, l'engagèrent à s'adresser à moi.

Cet homme, âgé de 53 ans environ, robuste, bien constitué et fort adonné aux femmes, avait eu, 6 ans auparavant, plusieurs chaudes-pisses qui avaient laissé, dans la partie profonde de l'urèthre, une sensibilité extrêmement vive. Il n'avait jamais eu ni rhumatisme, ni maladies de la peau, et on ne pouvait expliquer la persistance de son mal que par les excès vénériens et quelquefois alcooliques qu'il avait faits. Peu à peu, de la dysurie s'était manifestée et en même temps des besoins très-fréquents d'uriner.

A l'époque où je le vis, ces besoins étaient des plus vifs et extrêmement fréquents. Nuit et jour, il ne se passait pas plus de vingt minutes qu'ils ne se fissent sentir, de sorte que le sommeil était à chaque instant interrompu. La difficulté de l'émission était telle que, outre les violents ténesmes de la vessie, tout le corps entrait en contraction, le malade se dressait sur la pointe des pieds, des gaz et des matières fécales s'échappaient chaque fois de l'anus, et tout cela se terminait par l'émission de deux ou trois cuillerées d'urine pâle, légèrement alcaline, et tenant en suspension une foule de globules blancs qui ne tardaient pas à se précipiter au fond et sur les parois du vase, de manière à former un dépôt qui faisait plus de la moitié de la masse totale. La vessie ne se vidait qu'aux deux tiers. Le moindre frottement d'une sonde élastique sur ses parois excitait des douleurs très-vives; elle était réduite aux plus petites dimensions; car, avec toutes les précautions possibles, on ne pouvait y injecter plus de 60 grammes de liquide. Une valvule musculaire bien caractérisée existait derrière l'orifice interne de l'urèthre. Ce canal ne donnait pas d'écoulement; mais sa région profonde était d'une sensibilité excessive, comme je l'ai dit : à part les douleurs vives qu'elle provoquait, une sonde élastique courbe volumineuse entrait avec la plus grande aisance. Le malade dit ne s'être jamais aperçu de pertes séminales diurnes, et en effet le sens génital paraissait toujours exercer un très-grand empire sur lui.

L'alcalinité de l'urine attira particulièrement mon attention du côté des reins (voy. p. 145); mais M. C... n'accusa jamais rien de ce côté.

A son arrivée à Paris, on lui avait fait prendre des bains, en même temps qu'on lui introduisait tous les jours, pendant quelques instants, des sondes élastiques volumineuses.

Mon premier soin fut de chercher à calmer l'irritabilité de la vessie et à la dilater au moyen d'injections calmantes. Mais l'inutilité de ces injections et le ténesme qu'elles provoquaient me forcèrent à y renoncer. Ce fut en vain que je tâchai d'en aider l'effet en déterminant une sorte de narcotisme. J'arrivai donc bientôt à l'opération, espérant que la vessie se calmerait lorsqu'elle n'aurait plus à lutter contre l'obstacle.

Je fis trois incisions sur la valvule, à l'aide de mon troisième instrument: trois ou quatre cuillerées de sang s'écoulèrent immédiatement, puis les urines restèrent rouges pendant les cinq ou six jours qui suivirent l'opération.

Je voulus mettre une sonde à demeure; mais la sensibilité de la vessie ne permit pas de la laisser; je me contentai donc de passer cet instrument plusieurs fois par jour. Du reste, point de fièvre, pas le moindre accident.

A dater du moment de l'opération, la miction se fit avec facilité; elle ne donnait plus lieu, comme auparavant, à des contractions générales, ainsi qu'à l'issue de gaz et d'excréments; le jet était de grosseur naturelle et sortait avec une force extrême, bien qu'il se fît encore un peu attendre, phénomène, d'ailleurs, si peu sensible que le malade ne voulait pas en convenir; les urines s'éclaircirent et peu-à-peu reprirent un peu d'acidité ; le dépôt diminua de plus en plus et finit par disparaître complétement. La vessie cessa d'être douloureuse, cependant les besoins d'uriner ne s'éloignèrent pas en proportion et ils se faisaient encore sentir toutes les trente ou trente-cinq minutes. En vain recommandais-je au malade de tarder autant que possible à vider sa vessie ; le ténesme était tellement vif, qu'il lui était impossible d'y résister.

C'est alors que je revins aux lavements et injections opiacés ; mais quoique celles-ci fussent un peu mieux supportées que dans le principe, il ne me fut pas possible de faire pénétrer plus de 90 gram. de liquide dans la vessie. J'essayai en vain de mêler aux injections un peu de copahu et de camphre dissous dans un jaune d'œuf ; d'autres, que je fis avec une solution faible de nitrate d'argent (de 1 à 5 centigr. pour 30 gram. d'eau distillée) eurent le même résultat ; cependant, elles parurent contribuer à la diminution du dépôt.

En définitive, mon malade urinait bien ; son urine était à peu près naturelle, et les douleurs qu'il éprouvait habituellement dans le bassin avaient disparu ; mais les besoins d'uriner étaient encore très-fréquents, la vessie restait peu dilatable, et sa muqueuse était tou jours très-sensible aux moindres frottements de la sonde.

Comme cet homme avait des affaires qui l'appelaient dans son pays vers le 20 juin, je ne m'opposai nullement à sa détermination ; je n'en étais même pas fâché, pensant que si l'état de la vessie était modifiable, que s'il était encore possible de lui rendre quelque capacité, ce ne pourrait être qu'à force de temps. Il partit donc en me promettant de revenir au bout de quelques mois, de s'abstenir avec soin de tout excès, de faire journellement des injections et de garder son urine le plus longtemps possible.

Il revint au commencement de septembre. Son état, loin de s'être amélioré, était moins bon que lorsqu'il avait quitté Paris : les besoins d'uriner se faisaient sentir toutes les demi-heures, la vessie était devenue plus sensible à la pression et était très-douloureuse au contact des sondes; le même dépôt s'était reproduit et formait le tiers environ de la masse des urines. Cependant, la miction se faisait toujours assez bien, et le jet avait conservé le même volume. Le malade attribuait cette recrudescence à ce qu'il s'était beaucoup fatigué, et surtout à ce que certaines circonstances ne lui avaient pas permis d'observer, dans l'usage du vin, toute la tempérance qu'il aurait désiré.

J'ai dit précédemment que le jet se faisait encore un peu attendre. Je pensai qu'on gagnerait peut-être quelque chose du côté de la vessie, en donnant à son orifice encore un peu plus de liberté. Je fis donc, sur le bord postérieur de celui-ci, trois nouvelles incisions, et je les fis profondes, prévoyant qu'il ne serait pas possible de laisser une sonde dans le canal. Il s'en suivit une hémorrhagie assez abondante qui continua encore le lendemain; toutefois, au bout de peu de jours le sang cessa de paraître. Mais, je dois le dire, la miction n'éprouva pas de changement bien sensible de cette seconde opération ; le dépôt des urines resta le même, et ce liquide ne reprenait pas l'acidité qui avait reparu après ma première opération.

Les bons effets obtenus, la première fois, des injections faites dans la vessie avec une légère solution de nitrate d'argent, me portèrent à l'employer à dose plus élevée (50 centigr. pour 30 gram. d'eau distillée). Il s'en suivit immédiatement une douleur excessive, difficile à peindre, accompagnée d'un ténesme tel que le malade urinait à chaque instant quelques gouttes. Je le fis mettre, aussitôt après, dans un bain tiède où il resta trois heures. L'acuité de la douleur persista pendant une heure environ, puis diminua insensiblement, tellement que, le soir, elle était presque nulle.

Cette injection eut presque immédiatement de bons effets : c'était le 15 septembre que je l'avais pratiquée, et, le 18, les urines étaient déjà très-claires, presque sans dépôt. Le 19, il n'y avait plus ni douleur ni ténesme dans la région vésicale, mais la sensibilité de la région prostatique persistait toujours.

En conséquence, j'y pratiquai, le 23, une cautérisation superficielle qui ne parut pas avoir d'effet bien marqué. En même temps je fis prendre l'eau de goudron par la bouche.

A partir de cette époque, les besoins d'uriner s'éloignèrent un peu, en même temps que la quantité d'urine rendue devenait plus grande, tellement que, vers le commencement d'octobre, le malade ne pissait plus que tous les trois quarts d'heure, plein un verre à champagne chaque fois, mesure qu'il n'avait jamais atteinte depuis plusieurs années. Je voulais pratiquer une nouvelle injection au nitrate d'argent; mais il ne put s'y résoudre, et il partit, le 9, me promettant de revenir encore passer quelque temps à Paris l'année suivante.

Au mois de janvier dernier, son médecin m'écrivit une lettre par laquelle j'appris que M. C... était à peu près dans le même état, et toujours grand amateur du sexe. On avait continué les lavements opiacés, l'eau de goudron par la bouche, et on en avait même fait des injections dans la vessie. Un furoncle énorme qui était survenu, sans cause connue, à la partie antérieure et externe de la fesse gauche, n'avait amené aucun changement du côté de l'appareil urinaire.

Ces deux malades, ainsi que M. S..., ont été opérés en présence de MM. Lépine et Dauptain, l'un interne et l'autre pharmacien des Néothermes.

Ainsi, chez ce dernier, l'opération a guéri la rétention d'urine; mais la vessie, depuis longtemps malade et rétrécie, n'a pu revenir à son premier état. Le temps fera-t-il ce que le traitement n'a pu faire? Je ne sais; cependant, j'espère que si le malade savait s'abstenir de toute cause d'irritation, il finirait par éloigner de plus en plus les besoins d'uriner. En tout cas, on voit combien il importe de traiter ces maladies à leur début, puisque les complications peuvent devenir plus difficiles à vaincre que l'affection principale.

Sous le rapport du traitement, je ferai remarquer, en premier lieu, l'inutilité de la perte abondante de sang qui suivit ma seconde opération, ce qui ne milite pas beaucoup en faveur des mouchetures; et, en second lieu, j'attirerai l'attention sur les bons effets de l'injection avec une solution assez chargée de nitrate d'argent.

M. T***, âgé de 55 à 60 ans, employé supérieur dans une administration et demeurant aux Batignolles, me fut adressé, le 25 septembre 1845, par le docteur Desmarres.

Cet homme, sujet à un léger flux hémorrhoïdal qui se manifestait par intervalles, avait vu disparaître, il y a six ans, une dartre qu'il portait depuis 15 ou 20 ans au-devant du sternum, et en même temps s'était manifestée une assez vive sensibilité dans le canal, avec rougeur du sommet du gland. Comme il avait vu une femme quelques jours auparavant, il conçut quelques craintes; cependant il se rassura quand il vit qu'aucun écoulement ne se manifestait. Mais la sensibilité persista, augmentait même par intervalles; l'écoulement des urines était précédé et suivi d'un picotement désagréable, principalement à l'extrémité de la verge; peu à peu le jet diminua, et souvent même il se trouvait interrompu.

Lorsque je vis ce malade, le jet était longtemps à paraître; il sortait ensuite comme un fil, en tire-bouchon, et souvent même il s'arrêtait pour reparaître après de nouveaux efforts. La vessie ne se vidait pas complétement; il restait 60 gram. environ d'urine dans sa cavité, malgré les efforts prolongés que faisait chaque fois le malade pour l'expulser; ce liquide était très-acide, clair au moment de l'émission; mais il fournissait bientôt un dépôt d'urates par le refroidissement.

Le sommet du gland était constamment rouge, le canal d'une sensibilité excessive, surtout au contact des instruments, et des picotements désagréables se faisaient sentir dans le rectum. Une sonde élastique terminée par un renflement de 5 millim., pénétra jusque dans la vessie; elle indiqua que c'était surtout au col de cet organe que la sensibilité était vive, et que là seulement elle éprouvait quelque obstacle. En la retirant, il y eut un petit suintement sanguinolent qui faisait voir que la sensibilité de la muqueuse tenait véritablement à une inflammation, puisqu'un très-léger frottement, avec un instrument bien souple, bien lisse et tout-à-fait arrondi, avait suffi pour le provoquer. Le cathéter explorateur et tous les autres signes me confirmèrent dans l'idée que j'avais affaire à une valvule.

Le 26, au soir, je fis trois incisions assez profondes sur le bord postérieur du col de la vessie; il y eut immédiatement un écoulement de sang qui ne m'offrit rien de particulier. Mais comme j'espérais toujours obtenir un résultat meilleur si le malade pouvait garder la sonde pendant quelques jours, afin d'affaisser davantage les petits lambeaux déterminés par les incisions, j'en mis une que je lui recommandai d'ôter si les douleurs devenaient trop vives.

Mais, vers onze heures du soir, on vint me trouver en toute hâte à cause d'une hémorrhagie très-grave qui, me dit-on, s'était manifestée quelques heures après mon départ. Voici ce qui était arrivé : la présence de la sonde avait provoqué un ténesme vésical extrêmement violent que le malade prenait pour des besoins d'uriner, et qu'il attribuait, par cela même qu'il ne cessait pas, à ce que sa vessie ne pouvait se vider. Il faisait donc des efforts incessants, dans le but de chasser les caillots qu'il supposait obstruer la sonde, il se tenait debout et se cramponnait contre les meubles afin de pousser avec plus de force. A mon arrivée, je le trouvai dans cet état : la sonde était à moitié sortie, et je l'ôtai immédiatement. Alors je vis qu'il sortait effectivement goutte à goutte du sang qui me paraissait presque pur : le parquet en était couvert. Je fis coucher le malade et j'explorai la vessie par l'hypogastre. Je constatai alors qu'elle était parfaitement vide, et j'eus lieu de croire que ce que je voyais sortir était l'urine elle-même teinte d'une certaine quantité de sang. Je me contentai donc de recommander au malade de rester couché sur le dos ou sur l'un des côtés et ne plus faire d'efforts : peu à peu j'eus la satisfaction de voir l'écoulement devenir moins abondant, moins continu. Les ténesmes se faisaient encore sentir à chaque instant ; mais alors le malade laissait aller les quelques gouttes qui avaient besoin de s'échapper, sans quitter la position horizontale et sans exercer le moindre effort.

Le 27, l'état avait peu changé, et le liquide rendu contenait encore beaucoup de sang qui se coagulait par le refroidissement. De plus, des tumeurs hémorrhoïdales faisaient, en dehors de l'anus, un bourrelet fort douloureux, et l'urèthre était le siége d'une sensibilité très-vive. Du reste, la vessie était toujours vide. Pouls suffisamment plein. Je fis rentrer les hémorrhoïdes ; en même temps je recommandai des boissons peu abondantes et l'application d'une vessie remplie de glace sur le périnée.

Le 28, le calme était revenu, les douleurs étaient moins vives et le ténesme moins fréquent ; mais l'écoulement de sang était toujours abondant : il en était encore de même le 30. Je fis prendre alors quelques verres de limonade sulfurique, et chaque jour, à partir du 1er octobre, je joignis à cela 5 pilules contenant 10 centigr. d'extrait de tannin et autant d'alun.

Mais, le 4, époque où il existait depuis plusieurs jours une constipation opiniâtre, des coliques extrêmement vives se firent sentir dans la région hépatique. Teinte jaune et véritablement ictérique de la peau. Peu de fièvre. Le malade se rappela alors avoir éprouvé, quelques années auparavant, des coliques absolument semblables après avoir mangé une grande quantité d'artichauts non cuits. Les artichauts contenant beaucoup de tannin, je pensai que les astringents étaient la cause principale de ces phénomènes, et comme ils ne paraissaient pas avoir une influence bien évidente sur la diminution lente, mais graduelle, du sang, j'en fis cesser l'usage et je fis prendre un laxatif, en recommandant au malade de ne pas faire d'efforts pour aller à la selle et de se faire passer un bassin sous le siége, chaque fois qu'il en aurait besoin. Cette conduite eut tout le résultat désirable : des évacuations assez abondantes eurent lieu, sans aggravation de l'écoulement sanguin, la douleur se dissipa et dès-lors l'appétit revint, ainsi que le libre exercice des fonctions.

Ce n'est que le 7 ou le 8 que le sang disparut tout-à-fait et que l'urine reprit son acidité.

A mesure que les besoins d'uriner diminuaient de fréquence et que la vessie se remplissait davantage, les bienfaits obtenus de l'opération devinrent plus évidents. Bien que M. T... urinât toujours couché, le jet devenait rapide et plein; mais, malgré le régime le plus sévère, malgré des boissons émulsionnées et des bains, la sensibilité du canal restait toujours très-vive.

Le 16, j'essayai, s'il ne serait pas possible de modifier cette sensibilité à l'aide de bougies enduites de pommade contenant une faible quantité de calomel (50 centigrammes pour 50 grammes d'axonge) et laissées en place pendant dix minutes seulement; mais il n'en résulta qu'une aggravation, et comme le résultat principal était obtenu et que l'urine sortait à plein canal, je résolus d'attendre si le temps n'amènerait pas, à son tour, quelque amendement.

Deux mois environ après cette époque, je revis M. T...: le sommet du gland était toujours irrité et le canal sensible au passage de l'urine. Quant à ce liquide, il passait on ne peut plus facilement, plus facilement qu'il n'avait jamais fait; car M. T... me dit que jamais son jet n'avait été volumineux.

Au moment de livrer ce fait à la publicité (15 avril 1844), j'ai voulu m'assurer de nouveau des résultats définitifs, et j'ai constaté que l'urine sort parfaitement bien; le jet est peut-être un peu moins fort que dans les premiers temps qui suivirent l'opération; mais comme il n'a aucunement diminué depuis plusieurs mois, il est probable que la rétraction de la cicatrice est complète et qu'il n'y a plus de crainte à avoir sous ce rapport. Un autre résultat favorable, c'est que l'irritation du gland et la sensibilité du canal se sont presque entièrement dissipés. En revanche, la dartre qui n'avait pas reparu dans l'espace de six années qu'avait duré l'affection uréthrale, a semblé plusieurs fois vouloir renaître; cependant elle n'existe pas actuellement, et M. T... se trouve dans les meilleures conditions.

Ce fait nous présente plusieurs circonstances dignes de remarque. Je ne reviendrai pas sur la nature évidemment herpétique de l'affection uréthrale; mais je rappellerai 1° l'absence complète d'écoulement, bien qu'il y eût inflammation évidente; 2° le peu d'influence d'une hémorrhagie très-abondante et longtemps prolongée sur cette inflammation et la diminution graduelle de celle-ci lorsque le cours de l'urine fut devenu libre et que le malade n'eut plus besoin de faire des efforts; 3° j'insisterai, je n'ose pas encore dire sur l'inutilité, mais sur la non-nécessité d'une sonde à demeure pour obtenir un bon résultat; 4° je ferai remarquer combien il est important de recommander au malade de ne pas se laisser tromper sur la cause des ténesmes qu'il pourrait éprouver et de ne pas s'abandonner à des efforts fâcheux; 5° enfin, ce fait prouve qu'on ne doit pas se laisser trop effrayer par un écoulement de sang qui, très-probablement, s'arrêtera toujours spontanément, car il est presque impossible de léser en cet endroit des vaisseaux de quelque importance.

Nous verrons plus loin un autre cas assez complexe, où des incisions faites sur le bord postérieur du col furent suivies d'amélioration, quoique le succès n'ait pas été aussi marqué que dans les observations précédentes.

Souvent, ai-je dit, les valvules du col de la vessie se compliquent d'une irritabilité habituelle de cet organe, laquelle est due soit à ce que l'affection de son col s'est étendue à ses parois, soit au séjour ou même à l'altération de l'urine dans sa cavité. Quand cette dernière circonstance existe, la conduite du praticien se trouve tout tracée : il faut rétablir le cours des urines, ou du moins les extraire artificiellement. Pour rendre le succès de l'opération plus assuré, je commence presque toujours par introduire une ou deux fois par jour une sonde élastique à courbure fixe, et je fais en même temps quelques injections émollientes rendues légèrement narcotiques à l'aide d'une tête de pavot ou de quelques centigrammes d'extrait d'opium. Ces injections ont très-souvent un résultat favorable et prompt, comme on a pu le voir dans l'un des faits précédents (voy. p. 264). Souvent il est avantageux d'en seconder les effets par quelques quarts de lavement de même nature, ou même en administrant quelque préparation calmante par la bouche.

Quand l'irritabilité est primitive, c'est-à-dire quand elle a débuté avec celle du col de la vessie et sous l'influence de la même cause, ces moyens peuvent être bons ; mais ils ne sont pas aussi efficaces, et l'on tarderait bien longtemps à attaquer la valvule si l'on attendait que cette complication fût dissipée : il faut donc opérer, et l'on agit ensuite du côté de la vessie comme je le dirai en traitant de son inflammation.

Les urines devront être prises en grande considération ; car si elles peuvent irriter l'urèthre, à plus forte raison doivent-elles produire cet effet sur la vessie. Or, nous avons vu qu'un obstacle au cours de l'urine peut, indépendamment même de quelques diathèses générales dont j'ai parlé, provoquer une modification de la sécrétion urinaire. J'ai déjà dit les moyens de diminuer leur acidité lorsqu'elles paraissent en trop avoir (voy. p. 101), mais en même temps j'ai prévenu de l'action excitante que ces moyens peuvent avoir sur l'estomac et même sur le réservoir urinaire qu'on s'efforce de calmer. Il faut donc ne les employer qu'à doses faibles, mais fréquemment répétées, de manière que les urines ne deviennent pas alcalines et restent toujours légèrement acides, comme dans leur état naturel. Un homme consultant M. Coulson pour une irritabilité de la vessie, celui-ci trouva les urines alcalines, et comme cet état ne paraissait pas en rapport avec la santé générale, il apprit que depuis longtemps ce malade prenait le bi-carbonate de soude à fortes doses. Il suffit de discontinuer ce remède pour faire cesser l'irritabilité (*On diseases*, etc., p. 59). Ainsi, il ne faudrait pas s'exposer à tomber d'un mal dans un autre, dont le résultat sur la vessie serait le même.

Le malade devra s'abstenir de fruits et de végétaux acides, de liqueurs fortes, de café et de vin blanc, de celui de champagne en particulier : on a observé qu'après l'usage de ces boissons, l'acide urique de l'urine augmente en peu de temps d'une manière remarquable.

Lorsque le liquide urinaire est au contraire alcalin, on doit administrer à l'intérieur des acides minéraux étendus convenablement; le plus généralement employé est l'acide chlorhydrique, à la dose de 5 à 25 gouttes prises, deux ou trois fois par jour, dans une quantité convenable d'eau ou de tisane. Les acides végétaux, plus facilement décomposables que les précédents, ont moins de chances d'arriver dans les voies urinaires.

Dans tous les cas, il faut favoriser la transpiration cutanée et éviter le froid.

L'irritabilité de la vessie se guérit assez bien, en général, quand elle est l'effet direct de l'obstacle au cours de l'urine; mais dans les cas contraires, c'est une maladie très-rebelle et qui exige des soins très-longs; trop heureux encore quand on la fait complétement disparaître. Voici la seule observation rapportée par M. Coulson; j'ai cru devoir la transcrire pour plusieurs raisons: « Un homme de 42 ans, sujet au *rhumatisme*, appela ce médecin le 11 février 1837, pour un fréquent besoin de faire de l'eau, dont il souffrait depuis plusieurs années. Il était en même temps affecté d'une *éruption squameuse* en diverses parties du corps, particulièrement aux coudes et aux genoux, et souvent de douleurs vives dans les hanches et les reins. L'urine était très-acide et rare (mixture composée d'infusion de diosmée, 500 grammes ; de teinture de jusquiame, 12 grammes ; de bi-carbonate de potasse, 6 gram. ; d'extrait liquide de salsepareille, 15 gram. Deux ou trois cuillerées trois fois par jour. — Le soir, en se couchant, une pilule contenant : calomel, 15 centigrammes; poudre de rhubarbe, 10 centigrammes). Au bout de 20 jours, l'irritabilité de la vessie était moindre et l'éruption améliorée (décoction de pareira-brava, le jour, et 5 centigrammes d'extrait de colchique en se couchant). La maladie fut beaucoup diminuée, mais non guérie (*ibid.*, p. 40).

Cet état peut être tout-à-fait indépendant de l'inflammation. L'auteur que je viens de citer rapporte un cas où l'on ne trouva rien dans les organes urinaires, après la mort (*ibid.*, p. 58). On conçoit, d'ailleurs, que la couche charnue de la vessie puisse être affectée de spasmes fréquents comme les autres muscles du corps. Mais il est rare que, dans les cas dont nous nous occupons, on ne rencontre pas une phlegmasie primitive ou consécutive de la muqueuse ; presque toujours cette membrane est très-sensible au moindre contact des instruments explorateurs. C'est donc une circonstance qu'il ne faut jamais perdre de vue dans le traitement.

Relativement à l'inertie de la vessie, voici ce que je disais il y a cinq ans, en parlant de mon catheter explorateur : « Par lui on reconnaîtra la véritable cause de ces paralysies presque toujours consécutives de la vessie qu'on regarde à tort comme des paralysies essentielles. On en tirera par conséquent des indications thérapeutiques d'une grande importance, et quand même on regarderait la maladie comme au-dessus des ressources de l'art, ce qui serait une grave erreur, on se gardera bien de tourmenter les malades, comme on le fait si souvent, par des applications et des injections irritantes, par des vésicatoires, des frictions avec la teinture de cantharides, etc., moyens qui seront d'autant plus funestes qu'ils produiront mieux l'effet qu'on en attend, c'est-à-dire qu'ils réveilleront mieux, qu'ils augmenteront davantage la contractilité d'un organe qui ne peut alors que s'épuiser en vains efforts contre un obstacle permanent, s'enflammer et se perforer, comme j'en ai vu bon nombre d'exemples (*Arch. de méd.* Juin 1859). » Je citais à l'appui de mon opinion une autorité que personne ne récusera, celle de Desault, qui dit, en parlant de certaines rétentions d'urine qu'il attribue à une paralysie de la vessie, et que j'attribue, moi, à un obstacle au col de cet organe : « ces remèdes nuisent fréquemment et sont rarement utiles (*Œuv. chir.*, t. III, p. 134.) »

D'un autre côté, j'insiste depuis plusieurs années déjà sur ce fait, que la plupart des moyens auxquels on attribue beaucoup d'efficacité pour réveiller l'énergie de la vessie, tels que les sondes à demeure, la lithotritie, la cystomie, les injections, doivent, en grande partie, leur action, à la présence permanente, ou au passage fréquemment répété d'un instrument qui dégage ainsi le col de la vessie d'une manière plus ou moins complète, plus ou moins durable.

Il faut donc, chaque fois qu'on est consulté par un sujet dont la vessie est paresseuse, explorer minutieusement l'urèthre et son orifice interne, et, dans le cas où l'on y rencontrerait un obstacle, commencer par attaquer celui-ci. Souvent alors, surtout si la maladie n'est pas trop avancée, on verra la vessie recouvrer d'elle-même toute son énergie. Quelquefois cependant ce rétablissement ne se fait pas, ou bien il se fait avec tant de lenteur qu'on est obligé de recourir à un traitement spécial pour en hâter la marche.

On conseille généralement au malade de n'uriner que debout et même dans un endroit frais, dans une cave, par exemple, de ne pas le faire avec trop de précipitation et de vider la vessie autant que possible ; on recommande les applications froides et même la glace sur le périnée, les lombes, l'hypogastre, les douches froides, les bains froids locaux ou généraux, surtout ceux de mer ou de rivière ; mais cette manière d'employer le froid ne vaut pas celle qui consiste à l'appliquer intérieurement. Pour cela, les injections avec de l'eau simple suffisent ordinairement. On les fait tièdes d'abord, puis à une température graduellement décroissante, à mesure que la vessie s'y habitue. M. Civiale conseille même les irrigations continues d'eau froide avec une sonde à double courant (*Traité* etc., t. III, p. 185) ; mais je n'ai jamais eu recours à ce moyen : l'application momentanée du froid excite la vitalité ; cependant je craindrais que l'excitation ne fût remplacée par une sorte de torpeur lorsque cette action se prolonge quelque temps.

M. Guthrie fait, pour exciter la vessie, des injections aussi chaudes que le malade peut les supporter : je n'ai jamais employé cette méthode.

Dans les cas où l'on aurait à remplir quelque indication spéciale, on pourrait, au lieu d'eau simple, se servir, soit à l'extérieur, soit à l'intérieur, de liquides médicamenteux, tels que les eaux sulfureuses, ferrugineuses, astringentes, légèrement alcalines, ou légèrement acides, etc. Mais je n'ai pas vu que les injections purement irritantes fussent plus utiles que les autres, tandis qu'elles pourraient évidemment nuire s'il y avait quelque tendance à l'inflammation.

On a, en outre, conseillé divers moyens qu'on a présenté, pour ainsi dire, comme des spécifiques.

Earle rapporte les observations de trois adultes chez lesquels une rétention d'urine, causée par des rétrécissements infranchissables et rebelle à la saignée, aux bains chauds, à la teinture de muriate de fer, etc., céda à un lavement de fumée ou d'infusion de 4 grammes de tabac dans 250 grammes d'eau bouillante (*med. chir. trans.* t. VI, p. 82). Y avait-il inertie vésicale? Je reviendrai un peu plus loin sur ce sujet.

Les baumes, le copahu et la térébenthine ont été conseillés, même en injections, convenablement dissous et étendus dans une certaine quantité de décoction émolliente; mais ce sont des moyens lents dans leurs résultats et non toujours sans danger.

Un autre plus actif, ce sont les cantharides : on

les a employées de diverses manières, à l'intérieur par la bouche et en injections, et à l'extérieur par la peau. Werlhoff parle d'un malade dont l'urine était complétement supprimée et la vessie distendue, et chez lequel la mort paraissait imminente : un grain de poudre de cantharides fut administré toutes les quatre heures, dans une émulsion (dose énorme) : à la troisième prise, le malade rendit une urine épaisse ; peu à peu celle-ci devint plus claire ; puis enfin parfaitement limpide. Cependant il y avait toujours dysurie. Werlhoff engagea à continuer le médicament jusqu'à la neuvième dose : l'urine finit par couler abondamment et le malade guérit (*Dict. de méd.* d'après *Commerc. litt.*, 1733). Beaucoup d'autres chirurgiens ont également rapporté des succès dus aux cantharides. A. Cooper parle d'une paralysie de vessie telle, qu'ayant couché le malade sur une chaise et lui ayant introduit sans difficulté une sonde dont on sentait la pointe au dessus du-pubis, l'urine ne sortait pas. Il le fit asseoir et elle sortit ; elle sortit également debout ; mais elle cessa de couler lorsqu'il le fit recoucher. Il le guérit au moyen de deux vésicatoires aux lombes, et en lui faisant prendre, deux fois par jour, une pilule composée de cinq grains de térébenthine de Chio et d'un quart de grain de poudre de cantharides (*Lect. on the princ. ad pract. of surgery*, 1835). M. Lisfranc vient d'obtenir une notable amélioration, au moyen de teinture de cantharides injectée dans la vessie. Il en introduit une goutte dans la sonde, et y pousse ensuite doucement une certaine quantité d'eau : à mesure que l'organe s'habitue au contact de cette teinture, on augmente le nombre des gouttes et celui des injections : on peut aller ainsi jusqu'à trois injections par jour, de trois gouttes chacune. On s'arrêterait si l'irritation devenait trop grande (*Gaz. des hôp.*, 20 avril 1844). M. Toulmouche a même rapporté un cas d'inertie vésicale et de paraplégie dues à une maladie des enveloppes de la moelle épinière, cas dans lequel la teinture de cantharides, administrée à la dose de 8 gouttes d'abord et portée progressivement à celle de 6 grammes, fit cesser la difficulté d'uriner (*Gaz. méd.*, 1841, p. 72).

Quelle était la cause de l'inertie vésicale dans la plupart des cas que je viens de citer? c'est ce que les auteurs ne disent pas; mais il est probable que ce n'était pas une affection du système nerveux. D'un autre côté, on pourrait croire que si l'inertie vésicale eût succédé à un obstacle, le cours de l'urine n'aurait pu ainsi se rétablir; mais il faut se garder, à cet égard, des idées trop absolues : qu'on se rappelle ce que j'ai dit (p. 136) de l'influence de la dysurie sur la contractilité de la vessie et de l'affaiblissement de celle-ci sur la dysurie, et on comprendra comment il suffit quelquefois de faire disparaître une seule de ces causes pour rétablir le cours des urines.

Toutefois, c'est ici le cas de rappeler que si l'obstacle était tel que le canal excréteur de l'urine en fût hermétiquement fermé, ce réveil de l'énergie vésicale ne pourrait avoir que de fâcheuses conséquences, et telle est, peut-être, l'origine des accidents que Huxham paraît avoir observés (*Essais sur les fièvres*, etc., p. 482; 1764.). Bonet rapporte que deux malades affectés de *caroncule au col de la vessie*, ayant été tourmentés par des diurétiques violents, et l'un d'eux, surtout, ayant pris des cantharides en potion, il survint des accidents très-graves, terribles (*Sepulc.*, section XXIV, observation 9.). On voit donc que ce médicament ne doit toujours être employé qu'avec beaucoup de prudence, et que, dans les cas où il existe un obstacle assez prononcé, c'est par celui-ci qu'il faut commencer le traitement.

La propriété, anciennement connue, qu'a l'ergot de seigle de provoquer les contractions de l'utérus, et celle que M. Barbier d'Amiens lui a reconnue plus récemment, d'agir sur le système nerveux lui-même et d'être utile dans la paraplégie (*Rev. méd.*, 1831), ont porté plusieurs observateurs à l'essayer contre l'inertie de la vessie. M. Lallier a publié trois observations de rétention d'urine qu'il attribue à une inertie pure et simple de la vessie et qui, après avoir résisté à une foule de médications, céda en quelques jours au seigle ergoté. Dans le premier cas, ce médicament fut donné à la dose de 12 décigrammes le premier jour, de 2 grammes les jours suivants, et, durant dix jours, à doses décroissantes; dans le second cas, à la dose de 15 décigrammes le premier jour, de 2 grammes les jours qui suivirent, et, pendant dix jours, à doses décroissantes; dans le troisième cas, à la dose de 15 décigrammes le premier jour, puis, après une suspension de deux jours, à la dose de 10 décigrammes pendant trois semaines, et enfin, à doses décroissantes pendant quinze jours. Chez les trois sujets, il s'est manifesté une action stupéfiante, 24 heures après l'administration de l'ergot. Chez le troisième, les centres nerveux furent assez vivement impressionnés pour qu'on fût obligé d'interrompre la médication. Le second sujet éprouva, cinq heures après l'ingestion du remède, un peu de ténesme à la vessie, analogue aux coliques utérines. Ce symptôme ne se manifesta, chez le premier, qu'au bout de 24 heures; il manqua complétement chez le troisième. Chez ce dernier, le cours des urines ne se rétablit qu'après trois semaines de la médication, tandis qu'il eut lieu au huitième jour chez le second et au dixième chez le premier (*Journ. des conn. méd. chir.*, nov. 1838). Peu de temps après, M. P. Guersant observa des résultats analogues chez des vieillards auxquels il avait administré le seigle ergoté pour faciliter la sortie des débris de matière calculeuse (*Journ. de chimie méd.*, juin 1839). M. Payan a relaté quatre observations, dans trois desquelles il s'agissait, selon lui, d'une inertie sénile de la vessie, et, dans la quatrième, d'un engorgement de la prostate. Dans les quatre cas, les résultats furent favorables (*Mém. sur l'ergot de seigle*, etc., 1841). M. Kinsley a obtenu, en dix jours, la guérison d'une dysurie qui durait depuis trois mois, et contre laquelle des applications de sangsues, des bains chauds, trois traitements mercuriels et une foule d'autres moyens avaient échoué. Le toucher avait constaté un engorgement de la prostate (*Dublin med. press*, 1843). Enfin M. J. Ross a administré journellement de 10 à 56 grains du même médicament à un homme de 70 à 74 ans, affecté d'une rétention d'urine depuis deux mois. Le troisième jour, des besoins constants d'uriner se firent sentir ainsi que des douleurs positives dans l'hypogastre, et la sécrétion urinaire augmenta. Le lendemain un peu d'urine se fit jour par l'urèthre; chaque jour le malade en rendit spontanément une plus grande quantité; cependant ce n'est qu'au bout de deux mois que le malade a récupéré, au dire de l'auteur, la faculté d'uriner aussi bien que jamais (*Monthly Journ. of med. science*, janv. 1844).

Pour moi, je suis convaincu que, dans presque tous ces cas, il y avait un obstacle au col de la vessie, aussi bien que dans les deux avant-derniers; mais est-ce à dire pour cela que l'ergot de seigle agit en diminuant l'engorgement de la prostate (*Dict. de méd.*, t. XXVIII, p. 286)? Non; car on verra plus loin que j'ai également guéri un jeune homme d'une inertie vésicale qui avait succédé à un rétrécissement uréthral et à une contracture musculaire du col consécutifs eux-mêmes à une vieille blennorrhagie chronique. Ainsi, c'est uniquement en réveillant la contractilité vésicale engourdie que ce remède agit.

Aussi est-il évident que lorsqu'il existe un obstacle on ne doit jamais le perdre de vue. Je soigne actuellement un sexagénaire qui, au moment où il venait d'être heureusement traité d'une cataracte par M. Desmarres, fut pris tout à coup d'une ischurie dont il se sentait menacé depuis trois ans. Je rencontrai un engorgement de la prostate compliqué d'inertie de la vessie : près de deux litres d'urine pouvaient s'accumu ler dans ce viscère qui était, du reste, parfaitement sain. Pendant plusieurs jours, je me contentai du cathétérisme, de lavements froids, d'injections et de lotions froides réitérées trois fois par jour : mais ces moyens furent inutiles. Comme le col de la vessie était très-sensible, je voulus essayer s'il ne serait pas possible de se passer d'agir directement sur l'obstacle, et j'administrai le seigle ergoté. Le malade en prit deux grammes en vingt-quatre heures, pendant cinq jours. Les besoins d'uriner ne tardèrent pas à se faire sentir avec force, et quelques gouttes d'urines furent rendues ; mais comme les efforts étaient toujours presque inutiles, et que la vessie s'irritait, je fis cesser le médicament, et, malgré la sensibilité du canal, j'exerçai, pendant dix minutes environ, une dépression sur le bord postérieur du col de la vessie. Dès le lendemain, celle-ci se vida à moitié; le troisième jour, elle s'est vidée aux deux tiers, mais il existait encore un peu de cystite; cependant cette complication avait disparu le huitième jour.

Un médicament plus énergique encore, à mon avis, c'est la noix vomique et son alcali, la strychnine. Les heureux effets qu'en avait obtenus M. Fouquier contre les paraplégies, ont porté l'un de mes maîtres, le docteur Bally, à en faire l'essai dans les cas de paralysie de la vessie, et il réussit. Trois malades furent guéris en un mois par ce remède donné à ladose d'un dixième de grain à deux grains, toutes les 24 heures. M. Petrequin, dans un remarquable mémoire, a rapporté cinq observations où la paralysie vésicale, compliquant une affection des centres nerveux, fut favorablement modifiée par cet agent thérapeutique (*Gaz. méd.*, 1838). Dernièrement M. Lafaye a publié l'observation d'un homme de 66 ans, atteint depuis trois semaines d'une rétention contre laquelle tous les moyens ordinaires avaient été employés sans succès. Pensant n'avoir affaire qu'à une paralysie, il fit prendre, matin et soir, une pilule de 10 centigrammes d'extrait alcoolique de noix vomique. Au bout de dix jours, il doubla cette dose et continua ainsi, pendant trente-quatre jours, après en avoir, toutefois, interrompu l'usage deux ou trois fois, pendant un ou deux jours, à cause de la violence des effets que ce médicament provoquait et qui commencèrent à se montrer dès le second jour de son administration. Le malade eut des spasmes et des mouvements convulsifs vagues, qui se concentrèrent ensuite sur les muscles abdominaux, vers la région hypogastrique et sur les parties génitales, de telle sorte que les muscles de cette partie étaient dans une raideur tétanique; le membre viril entrait en érection et acquérait un volume beaucoup plus considérable que dans l'érection ordinaire; les testicules, rétractés, étaient fortement appliqués sur l'anneau inguinal par la contraction du muscle cremaster. Ces spasmes duraient trois ou quatre minutes; ils cessaient ensuite, et l'urine coulait. Dans les premiers temps, cet écoulement se faisait goutte à goutte;

plus tard, il devint continu, et, après six semaines de l'administration de l'extrait, l'urine sortait à plein jet, chaque fois que le besoin s'en faisait sentir (*Journ. de méd. de Bordeaux*, juillet 1843).

Il ne s'agissait très-probablement pas ici d'une véritable paralysie de la vessie, mais d'une inertie consécutive à une hypertrophie prostatique. Si la noix vomique a réussi, c'est parce que la rétention d'urine dépendait de deux causes et qu'il a suffi d'en faire disparaître une pour la faire cesser. Mais ne voit-on pas à quels dangers on s'exposerait si, dans un cas où l'obstacle serait infranchissable, on exciterait ainsi la contractilité de la vessie?

Voici un autre fait curieux à plus d'un titre et qui rentre mieux encore dans notre sujet :

M. B..., dans sa 53e année, porta, jusqu'à l'âge de 12 ans, le testicule droit dans l'aine; celui-ci descendit alors, mais suivi des intestins. A 24 ans, survinrent des végétations autour du gland, mais rien dans le canal; à 28 ans environ, légère gonorrhée qui s'est arrêtée seule au bout de huit jours; en même temps, chancres dans la gorge (salsepareille, très-peu de mercure), disparition rapide. A 32 ans, blennorrhagie qui a duré au moins six mois. Pendant ce temps, des difficultés d'uriner auxquelles le malade n'avait, jusqu'alors, fait que peu d'attention, augmentèrent d'une manière notable. Quelquefois l'urine avait de la peine à se faire jour; parfois même il lui était impossible de sortir.

Des pertes séminales consécutives à la masturbation

s'étaient manifestées, même antérieurement à l'avant-dernière gonorrhée. Cette affection survenue à deux reprises, les augmenta. Dès-lors elles furent presque continuelles ; les derniers jets d'urine apparurent filants, et du sperme s'échappa à chaque garde-robe ; les érections sont devenues très-faibles et rares ; mémoire notablement diminuée ; travaux intellectuels fatigants.

Depuis l'âge de 24 ans, époque où M. B... couchait dans une chambre froide et humide, il éprouve, par intervalles, mais aussi bien l'été que l'hiver, quelques douleurs dans les membres inférieurs. Toutefois, ceux-ci ne sont pas plus faibles que le reste et permettent de faire des courses très-longues et très rapides.

Il y a un an, il survint simultanément un étranglement de la hernie et une augmentation de la dysurie. Pendant plus d'une semaine, l'étranglement résista aux efforts de deux habiles praticiens, MM. Prus et A. Berard, puis il se dissipa, tout à coup et spontanément.

Le 1er novembre 1843, l'étranglement se reproduisit et en même temps la rétention d'urine devint complète. Des tentatives de réduction ayant été inutiles, et l'ischurie persistant, je fus appelé, le 2, par M. Prus.

Je m'occupai immédiatement de vider la vessie qui était énormément distendue, pensant que la hernie rentrerait ensuite plus facilement ; mais je trouvai, dans la partie la plus reculée du bulbe, un rétrécissement que je ne pus franchir qu'avec une sonde élastique de 2 millimètres de diamètre : la vessie avait perdu toute sa contractilité. Lorsqu'elle fut vidée, la hernie, qui paraissait formée uniquement par l'épiploon, resta irréductible comme auparavant.

Le 3, les choses étaient dans le même état : le malade n'avait pas uriné une seule goutte. Je lui introduisis une sonde plus forte, et, malgré cela, l'urine sortait à peine lorsque le malade était sur le dos : ce n'est qu'en le faisant coucher sur le côté qu'elle sortait spontanément. Il en fut de même les jours suivants ; aussi nous décidâmes-nous, M. Prus et moi, à mettre une sonde à demeure, tant pour donner issue à l'urine, que pour réveiller la contractilité vésicale ; nous fîmes faire trois ou quatre fois par jour des injections d'eau froide dans la vessie, et plus tard de décoction de quinquina également froide. Nous administrâmes même, pendant 5 ou 6 jours, le seigle ergoté à la dose de 50 ou 75 centigrammes par 24 heures. Tout fut inutile : la vessie resta toujours inerte et la hernie irréductible.

Le 19, M. A. Berard fut appelé : il constata l'énorme dilatabilité de la vessie, son inertie complète ; il rechercha si elle ne faisait pas partie de la hernie ; mais rien ne donna lieu de le croire : au reste, l'irréductibilité persista : Il fut convenu qu'on appliquerait des vésicatoires volants sur l'hypogastre ; mais le malade répugnant à l'emploi de ce moyen, j'essayai auparavant l'administration de pilules contenant chacune un tiers de centigramme de strychnine : il en prenait 3 par jour. Dès le lendemain il sentit les secousses caractéristiques. Le 23, la hernie rentra tout à coup presque spontanément, et la vessie put expulser une partie de son contenu.

Le lendemain de la réduction, la hernie n'a pas reparu, et cependant la rétention d'urine s'est complétement reproduite. Je porte alors la dose de strychnine à un demi centigramme par pilule, et le malade continue d'en prendre le même nombre. Le 25, l'urine reprit son cours et, dès lors, l'amélioration augmenta graduellement. Nous cessâmes la strychnine et je conseillai au malade de s'introduire tous les jours une sonde élastique, afin de s'assurer si la vessie parviendrait à se vider complétement, et de la débarrasser, dans le cas contraire.

Cependant j'avais remarqué qu'il existait derrière le rétrécissement une inflammation chronique de la partie la plus reculée de l'urèthre. Souvent les sondes à renflement olivaire avaient ramené cette humeur blanchâtre et puriforme dont j'ai déjà souvent parlé; j'avais aussi constaté que le col de la vessie se contractait spasmodiquement, et qu'il restait toujours un peu d'urine après la miction. Mais j'esperais que le rétrécissement étant largement dilaté, cette inflammation chronique et ses effets disparaîtraient spontanément. Il n'en fut rien : bien que la vessie parût se contracter avec force, elle ne se vidait pas complétement.

Aussi, le 13 février, après avoir fait prendre l'avis de M. Prus, je fis trois incisions sur le bord postérieur du col de la vessie, avec mon troisième instrument dont la lame, vu la faible saillie de la valvule, ne fut ouverte que de 3 millimètres environ. Il s'écoula immédiatement un peu de sang; mais, le lendemain, les urines étaient à peines rouges, et, le second jour, elles étaient parfaitement claires. Je mis pendant quelques jours une sonde à demeure.

Il y eut de l'amélioration à la suite de cette opération; les pertes séminales diminuèrent notablement, sans doute parce qu'il fallait moins d'efforts pour uriner, et les facultés génitales se réveillèrent; cependant il restait toujours un peu d'urine.

Au bout de quelque temps, je pratiquai une cautérisation qui ne parut pas amener grand changement et je conseillai de revenir à la strychnine. Mais M. B... ayant craint que les secousses produites par cette substance ne lui permissent pas de se livrer à ses travaux qui exigent une extrême précision, il tarda jusqu'à ce jour d'en reprendre l'usage.

Malgré cela, il se trouve très-bien aujourd'hui; il reste encore un peu d'urine dans sa vessie; cependant il la vide complétement chaque fois qu'il veut s'en donner la peine.

Le cours de l'urine s'étant arrêté et rétabli, à peu près en même temps que l'étranglement s'est effectué et réduit, on pourrait croire que ces phénomènes étaient liés l'un à l'autre; mais, comme pour lever toute incertitude à cet égard, la rétention s'est reproduite le lendemain de la réduction, et ce n'est qu'après avoir augmenté la dose du médicament qu'elle a disparu définitivement. On ne peut donc révoquer en doute l'efficacité de la strychnine, quoique celle-ci ait été administrée à des doses très-modérées. Il est probable que l'étranglement a été l'effet des efforts pour uriner. Remarquons que le seigle ergoté avait été, auparavant, mis en usage sans résultat.

Remarquons aussi que l'opération, qui n'a pas été sans utilité, en aurait probablement eu plus encore, si j'eusse ouvert l'instrument davantage. Il est évident que moins la valvule est saillante et résistante, plus elle est disposée à fuir sous la lame et plus on doit faire saillir celle-ci : c'est d'après un raisonnement peu juste que j'avais fait le contraire.

Ce qu'on vient de lire au sujet de l'inertie vésicale soulève quelques doutes sur la manière dont agissent certains moyens que j'ai dit faire cesser le spasme du col de la vessie (p. 190). On pourrait, en effet, se demander si l'efficacité de ces moyens ne dépend pas uniquement de ce qu'ils excitent la tonicité des parois de cet organe. Je ne le pense pas : le fait de ce médecin dont j'ai parlé, page 197, prouve qu'il peut véritablement s'opérer un relâchement du sphincter. Les lavements de tabac agissent-ils en excitant la vessie par l'irritation qu'ils opèrent sur le rectum? Earle croit qu'ils font cesser le spasme du rétrécissement et il paraît se baser surtout sur ce que, dans les trois faits qu'il rapporte, l'urine ne commença à couler que lorsque le narcotisme fut bien prononcé, que les malades furent voisins de la syncope. Or, nous savons maintenant ce qu'on doit penser du spasme des rétrécissements (v. p. 91); d'ailleurs, il y a tout lieu de croire que, dans la troisième observation du chirurgien anglais, c'est au col même de la vessie qu'était l'obstacle.

Au surplus, il se pourrait que ces moyens perturbateurs agissent à la fois, et d'une manière en apparence contraire, sur la vessie et sur son sphincter. Dans l'état naturel, il y a alternative d'action entre ces parties, comme entre les fléchisseurs et les extenseurs d'un membre; et, dès lors, ne pourrait-il pas se faire qu'en excitant la première on relâchât la seconde, ou bien qu'en relâchant celle-ci, on réveillât la première? Dans l'ignorance où nous sommes des lois qui président à ces admirables antagonismes, nous n'avons souvent d'autre moyen de rétablir la régularité et l'harmonie des fonctions que de troubler, pour ainsi dire, le désordre : l'orage ramène le calme.

Lorsque les organes urinaires sont enflammés, tous les conseils que j'ai donnés au sujet de leur irritabilité peuvent être utiles suivant les circonstances. Il y a des praticiens qui redoutent alors le cathétérisme par dessus tout, et qui laissent leurs malades se consumer en efforts violents pour expulser quelques gouttes d'urine. C'est une pratique qu'on ne saurait trop réprouver, parce qu'elle aboutit presque nécessairement à l'inflammation, à la désorganisation de la vessie, tandis que l'introduction méthodique d'une sonde élastique n'a presque jamais les mauvais résultats qu'on redoute : il faut seulement avoir la précaution de laisser sortir l'urine spontanément, sans comprimer l'hypogastre comme on le fait souvent (voy. p. 142).

Cette inflammation suit presque toujours une marche chronique ; mais si elle débutait sous forme aiguë, ou, ce qui est infiniment plus fréquent, si elle s'exaspérait, il faudrait recourir aux antiphlogistiques généraux et locaux, à la saignée, s'il y avait une forte réaction fébrile, et, dans le cas contraire, aux sangsues, aux ventouses scarifiées sur les lombes, à l'hypogastre ou au périnée, suivant le siége prédominant de l'affection. En même temps, on fera prendre quelques bains tièdes, des boissons émollientes et mucilagineuses, telle qu'une infusion de racine de guimauve, de graine de lin ou de chènevis édulcorée avec du sirop d'orgeat, des lavements, etc. Lorsqu'on aura calmé la fièvre et tempéré la douleur, on renoncera à tous ces moyens dont l'abus, ai-je dit, pourrait entretenir un ténesme fatigant, pour recourir au traitement de l'inflammation chronique. Une fois celle-ci établie, quel qu'ait été son début, on attaquera l'obstacle ; puis on emploiera les révulsifs cutanés. On évitera les vésicatoires à cause de l'action spéciale des cantharides sur la vessie, et on fera avec avantage, sur une grande étendue de la région hypogastrique, des frictions avec la pommade stibiée qu'on remplacera ensuite par des cautères ou un séton. On pourra faire en même temps des injections, une ou deux fois par jour, avec une décoction de racine de guimauve et de tête de pavot, à une température graduellement décroissante; on pourra même, s'il est nécessaire, les faire légèrement astringentes, soit avec une décoction de feuilles de noyer, soit avec une solution d'extrait de tannin. On joindra à cela des médications générales appropriées à la constitution ou à la diathèse particulière du sujet.

Lorsque cette méthode rationnelle n'a pas réussi, on peut avoir recours à des moyens empiriques. Des auteurs anglais vantent beaucoup l'uva ursi, la diosmée crénelée, la pareira-brava. M. Brodie nous apprend que la première a ses prôneurs et ses détracteurs; quant à lui, il l'a employée, dans quelques cas, avec beaucoup d'avantage, mais il faut persévérer longtemps dans son emploi. Il fait prendre chaque jour 4 à 8 grammes d'extrait en pilules, ou bien 250 à 500 grammes d'une infusion faite avec 16 grammes de feuilles macérées, pendant deux heures, dans 560 grammes d'eau distillée bouillante qu'on réduit ensuite à 500 grammes par la coction. — Toutefois, M. Brodie, ainsi que M. Coulson, préfèrent la diosmée crénelée qui, de temps immémorial, est en grande estime chez les naturels du cap de Bonne-Espérance, pour un grand nombre de maladies et particulièrement pour les irritations ou inflammations chroniques de l'urèthre et de la vessie, de la prostate, du rectum, pour la gravelle, le rhumatisme et l'indigestion. Depuis quelques années, les Hollandais et les Anglais en font également grand usage. Voici la formule de la pharmacopée de Londres : Infusion de diosmée, 220 gram.; bi-carbonate de potasse, 4 gram.; teinture de jusquiame, 10 gram.; extrait liquide de salsepareille, 16 gram. Si l'urine n'était pas très-acide, on supprimerait le sel alcalin. Deux cuillerées ordinaires doivent être prises deux fois par jour (Brodie, p. 140.—Coulson, p. 50). La pareira brava a été en grande réputation au commencement du dernier siècle, dans plusieurs contrées de l'Europe. A. Helvetius en faisait un spécifique contre toutes les maladies des reins et de la vessie qui sont curables, comparable, pour la certitude de ses effets, au quinquina et à l'ipécacuanha (*Traité des maladies les plus fréquentes,* etc., p. 141). M. Coulson préconise surtout ce remède dans les inflammations chroniques de la couche musculaire de la vessie (*On diseases*, etc., p. 141). On fait ordinairement macérer 25 gram. de racine dans 600 gram. d'eau, ou bien on en fait bouillir 30 gram. dans 900 gram. d'eau jusqu'à réduction d'un tiers. On a aussi préparé un extrait de pareira-brava qu'on administre à la dose de 50 centig. trois fois par jour. Les praticiens pourront essayer ces diverses préparations.

En France, on a beaucoup vanté, surtout dans ces derniers temps, les baumes et les térébenthines. Le fait est que ces substances diminuent assez souvent le catarrhe qui est l'un des premiers symptômes de l'inflammation chronique de la vessie; mais il faut en surveiller l'usage avec grand soin, car il n'est pas rare de les voir ramener l'inflammation à l'état aigu et hâter la désorganisation des organes urinaires. C'est ce que j'ai déjà fait observer (p. 171), et ce qu'on remarquera en analysant avec soin les observations publiées par les élèves de Dupuytren, qui était grand partisan de cette méthode contre laquelle MM. Coulson (*ibid.*, p. 119) et Civiale (*Traité*, t. III,

p. 477) se sont élevés avec raison. Il faut donc n'administrer tous ces remèdes, le copahu, les baumes de Tolu et du Pérou, les térébenthines, le goudron, qu'à faibles doses, quand la maladie est tout-à-fait à l'état chronique et ne paraît pas prête à s'éveiller à la moindre excitation. Alors, en effet, on voit le catarrhe diminuer peu à peu. Mais je suppose qu'on a fait disparaître la dysurie ; car il y a déjà plusieurs années que j'insiste sur ce fait, que le catarrhe de la vessie est, dans la grande majorité des cas, le résultat d'un obstacle plus ou moins marqué au cours de l'urine.

Depuis peu, on a préconisé en Angleterre l'acide benzoïque que le docteur Ure avait proposé pour combattre la disposition à la diathèse urique, par la raison qu'après l'administration de cette substance, il avait remarqué que l'acide urique de l'urine se trouve remplacé par de l'acide hippurique, lequel forme des sels plus solubles que ceux d'acide urique. Depuis, M. Walker a publié de bons résultats de l'association du copahu et de l'acide benzoïque dans des cas de catarrhe de la vessie (*Prov. med. journ.*, févr. 1842) Plus tard encore, M. Smith Soden, de Bath, a publié, dans le même journal, cinq observations dans lesquelles il a employé la formule suivante : acide benzoïque, 4 gram. ; copahu, 15 gram. ; jaunes d'œuf, q. s. Mêlez, puis ajoutez mixture de camphre, 225 gram. A prendre deux cuillerées à bouche, trois fois par jour. Les cas auxquels M. Soden a eu affaire étaient des irritations et même des inflammations de la vessie résultant de diverses causes et accompagnées d'un catarrhe abondant, et, dans tous, les douleurs et la sécrétion muqueuse ont disparu ou considérablement diminué (*ibid.*, 30 juillet 1842). Je n'ai employé qu'une seule fois la formule de M. Soden, et le malade trouva le médicament trop désagréable. D'autres fois j'ai administré l'acide benzoïque en pilules, mélangé avec une poudre inerte, et les résultats furent si peu marqués que je n'en continuai jamais l'usage bien longtemps; cependant, M. Coulson dit avoir donné, avec avantage, la teinture composée de benjoin, à la dose d'une cuillerée à café trois fois par jour. Ce sont, comme on le voit, des expériences à reprendre.

Les alcalis et les acides minéraux sont utiles, suivant que les urines sont trop acides ou alcalines.

Goulard et Chopart paraissent avoir, les premiers en France, fait des injections dans la vessie avec des liquides médicamenteux. Dans les cas de catarrhe chronique de cet organe, ils n'avaient d'autre but que de diminuer la sécrétion muqueuse qui épuisait leurs malades. Ils se servaient pour cela de l'eau végéto-minérale; le dernier a aussi injecté de l'eau d'orge coupée avec de l'eau de Barèges. Desault parle d'une légère dissolution de vitriol martial et d'une décoction de quinquina. Foot injecta un mélange d'eau simple et d'eau de chaux à une basse température. Lentin recommande une légère dissolution de colle de poisson et de myrrhe, et Sœmmering des injections douces huileuses. M. Bretonneau s'est servi du calomel tenu en suspension et d'une solution légère de nitrate d'argent; M. J. Cloquet d'une faible solution de potasse; M. Brodie d'eau aiguisée d'acide nitrique; Devergie d'injections narcotiques; Dupuytren d'eau de goudron. M. Souchier, de Romans, et Devergie préconisèrent le baume de copahu en injections; M. Giboin essaya une décoction de suie, et Devergie la teinture de cantharides elle-même. Enfin, M. Van-Wageninge celle d'iode et une solution de vinaigre. Telles sont, dans l'ordre chronologique à peu près, les substances qui ont été proposées.

La méthode des injections a été l'objet d'éloges exagérés et de détractions injustes : c'est qu'il est effectivement des cas où elles conviennent et d'autres où elles sont nuisibles; l'essentiel était donc de rechercher et de poser nettement les indications, mais c'est ce qu'on n'a pas fait. Les injections aqueuses, mucilagineuses, bien qu'elles aient quelquefois exaspéré les phénomènes inflammatoires, seront presque toujours utiles, n'auraient-elles d'autre effet que de déterger la vessie des matières dont le séjour pourrait devenir nuisible. Les injections astringentes, telles que l'eau végéto-minérale, la solution des sulfates de fer, de zinc, etc., devraient être proscrites, pour peu que les phénomènes inflammatoires prédominassent; mais elles seraient utiles dans les cas où un catarrhe tout-à-fait chronique épuiserait le malade par son abondance. Une solution narcotique un peu chargée agirait à peu près dans le même sens. J'ai cru, d'ailleurs, m'apercevoir que ces dernières étaient plus nuisibles qu'utiles dans le cas où la cystite était surtout caractérisée par une vive sensibilité de la face interne de la vessie. Ce qui m'a semblé le mieux réussir dans ces cas, c'est le nitrate d'argent et le sublimé, à la dose d'un ou deux centigr. pour 30 gram. d'eau distillée. Je dois prévenir, cependant, que, toutes choses égales d'ailleurs, il faut une solution plus chargée pour la vessie que pour l'urèthre; c'est un fait que j'ai plusieurs fois observé et qui m'a d'abord surpris. Peut-être la teinture de cantharides et celle d'iode, à faibles doses, procureraient-elles aussi de bons résultats; mais la première me semble devoir être proscrite. Quant à la seconde, elle n'a été employée jusqu'à présent que par M. Van-Wageninge, dans un cas d'hématurie rebelle, consécutive à un engorgement prostatique. Son malade se trouvait dans un état d'épuisement complet, et les applications froides, les injections froides et même des injections contenant 6 gram. de vinaigre pour 160 gram. d'eau, ayant été sans efficacité, il se décida à employer un mélange de 12 gram. d'eau froide et 4 gram. de teinture d'iode : il en poussa peu à peu la moitié dans la vessie. Une ou deux minutes après, le médicament occasionna de légères douleurs, et le restant du mélange fut également injecté. Au bout d'une demi-heure, il s'établit une très-forte réaction par suite de laquelle le malade souffrit beaucoup pendant quelques instants. Une heure après, il put se tenir assis sur son lit, et il lâcha avec facilité ses urines qui, à partir de ce moment, furent parfaitement claires (*Ann. soc. méd. chir. de Bruges*, 1842, p. 245). M. Van-Steenkiste a employé avec succès la même substance à fortes doses, dans deux cas de leucorrhée fort abondante (*ibid.*). J'ai rapporté précédemment un cas où l'injection d'une solution assez concentrée de nitrate d'argent avait été suivie de bons effets (voy. p. 279) ; peut-être ce traitement réussirait-il également bien dans un cas semblable à celui de M. Van-Wageninge. Une légère solution de chaux, et mieux encore de potasse, pourrait être utile lorsque les urines sont très-acides et par cela même irritantes ; mais j'ai déjà dit qu'il ne faudrait pas se laisser tromper, à cet égard, par l'odeur forte qu'on caractérise, souvent à tort, par le nom d'*ammoniacale.* Dans le cas, au contraire, où l'urine serait alcaline, quelques gouttes d'acide chlorhydrique ou nitrique, mêlées aux injections, calmeraient l'irritabilité vésicale qui se fait souvent remarquer en pareil cas.

Ces injections acidulées pourraient encore avoir un autre avantage, celui de dissoudre les dépôts phosphatiques qu'on voit souvent former une couche blanchâtre adhérente à la surface de la muqueuse enflammée, couche qui, lorsqu'elle vient à se détacher et à sortir avec les urines, a été souvent prise pour une pseudomembrane.

L'eau de goudron, que Dupuytren préparait en faisant infuser à froid, pendant une nuit, 500 grammes de goudron dans 1 kilogramme d'eau de fontaine, pourra toujours être essayée, du moment que le catarrhe vésical ne présentera aucun phénomène d'acuité ; j'en dirai autant de la décoction de bourgeons de sapins. Quant aux injections de copahu, leur emploi exige beaucoup de prudence. M. Souchier employa cette substance à la dose de 60 gram., mêlée avec une égale quantité d'eau d'orge, après avoir fait deux injections dans la vessie pour la laver, et il réussit (*Gaz. méd.* 1837). Mais je l'ai injectée à doses bien moins fortes, et, nonobstant, j'ai remarqué qu'elle détermine une irritation assez vive de la vessie : Devergie, grand partisan de ces injections, avait déjà fait la même observation (*Catarrhe chronique de la vessie*, etc., 1840). Voici la formule qu'il propose : laudanum, 4 grammes ; copahu, 8 grammes ; décoction d'orge, 60 grammes ; il injectait ce mélange à doses entières et souvent à demi-doses, et le laissait dans la vessie de 10 à 15 minutes au plus. Si les malades le supportaient facilement, il augmentait graduellement la quantité de copahu, et prolongeait la durée de l'injection : il n'ajoutait le laudanum que chez les sujets irritables. Il est à remarquer que, dans le fait même publié par M. Souchier, il se manifesta des signes évidents d'irritation : son malade trouvait brûlante l'impression du baume de copahu, quoique injecté à froid, et cette sensation avait lieu dans toute l'étendue du canal.

M. Giboin a présenté, il y a peu d'années, à l'Académie de médecine un mémoire sur le traitement des catarrhes vésicaux anciens par l'injection d'une décoction de suie : de six cas qui avaient résisté à tout autre traitement, quatre ont guéri. Mais M. Civiale ayant répété ces expériences et ayant commencé par injecter de l'eau tiède, puis froide, pour s'assurer si la décoction de suie avait une action particulière, ne fut pas amené à partager l'opinion de M. Giboin. Quelquefois cependant, et notamment chez une femme attaquée de catarrhe vésical purulent, l'eau de suie a calmé les douleurs qui avaient résisté à une forte décoction de pavot. Voici d'ailleurs ce qu'il a observé : les premières injections semblent exaspérer le catarrhe ; le malade éprouve plus de douleurs pour uriner, les besoins se rapprochent davantage et le dépôt de l'urine est plus copieux ; mais bientôt les accidents s'apaisent et le calme de la nuit s'établit, comme l'a vu M. Giboin. M. Civiale fait à peu près les mêmes réflexions touchant les injections sulfureuses, alcalines, etc. (*Traité,* etc., t. III, p. 501 et suiv.).

Que conclure de tout ceci, sinon que lorsque les injections réussissent, c'est moins, sauf quelques exceptions, parce qu'elles contiennent telle ou telle substance, que, ainsi que j'en ai déjà plusieurs fois exprimé l'idée (*Exam. méd.* 1841, p. 69), parce que le passage répété de la sonde désobstrue l'orifice vésico-uréthral ; qu'on prévient la stagnation de l'urine et les efforts faits en vain par la vessie ; qu'on réveille la contractilité de celle-ci et qu'on la débarrasse de matières irritantes ; quelquefois peut-être aussi parce qu'on substitue un état morbide à un autre moins curable. Mais on ne doit pas oublier que, par cela même qu'elles exercent une action stimulante, il faut bien prendre garde à ce qu'elles ne dépassent pas le but : dans la troisième observation de Devergie, le malade guérit ; « mais il acheta sa guérison, dit l'auteur, par des douleurs vives, une inflammation très-intense, un pissement de sang, une fièvre ardente et des accidents qui compromettaient gravement son existence (*loc.cit.*, p. 62). » Les deux contre-indications principales, selon moi, sont la présence d'un obstacle trop prononcé pour être jamais vaincu par les efforts de la vessie, et l'extension du travail inflammatoire à la tunique charnue. Dans ces cas on doit se borner aux injections émollientes et tièdes : d'abord parce qu'il ne pourrait y avoir alors qu'inconvénient à solliciter les contractions de fibres musculaires enflammées, et ensuite parce que l'inflammation de ces fibres ne tarderait pas à déterminer la suppuration du tissu cellulaire qui les unit entre elles ou avec les tuniques voisines.

La méthode la plus énergique et, d'après M. Lallemand qui le premier l'a mise en usage, la plus efficace, c'est la cautérisation même de la muqueuse vésicale. « J'ai vu, dit-il, la cautérisation guérir promptement et sans retour les neuf dixièmes des catarrhes vésicaux dont la plupart avaient résisté, pendant des années, à tous les efforts de l'art; et ceux qui n'ont pas guéri complétement ont éprouvé du moins une amélioration notable... J'ai vu des malades qui souffraient depuis quinze ou vingt ans, dont les urines contenaient un dépôt abondant de matière glaireuse et même purulente, guérir aussi promptement que les autres. Deux d'entre eux urinaient à chaque instant, avec de violentes douleurs, et leurs urines, troubles et fétides, laissaient déposer une énorme quantité de matière glaireuse et purulente. Cependant, quatre jours après la cautérisation, elles étaient devenues parfaitement limpides et les malades passèrent toute la nuit sans être réveillés une seule fois par le besoin de les rendre : cet état n'a pas varié depuis (*Pertes sém.*, t. III, p. 425). » Devergie rapporte deux observations où l'emploi de ce moyen fut suivi du même résultat (*loc. cit.*, p. 91.).

Pour pratiquer la cautérisation, M. Lallemand commence par vider la vessie aussi exactement que possible, parce qu'il reste toujours assez d'urine pour dissoudre le nitrate d'argent et le répandre sur toute la muqueuse; puis il introduit sa sonde à cautériser en employant la cuvette convexe ; « celle-ci applique, dit-il, plus exactement le nitrate d'argent sur la concavité de la vessie. Cependant, quand on est obligé de pratiquer une seconde cautérisation, il vaut mieux, cette fois, employer la cuvette concave, afin d'atteindre immédiatement la partie de la vessie qui répond à la face postérieure des pubis. Il suffit de promener une seule fois le nitrate d'argent à droite et à gauche, pour obtenir un effet convenable... Il arrive assez souvent qu'une seule cautérisation suffit pour amener la guérison, quoique celle-ci se fasse attendre quinze ou vingt jours. J'ai rarement été obligé de la répéter trois ou quatre fois. »

Il me semble que l'appareil instrumental de M. Lallemand ne permet pas de toucher une bien grande étendue de la vessie : on ne peut tout au plus le mettre en contact qu'avec une petite partie de la paroi postérieure. Les parois latérales et inférieures lui échappent totalement, et je crois que le mandrin porte-caustique qu'il propose pour la partie antérieure, ne touche celle-ci que par son extrémité et non par sa cuvette.

J'ai donc tout lieu de penser que les bons résultats obtenus dépendent, non pas de la cautérisation directe avec le nitrate d'argent solide, mais uniquement de ce qu'une certaine quantité de caustique dissoute dans le peu d'urine restée dans la vessie, agit consécutivement sur la muqueuse. Il y aurait, par conséquent, avantage à injecter 30 ou 60 grammes de solution de nitrate d'argent à dose plus ou moins caustique, qu'on laisserait une demi minute, une minute même, et qu'on remplacerait immédiatement par une solution albumineuse, dont l'effet serait de neutraliser tout le caustique non éteint qui pourrait encore se trouver dans la vessie. La propriété qu'a le nitrate d'argent de coaguler l'albumine des tissus, ne lui permet pas d'agir profondément, même à un état de grande concentration; d'ailleurs l'injection que je propose de faire aussitôt après sa sortie, ne lui en laisserait pas le temps : on a appliqué, sans inconvénient, à la surface même de l'œil, des solutions contenant plus d'un dixième de nitrate.

Cette méthode est plus facile que celle de M. Lallemand, et elle procurerait au moins l'avantage d'agir immédiatement sur toute la surface malade. On a vu plus haut (p. 279) les bons effets que j'ai obtenus d'une solution de 50 centigrammes de nitrate par gramme de liquide : je n'hésiterais pas actuellement, dans un cas, bien entendu, où la muqueuse seule serait enflammée, à élever la dose du caustique à 75 centigrammes et même plus.

Nous avons vu que l'hémorrhagie vésicale est une

complication assez fréquente de la cystite. Le traitement n'en éprouve que peu de modifications, sauf celles qui pourraient résulter d'une trop grande perte de sang et d'un affaiblissement trop prononcé. L'essentiel est presque toujours de calmer l'inflammation, de donner du ton aux vaisseaux, et de resserrer les tissus ; aussi les injections émollientes, froides, astringentes et caustiques, pourront-elles, suivant les cas, trouver leurs indications : nous avons vu le succès obtenu par M. Van-Wageninge au moyen de la teinture d'iode à forte dose ; il est probable qu'une solution concentrée de nitrate d'argent ne réussirait pas moins bien. J'ai arrêté, par la cautérisation du col de la vessie, des hémorrhagies qui y avaient leur point de départ, et, d'un autre côté, M. Lallemand a guéri, en cautérisant la vessie elle-même, des hématuries dont quelques-unes remontaient à 8 ans, étaient devenues continues, avaient jeté les malades dans un état de prostration extrême, accompagnée d'anémie, d'infiltration des membres, et qui avaient résisté aux toniques et aux astringents les plus puissants. Il a presque toujours suffi d'une seule cautérisation pour amener la guérison, sans le secours d'un autre traitement (*Pertes sém.*, t. III, p. 531).

Je ne parle pas des cas où il y aurait inflammation des couches charnue et péritonéale, abcès des parois de la vessie, perforation spontanée, etc., complications extrêmement graves qui m'entraîneraient trop loin de mon sujet, et qui seront traitées en temps et lieu plus convenables.

Si de l'irritation et de l'inflammation se manifestaient du côté des bassinets et des reins, il faudrait se hâter d'en enrayer les progrès, parce que, d'une part, le travail phlegmasique marche, dans ces organes, avec une extrême rapidité et ne tarde pas à en amener la suppuration, la désorganisation ; et parce que, d'autre part, la sécrétion urinaire se trouvant troublée à sa source même, il en résulte bientôt des symptômes extrêmement fâcheux, principalement si cette complication survient des deux côtés.

Le traitement rationnel serait à peu près le même que celui de la cystite, seulement plus actif encore et plus spécialement dirigé vers les reins. C'est surtout alors qu'il faut être bien réservé dans l'emploi des diurétiques, des baumes, des acides, des alcalis, etc.; car la moindre excitation des organes malades pourrait devenir funeste.

Non seulement nous ne pouvons pas, comme dans la cystite, attaquer le mal à son siége même ; mais encore il faudrait, si l'inflammation occupait à la fois la vessie et les reins, ne recourir qu'avec une bien grande circonspection aux moyens qui agissent directement sur le premier de ces organes ; car on pourrait ainsi accélérer la maladie des autres. Les injections émollientes, détersives et calmantes, à une douce température, sont à peu près les seules qu'on puisse se permettre.

Quant aux complications graveleuses et calculeuses, elles ne présentent ici rien de spécial. Lorsqu'il n'y a que de la gravelle ou qu'il existe un calcul hors de la portée de nos moyens chirurgicaux, on se borne aux lithontriptiques; mais, dans ces derniers cas, il faudrait se garder d'attendre de cette classe de médicaments les merveilles qu'on leur a attribuées, et, lorsque le calcul peut être attaqué plus directement, il faut se hâter de le faire; car, autrement, on exposerait le malade à perdre inutilement un temps précieux pendant lequel l'affection pourrait s'aggraver, se compliquer, de manière à ne plus permettre l'emploi de moyens plus efficaces : c'est ce qu'a très-bien démontré le consciencieux rapport fait par M. Pelouze à l'Académie des sciences (*Comptes-rendus*, séance du 21 mars 1842).

Lorsqu'un calcul tant soit peu volumineux existe dans la vessie, ces moyens sont la lithotritie et la cystotomie. La première opération pouvait, dans les cas dont nous nous occupons, offrir de grandes difficultés, lorsqu'on ne possédait que les lithotribes droits, à cause de l'obstacle apporté par la valvule soit à l'introduction de ces instruments, soit à la saisie du corps étranger ; depuis l'invention du lithotribe de M. Heurteloup, ces difficultés ont heureusement disparu. Toutefois, il en restait encore d'un autre ordre provenant de l'obstacle opposé par cette même valvule au passage des fragments ; mais le procédé que je décris dans le mémoire qu'on trouvera à la fin de ce volume, en triomphe aisément; de sorte que, maintenant, ce n'est que dans des cas extrêmement rares que la taille deviendra nécessaire.

Je ne pourrais, sans entrer pleinement dans le domaine de la pathologie générale, exposer le traitement des désordres que les affections des voies urinaires peuvent faire naître dans le reste de l'organisme. Je dirai seulement que, pour les prévenir, il faudra rétablir le cours des urines le plus promptement possible, entretenir le ventre libre s'il y avait la moindre tendance à la constipation, attaquer immédiatement la diarrhée si elle se manifestait, se livrer journellement à un exercice modéré, mais toujours à pied, car l'équitation et les voyages en voiture fatiguent ordinairement les organes urinaires; on évitera les excès de tous genres, ainsi que les travaux intellectuels prolongés et fatigants; on se gardera du froid et de l'humidité, et on favorisera la transpiration au moyen de frictions aromatiques sur la peau et de vêtements de flanelle.

CONCLUSION.

Toute découverte dans le domaine médical, fût-elle spéculative, est utile, par cela seul qu'elle satisfait un besoin de l'esprit en donnant à nos connaissances plus d'étendue et de précision. Mais une découverte acquiert surtout un haut degré d'importance quand, marquée d'un caractère essentiellement pratique, elle concerne une maladie très-fréquente, qui peut s'emparer de l'homme presque au berceau, et le conduire tôt ou tard à la tombe, à travers une série de tribulations et d'angoisses.

La découverte des valvules du col de la vessie a ce dernier caractère. Sans vouloir élever, à ce sujet, des prétentions exagérées, je rappellerai cependant, parce que c'est la vérité, qu'aucun auteur français n'en avait parlé avant moi et qu'elles avaient été à peine mentionnées comme un fait *rare et curieux* par quelques auteurs étrangers (voy. p. 54); mais de leur forme, de leur structure, de leurs espèces, de leurs causes, de leur mode de formation, de leurs signes, personne n'avait dit mot.

L'ignorance des *causes* devait nécessairement entraîner l'absence de tout traitement prophylactique ; et l'ignorance des *signes,* en ne permettant pas de reconnaître le mal pendant la vie, s'opposait tout naturellement aux progrès du traitement curatif. Aussi les quelques moyens qu'on avait proposés étaient-ils on ne peut plus imparfaits et même le plus souvent dangereux. Toutefois, il faut le dire pour être juste, on a guéri quelques malades ; mais comment ? empiriquement, par hasard, quelquefois par erreur, et à l'aide d'opérations qui, d'après la statistique de M. Malgaigne, coûtent la vie à un tiers des malades qu'on y soumet (*Arch. de méd.*, mai 1842, pag. 60. — Voy. p. 40 et 149 de ce volume).

Voilà donc où nous en étions sur ce point, il y a quelques années. Rien de certain, rien de précis, rien d'acquis décidément à la science ni à l'art. La plupart des sujets porteurs de valvules au col de la vessie, étaient condamnés à une existence pénible. Relégués loin de la société par les mille inconvénients, par les exigences secrètes de leur infirmité ; tourmentés dans la solitude par de continuelles appréhensions, dégoûtés d'eux-mêmes, il leur arrivait trop souvent de prendre la vie en haine et de s'en débarrasser. L'un des malades dont j'ai rapporté l'histoire m'assurait qu'il ne quitterait pas Paris vivant, si la tentative qu'il faisait près de moi échouait comme les autres. Combien je suis heureux de l'avoir guéri ! En général, on peut dire que les affections des voies urinaires sont des causes de suicide trop peu connues et bien plus fréquentes qu'on ne le croit généralement. Mais ce n'est pas tout, et l'on a vu plus d'une fois la plus belle faculté de l'homme, l'intelligence, se troubler par le fait des désordres survenus dans une fonction qui est un des principaux moyens épuratoires de l'économie, et sous l'incessante provocation de la douleur, de l'ennui et du désespoir. De là, diverses formes d'hypocondrie, de monomanie, de manie, etc. Chacun sait combien les maladies des organes génitaux influent sur le caractère de l'homme : or, presque toujours, dans les affections du col de la vessie, le désordre porte à la fois sur les deux appareils.

Je pourrais rapporter ici plusieurs histoires propres à montrer, sous ces différents rapports, les effets pernicieux des maladies des voies urinaires ; mais aucune ne serait plus intéressante, ni plus décisive que celle de J.-J. Rousseau. L'importance de l'homme, les singularités de son existence, les bizarreries de son caractère, la diversité des opinions émises sur la maladie qui a fait le tourment de sa vie, tout nous excite à le prendre pour exemple. J'espère démontrer, dans ce court épisode, que la maladie de J.-J. n'était autre qu'une valvule musculaire du col de la vessie.

Rousseau nous fait lui-même l'historique de ses souffrances.

« J'étois né presque mourant ; on espéroit peu me conserver. J'apportai le germe d'une incommodité que les ans ont renforcée (*Conf.*, part., 1, l. 1, t. 1, p. 24 de l'édit. Pourrat). Un vice de conformation dans la vessie me fit éprouver, durant mes premières années, une rétention d'urine presque continuelle, et ma tante Suson, qui prit soin de moi, eut des peines incroyables à me conserver. Elle en vint à bout cependant; ma robuste constitution prit enfin le dessus, et ma santé s'affermit tellement, durant ma jeunesse, qu'excepté la maladie de langueur dont j'ai raconté l'histoire, et de fréquents besoins d'uriner que le moindre échauffement me rendit toujours incommodes, je parvins jusqu'à l'âge de 30 ans sans presque me sentir de ma première infirmité. Le premier ressentiment que j'en eus fut à mon arrivée à Venise. La fatigue du voyage et les terribles chaleurs que j'avais souffertes me donnèrent une ardeur d'uriner et des maux de reins que je gardai jusqu'à l'entrée de l'hiver. Après avoir vu la Padoana, je me crus mort, et n'eus pas la moindre incommodité. Après m'être épuisé plus d'imagination que de corps pour ma Zulietta, je me portai mieux que jamais. Ce ne ne fut qu'après la détention de Diderot, que l'échauffement contracté dans mes courses de Vincennes, durant les terribles chaleurs qu'il faisait alors, me donna une violente néphrétique depuis laquelle je n'ai jamais recouvré ma première santé.

« Au moment dont je parle, m'étant peut-être un peu fatigué au maussade travail de cette maudite caisse, je retombai plus bas qu'auparavant et je demeurai dans mon lit cinq ou six semaines dans le plus triste état que l'on puisse imaginer. Madame Dupin m'envoya le célèbre Morand, qui, malgré son habileté et la délicatesse de sa main, me fit souffrir des maux incroyables et ne put jamais venir à bout de me sonder. Il me conseilla de recourir à Daran, dont les bougies plus flexibles parvinrent, en effet, à s'insinuer. (*Ibid.*, l. VIII, t. II, p. 155.)

« L'attaque que je venois d'essuyer eut des suites qui ne m'ont jamais laissé aussi bien portant qu'auparavant, et je crois que les médecins auxquels je me livrai me firent bien autant de mal que la maladie. Je vis successivement Morand, Daran, Helvétius, Malouin, Thierry, qui, tous très-savants, tous mes amis, me traitèrent chacun à sa mode, ne me soulagèrent point, et m'affoiblirent considérablement. Plus je m'asservissois à leur direction, plus je devenois jaune, maigre, foible. Mon imagination qu'ils effarouchoient, mesurant mon état par l'effet de leurs drogues, ne me montroit avant la mort qu'une suite de souffrances, les rétentions, la gravelle, la pierre. Tout ce qui soulage les autres, les tisanes, les bains, la saignée, empiroit mes maux. M'étant aperçu que les sondes de Daran, qui seules me faisoient quelque effet, et sans lesquelles je ne croyois plus pouvoir vivre, ne me donnoient cependant qu'un soulagement momentané, je me mis à faire à grands frais, d'immenses provisions de sondes, pour pouvoir en porter toute ma vie, même au cas que Daran vînt à manquer. Pendant huit ou dix ans que je m'en suis servi si souvent, il faut, avec tout ce qui m'en reste, que j'en aie acheté pour cinquante louis (*ibid.*, p. 160). »

On sait que c'est à cause de ses fréquents besoins d'uriner que, le lendemain de la première représentation du *Devin de village* à la cour, Rousseau n'osa pas se présenter devant le roi, dont il avait cependant tout lieu d'attendre une pension (*ibid.*, p. 186).

Ce fut un an après que, s'étant bien trouvé d'un voyage qu'il avait fait, il résolut de renoncer aux secours de l'art. « Il y avoit déjà plusieurs années, dit-il, que, tourmenté de ma rétention d'urine, je m'étais livré tout-à-fait aux médecins, qui, sans alléger mon mal, avoient épuisé mes forces et détruit mon tempérament. Au retour de Saint-Germain, je me trouvai plus de forces et me sentis beaucoup mieux. Je suivis cette indication, et, résolu de guérir sans médecins et sans remèdes, je leur dis adieu pour jamais (*ibid.*, p. 205). »

Trois ans après, en 1756, J.-J. fut repris d'une attaque assez vive de son mal : « J'employai, dit-il, le seul remède qui m'eût soulagé, savoir, les bougies (liv. IX, p. 271)... Quoique mes rétentions, ajoute-t-il plus loin, me laissassent alors peu de relâche en hiver, et qu'une partie de celui-ci je fusse réduit à l'usage des sondes... (p. 288). »

L'hiver suivant, nouvelles et fréquentes rétentions compliquées, cette fois, d'une descente qui le tourmentait déjà depuis quelque temps, sans qu'il connût le caractère de cette infirmité. La belle saison ne lui rendit pas ses forces, car il passa toute l'année 1758 dans un état de langueur qui lui fit croire qu'il touchait à la fin de sa carrière (l. X, t. III, p. 5). Pendant l'automne de 1761, il tomba tout-à-fait malade et il passa l'hiver entier dans des souffrances presque sans relâche (l. XI, p. 135).

Ce fut à la fin de cet hiver qu'il fut visité par le frère Côme. « Je n'avois jamais pu être sondé, dit-il, même par Morand, qui s'y prit à plusieurs fois et toujours sans succès. Le frère Côme qui avait la main d'une adresse et d'une légèreté sans égale, vint à bout enfin d'introduire une très-petite algalie, après m'avoir beaucoup fait souffrir pendant plus de deux heures... Au premier examen, le frère Côme me trouva une grosse pierre et me le dit; au second, il ne la trouva plus. Après avoir recommencé une seconde et une troisième fois, avec un soin et une exactitude qui me firent trouver le temps fort long, il déclara qu'il n'y avoit point de pierre, mais que la prostate étoit squirreuse et d'une grosseur surnaturelle; il trouva la vessie grande et en bon état, et finit par me déclarer que je souffrirois beaucoup et que je vivrois long-temps... Délivré des maux imaginaires, plus cruels pour moi que les maux réels, j'endurai plus paisiblement ces derniers. Il est constant que, depuis ce temps, j'ai beaucoup moins souffert de ma maladie que je n'avois fait jusqu'alors (p. 148). » Il paraît cependant qu'il souffrit encore beaucoup l'hiver suivant (l. XII. p. 200). Il se condamna alors à une continence absolue, ayant remarqué que l'habitation des femmes empirait sensiblement son état. «Le vice équivalent, est-il dit dans une variante, m'y paraissoit moins contraire (p. 188). »

En 1769, il eut une hydropisie. « Un mal d'estomac, dit-il, accompagné d'enflure et d'étouffement, ne me permet plus de me baisser. Toute autre attitude que celle de me tenir droit me suffoque, et il y a déjà

longtemps que je ne puis mettre moi-même mes souliers. Je veux attribuer ce mal extraordinaire à l'air et à l'eau du pays que j'habite (*Corresp.*, lettre 869). »
On voit, dans la lettre suivante, que cet état s'accompagnait de fièvre. Le changement de pays amena une amélioration, mais le ventre ne désenfla que lentement.

C'est en 1778, à l'âge de 66 ans, que mourut J.-J. Rousseau. En allant à la selle, il fut pris d'une défaillance, tomba la face contre terre et ne se releva pas. La blessure qu'il se fit au front dans cette chute et ce qu'on savait de son caractère, donnèrent lieu à des commentaires sinistres sur son genre de mort, et quelques personnes affirmèrent qu'il s'était tué d'un coup de pistolet. Au rapport de Corancès, le trou était si profond, que Houdon, qui fut chargé de modeler la tête de Rousseau, lui a dit avoir été embarrassé pour en remplir le vide (*Histoire de Rousseau*, par Musset Pathay, t. I, p. 278, 1821). Mais pour trouver dans ces paroles la preuve d'une pareille supposition, il faut ne pas savoir qu'une plaie faite à bout portant par un pistolet, a une physionomie tout-à-fait caractéristique, que sa forme, son étroitesse et la coloration de ses bords ne peuvent laisser d'incertitude.

Voici, d'ailleurs, un extrait du procès-verbal des cinq médecins qui ont pris part à l'autopsie : «L'examen des parties externes du corps nous a fait voir un bandage qui indiquait que M. Rousseau avait deux hernies inguinales considérables. Tout le reste du corps ne présentait rien contre nature, ni taches, ni boutons, ni dartres, ni blessures, si ce n'est une légère déchirure au front occasionnée par la chute du défunt sur le carreau de sa chambre, au moment où il fut frappé de mort. L'ouverture de la poitrine nous a fait voir les parties internes du bas-ventre très-saines. Le volume, la consistance et la couleur tant de la surface que de l'intérieur étaient très-naturels.

« En procédant à l'examen des parties internes du bas-ventre, nous avons cherché avec attention à découvrir les causes des douleurs de reins, des difficultés d'uriner que Rousseau avait éprouvées en différents temps de sa vie, et qui se renouvelaient quelquefois lorsqu'il était longtemps dans une voiture rude ; mais nous n'avons pu trouver ni dans les reins, ni dans la vessie, ni dans les uretères, ni dans l'urèthre, non plus que dans les organes et canaux séminaux, aucun point, aucune partie qui fût maladif ou contre nature (*Lettre à M. Musset Pathay*, etc., par le comte Stanislas de Girardin, 1824). »

Après avoir consulté tout ce qui a été écrit sur la mort de Rousseau, je pense que la blessure du front et que la chute elle-même ont été le résultat d'une affection cérébrale. Deux chirurgiens attestent, *après visite du corps et l'avoir vu et examiné dans son entier,..... que ledit sieur Rousseau est mort d'une apoplexie séreuse ; ce qu'ils ont affirmé véritable.*

Lebègue de Presle, Bruslé de Villeron, Castère, Chenu et Bouret qui firent l'autopsie, pensèrent que J.-J. avait été affecté « d'un état spasmodique des parties voisines du col de la vessie, ou du col même. » Sœmmering croit aussi qu'il n'y avait qu'un spasme de l'urèthre (*Loc. cit.*, *p.*, 171), M. Amussat suppose qu'il y avait inflammation chronique de ce canal (*Gaz. méd.*, 1836, p. 100). Je vais dire ce que, à mon avis, ces opinions offrent de vrai et ce qu'elles ont de vague et d'incomplet.

En parcourant l'historique de J.-Jacques, ce qu'on trouve de plus positif c'est que l'obstacle au cours de l'urine se trouvait dans la partie la plus profonde de l'urèthre, puisque le frère Côme expliqua, par un squirrhe de la prostate, les difficultés qu'on éprouvait à introduire la sonde ; mais l'ouverture du corps a démenti cette supposition.

On alléguera peut-être que l'engorgement de la prostate a échappé à l'attention des médecins ; mais j'ai démontré, dans le premier volume de mes *Recherches*, que cet engorgement ne cause la rétention d'urine que dans les cas seulement où il détermine l'occlusion de l'urèthre.

Or, il ne produit cet effet que de trois manières : ou bien l'un des lobes de la glande est beaucoup plus engorgé que l'autre et repousse fortement le canal du côté opposé : une pareille déviation n'aurait pu être méconnue; ou bien la prostate forme dans la vessie une tumeur qui s'abaisse sur le col et le ferme comme une soupape : une pareille tumeur aurait encore moins échappé à l'examen ; ou bien enfin l'engorgement de la portion sus-montanale affectant uniformément chacune des granulations, il en résulte une espèce de cloison transversale ou valvule susceptible encore de fermer l'urèthre par le mécanisme que je viens d'indiquer. Cet état aurait fort bien pu ne pas être aperçu, surtout à une époque où l'anatomie pathologique n'était pas cultivée comme aujourd'hui, puisque j'ai rapporté dans mon premier volume deux observations (XVI et XVII) où une semblable disposition avait échappé aux recherches attentives de deux des premiers anatomistes de notre époque et aux nombreux assistants qui suivent leur clinique. Il se pourrait donc que Rousseau eût eu une valvule prostatique.

Mais l'engorgement de la prostate ne survient habituellement que dans un âge avancé, et J.-J. fut atteint de dysurie dès sa plus tendre enfance ; cet engorgement s'accroît presque toujours avec l'âge, tandis que l'affection de J.-J. sembla rétrograder d'abord et le laissa tranquille jusqu'à 30 ans, sauf de *fréquents besoins d'uriner* qui me portent à croire qu'il ne vidait pas entièrement sa vessie, puisque, plus tard, le frère Côme la trouva *grande*. Ajoutons que, dans ses dernières années, sa maladie redevint moins pénible.

Maintenant, admettons que Rousseau ait été atteint d'une valvule musculaire, la seule maladie à peu près qui, avec les engorgements de la prostate, puisse causer un obstacle durable au cours de l'urine dans la partie la plus profonde de l'urèthre, et voyons si tout ne s'expliquerait pas avec facilité.

Ces valvules échappent plus facilement encore que celles formées par la prostate à l'attention des anatomistes, car elles sont moins épaisses et n'offrent pas d'inégalités comme celles-ci en présentent fréquemment (voy. p. 52). Et puis, il n'est pas rare qu'elles débutent dès la plus tendre enfance, et l'on a vu plus haut (p. 58 et suiv.) des faits qui ont la plus grande analogie avec celui de Rousseau.

Il ne nous dit rien sur l'origine de son mal; en ayant souffert si jeune, il l'attribue à un vice naturel de conformation; mais ce qui fait douter de la justesse de cette supposition, c'est la rémission qu'il a éprouvée plus tard. Admettons, en effet, une origine du genre de celles que j'ai signalées (p. 65), et l'on concevra que, « pur de toute jouissance jusqu'à l'âge où les tempéraments les plus froids et les plus tardifs se développent (*Conf.*, l. I, t. I, p. 38), n'ayant connu qu'à 20 ans ce dangereux supplément qui trompe la nature (l. III, t. I, p. 199), » on concevra, dis-je, que Rousseau ait vu son état s'amender. Mais du moment qu'il travailla, comme il le dit lui-même, à détruire sa bonne constitution (*ibid.*); que, « altéré de la soif des femmes », il eut commencé à apaiser ses ardeurs (l. V, t. I. p. 350), tout son être ne dut-il pas d'autant plus s'ébranler que « les besoins de l'amour le dévoraient au sein de la jouissance? » aussi des palpitations survinrent, des crachements de sang, de la fièvre (*ibid.*, p. 259).

A l'époque où il éprouva le premier ressentiment de son infirmité, qui, d'ailleurs, ne s'était jamais complétement dissipée, ainsi que le témoignent ses envies fréquentes d'uriner, il n'avait pas perdu « la funeste habitude de donner le change à ses besoins » (l. VII, t. II, p. 73); et certaines historiettes qu'il raconte ne durent certainement pas l'en guérir. Plus tard, l'état sédentaire exigé par le maussade travail dont il se plaint, ne pouvait, en effet, qu'exaspérer son mal.

Nous voyons, en un mot, que les accidents ont reparu à une époque où tout devait concourir à l'irritation de l'urèthre; nous voyons aussi que, dès lors, ils furent presque sans relâche.

Je suis donc porté à croire que J.-J. a eu, dans son enfance, une irritation chronique de l'urèthre, irritation qu'on serait étonné de ne pas rencontrer aussi fréquemment que les maux d'yeux, d'oreilles, etc., si l'on ne faisait attention que c'est vers la tête que s'établit, à cet âge, la prédominance morbide. Sous cette influence, survinrent des contractions spasmodiques du sphincter, puis une rétraction. Pendant longtemps, celle-ci permit à la vessie de se vider, du moins en partie; mais quand de nouvelles causes d'irritation furent venues se joindre aux premières, le cours de l'urine se trouva complétement interrompu. Les douleurs *incroyables* déterminées par une main aussi exercée que celle de Morand prouvent que le canal jouissait d'une sensibilité exagérée.

Il n'est pas jusqu'aux plus petits détails de l'histoire de J.-J. qui ne viennent corroborer mon opinion: les mauvais effets des tisanes et des bains, les bons résultats opérés par les bougies et le passage de la sonde, la fâcheuse influence de l'hiver, tout concorde parfaitement avec ce que j'ai noté chez la plupart de mes malades.

Nous avons vu que les plaisirs vénériens ne produisent pas dans tous les cas les mêmes effets (p. 118). Il paraît que Rousseau ne s'en trouva pas toujours aussi mal que dans les derniers temps; du moins on

22

doit le présumer d'après le bien que lui faisait le régime qu'il suivit avec madame de Larnage (l. VI, t. I, p. 455), et ce n'est qu'à l'âge de 58 ans environ qu'il commença à se plaindre de l'aggravation qu'ils causaient dans son état. Remarquons aussi que le vice équivalent lui semblait moins contraire : c'est encore ce que j'ai plusieurs fois observé. Il m'a semblé en effet que lorsque la maladie est tout-à-fait à l'état chronique, c'est moins la crise de l'éjaculation qui devient nuisible, que l'éréthisme prolongé que provoque le désir : c'est même pour cela, que lorsque j'ai affaire à des malades vigoureux et tourmentés par des besoins trop vifs, j'aime mieux consentir de temps en temps à quelques rapports sexuels que de les laisser dans un état perpétuel d'excitation : seulement je leur recommande de consulter beaucoup plus leurs besoins réels que leur imagination, et de n'oublier, *en aucun temps*, que c'est aux premiers seulement qu'ils ont à satisfaire. On me comprend, et de plus amples explications seraient inutiles.

M. Lallemand, avec la puissance d'induction qui le caractérise, s'est longuement efforcé de prouver que Rousseau était affecté de pertes séminales involontaires. Je ne rechercherai pas si beaucoup de phénomènes qu'il explique par ces pertes supposées ne seraient pas tout aussi bien explicables par la dysurie qu'on ne peut révoquer en doute, je ferai seulement remarquer que l'opinion de M. Lallemand ne pourrait que venir à l'appui de la mienne (voy. p. 116).

Enfin Rousseau succomba à une affection cérébrale. Avec le parti bien pris d'user de tous les arguments propres à contribuer au succès de ma thèse, je rappellerais que ces sortes de maladies sont fréquemment l'effet des rétentions d'urine (voy. p. 155); mais J.-J. avait déjà 66 ans et je n'oublierai pas combien, à cet âge, le cerveau périclite, surtout lorsqu'il a été aussi tourmenté que celui de notre grand et malheureux écrivain.

Telle a donc été la maladie de Rousseau; maladie perpétuelle, douloureuse, mais par dessus tout gênante et désagréable. L'influence qu'elle a exercée sur son cœur et son intelligence, Rousseau ne l'a jamais dévoilée tout entière, ou peut-être ne s'en est pas bien rendu compte. On s'en assure en lisant ce qu'ont dit de lui, de son caractère, de ses habitudes, ses amis et ses familiers. Lui-même ne déguise pas, en termes généraux, combien son imagination était fortement impressionnée par le sentiment continu de ses souffrances et l'appréhension de souffrances à venir; et il cite certains actes de sa vie qui ont été la conséquence directe de cet état. Mais cette influence insensible de tous les jours et de tous les instants, cette altération lente, intime, profonde, que subit toute nature tourmentée, devait échapper surtout à celui-là même qui en était l'objet, et il faut la demander à l'expérience universelle du cœur humain.

Or, à ce point de vue, tous les individus intelligents frappés d'une de ces maladies chroniques qu'à tort ou à raison on n'avoue pas dans le monde (comme sont les affections des organes urinaires), se ressemblent. A moins d'une insouciance native assez rare, ou d'une vertu qui ne l'est pas moins, ils prennent en haine la société qu'ils sont obligés de fuir. Ils sont timides parce qu'ils se sentent rabaissés par leur infirmité. On médit volontiers de ce qu'on n'aime pas ou de ce qu'on craint, et ils médisent de la société. Une société aussi mal organisée, aussi détestable, ne peut dire et faire rien de bon ; ils la contredisent donc sur toutes choses, parce que toujours ils s'y trouvent mal à l'aise : de là les hardiesses d'esprit les plus singulières, les paradoxes les plus inattendus. Ils ne croient devoir aucune concession aux usages et aux convenances d'un monde dont ils ne partagent pas les plaisirs. Enfin, la solitude, la nécessité et l'habitude de soins journaliers engendrent l'égoïsme, et un égoïsme d'autant plus enraciné qu'il est alimenté sans cesse par la cause même qui l'a fait naître. Cependant il est juste d'adoucir le tableau et de rappeler que ces individus rachètent ordinairement leurs défauts par d'éminentes qualités d'esprit et de cœur. Ils ont l'imagination vive, l'observation sagace, la réflexion profonde. Bien plus, et de quelque manière que cette qualité s'accorde avec une misanthropie universelle, ils sont aimants. Toute l'affection qu'ils refusent au genre humain, ils semblent la concentrer sur quelques êtres privilégiés qui veulent bien s'arranger de leur caractère fantasque. Alors ils sont réellement bons. Tous les grands moralistes ont saisi ce dernier trait du *Misanthrope*.

Eh bien ! qu'on y réfléchisse : nous venons de faire le portrait de Rousseau, de Rousseau mécontent de l'humanité, mécontent du corps social, mécontent de tout ce qui l'entoure; timide jusqu'à perdre contenance devant un enfant, jusqu'à passer et repasser dix fois devant la porte d'un pâtissier sans oser contenter son envie ; ami du paradoxe jusqu'à choisir par boutade le contre-pied des idées reçues et nier la destinée humaine dans ces tristes paroles : « L'homme qui pense est un animal dépravé » ; maudissant les exigences tracassières de la société et ne craignant pas de porter, en plein Paris (Musset-Pathay, t. I, p. 104), pour sa commodité propre, un habit arménien; commettant, par égoïsme, les actes les plus blâmables pour les motifs les plus frivoles, et cependant, au dire de Bernardin-de-Saint-Pierre, bon, affectueux, dévoué...., sauf pourtant les bourrasques dont l'excellent auteur de *Paul et Virginie* avait à souffrir parfois, et qu'il raconte si charitablement.

Rousseau gardait rancune à la médecine; mais les extraits reproduits plus haut montrent que ce ne fut jamais chez lui que l'effet du dépit. Ne savait-il pas, en effet, que toute science, et la médecine plus que tout autre, est fille du Temps? Qu'eût-il répondu si, par cela seul qu'il n'avait pas dit le dernier mot sur le cœur de l'homme, on lui eût conseillé de jeter au feu ses immortels écrits? Il paraît qu'il a senti lui-même ses torts à l'égard des médecins, et Bernardin-de-Saint-Pierre assure qu'il se les est, entre autres choses, plusieurs fois reprochés : « De tous les savants, disait-il, ce sont ceux qui savent le plus et le mieux. »

Deux hommes célèbres ont attaqué la médecine *sérieusement* et avec l'intention bien sincère d'en dire du mal ; ce sont Montaigne et Rousseau : or, le premier avait la pierre et le second une rétention d'urine.

Aujourd'hui tous deux seraient facilement guéris, et, au lieu de poursuivre notre belle science de leurs dédains et de leurs sarcasmes, ils la combleraient de bénédictions.

MÉMOIRE

SUR UN NOUVEAU MOYEN D'EXTRAIRE LES FRAGMENTS,

APRÈS LA LITHOTRITIE,

DANS LES CAS COMPLIQUÉS

DE RÉTENTION D'URINE;

LU A L'ACADÉMIE DES SCIENCES LE 28 JUIN 1842.

La lithotritie semble arrivée à son plus haut degré de perfection, et la simplicité des instruments qui servent à la pratiquer ne peut laisser grand espoir à ceux qui voudraient encore chercher, dans cette voie, matière à créer des innovations véritablement utiles. De là l'immense extension que cette opération a acquise depuis quelques années.

Lorsqu'on ne connaissait que les lithotribes droits, elle ne pouvait guère être tentée toutes les fois qu'il existait, au col de la vessie, une affection qui augmentât la courbure du canal. D'un autre côté, toute saillie du bord postérieur de cet orifice ne permettait que très-difficilement de saisir les calculs logés dans le bas-fond de la vessie, et c'est là, comme chacun sait, le siége ordinaire de ces corps étrangers.

Or, comme il existe deux classes nombreuses d'affections ayant pour effet d'augmenter considérablement la courbure de la partie profonde de l'urèthre et la saillie du bord postérieur du col vésical, on voit qu'il existait des cas nombreux qui, lorsqu'ils étaient compliqués de calculs, échappaient au domaine de la nouvelle méthode.

Mais il n'en est plus de même aujourd'hui : l'invention des instruments courbes a permis, d'une part, de franchir aisément toute l'étendue du canal, même dans les cas où l'introduction des précédents était complétement impossible ; et, d'autre part, d'aller saisir le calcul dans la partie la plus déclive de la vessie; même dans les cas où un gonflement considérable existant au bord postérieur du col de cet organe, forme, au devant du calcul, une sorte de rempart qui semblerait devoir le mettre à l'abri de toute atteinte.

Mais si le broiement des calculs est devenu si facile, il n'en a pas été de même de l'extraction de leurs débris.

Lorsque la lithotritie a été pratiquée sur un malade dont les organes sont sains, les fragments sortent spontanément, entraînés par les urines, et, s'il est alors quelque chose à redouter, c'est moins leur séjour dans la vessie que leur sortie trop prompte et sous un volume trop considérable.

Mais il n'en est pas toujours ainsi. Souvent les débris ne peuvent s'échapper, et souvent même les obstacles sont tels qu'ils deviennent une contre-indication formelle à l'emploi de la nouvelle méthode. Or, comme c'est presque toujours, en raison de la nature des travaux que j'ai publiés, à des vieillards que j'ai eu affaire, c'est-à-dire à des hommes affectés la plupart d'une dysurie plus ou moins marquée, j'ai été conduit de bonne heure à m'occuper de vaincre ces obstacles.

La difficulté qu'éprouvent les fragments à sortir peut provenir de deux ordres de causes : d'une occlusion de l'urèthre ou d'un défaut de contractilité de la vessie. Ces deux ordres peuvent se présenter isolément ; mais très-souvent le second est un effet, une complication du premier, et, quand on les rencontre simultanément, la position du praticien est fort embarassante.

Les causes les plus ordinaires de l'occlusion de l'urèthre sont : les rétrécissements de ce canal, les saillies valvulaires de son orifice vésical et les tuméfactions de la prostate.

Les causes qui peuvent s'opposer aux contractions de la vessie sont : la paralysie de cet organe, son inertie par distension, inflammation, induration, désorganisation, etc.

Il semblerait, au premier abord, que les rétrécissements de l'urèthre, considérés indépendamment de toute complication, ne dussent pas être regardés comme un obstacle à la sortie des fragments, par la raison que lorsqu'on a introduit une ou plusieurs fois un instrument lithotriteur jusque dans la vessie, le canal a dû nécessairement être dilaté et avoir, dans le point rétréci, à peu près le même diamètre que dans le reste de son étendue. C'est effectivement ce que paraissent avoir pensé tous ceux qui ont écrit sur ce sujet; car les préceptes qu'ils ont donnés à cet égard se réduisent à peu près à ceci : *Dilatez le rétrécissement, puis vous broierez la pierre*. Mais ne s'engage-t-il jamais dans l'urèthre des fragments qui dépassent son diamètre? et, si cela arrive souvent, que doit-il alors se passer? c'est que les parties saines du canal étant douées d'une grande élasticité, elles se laissent distendre successivement, à mesure que le corps étranger progresse, tandis que la partie qui était le siége du rétrécissement, ayant subi une transformation fibreuse, et acquis, par conséquent, une rigidité considérable, oppose au fragment un obstacle difficile à franchir. Dans d'autres circonstances, il s'est formé derrière le rétrécissement une dilatation dans laquelle des fragments peuvent s'arrêter, quel que soit leur diamètre, et former ensuite une masse difficile à extraire.

Les saillies valvulaires du col vésical qui déterminent si fréquemment la rétention d'urine, et qui, cependant, étaient si peu connues avant mes travaux sur ce sujet, coincident souvent avec les calculs dont elles sont quelquefois cause et quelquefois effet. Quelle que soit leur origine, elles peuvent mettre obstacle à la sortie des fragments; mais comme elles agissent de la même manière que certaines formes de l'hypertrophie prostatique, je passerai immédiatement à cette dernière.

L'hypertrophie de la prostate ne s'oppose pas à l'issue des fragments en diminuant le calibre du canal comme le font les rétrécissements de l'urèthre; car elle l'agrandit au contraire ; mais, dans certains cas, elle forme, derrière son orifice, un repli valvulaire étendu transversalement entre les deux lobes latéraux de la glande et dirigé en avant de telle sorte que son bord libre s'applique sur le bord antérieur du col de la vessie. Suivant que cette application est plus ou moins parfaite, l'urine, et, à plus forte raison, les fragments éprouvent plus ou moins de difficulté à sortir. Mais, d'autres fois, ce n'est pas de cette manière seulement que cette hypertrophie devient obstacle. Très-souvent elle forme, dans la vessie, derrière l'orifice de l'urèthre, une tumeur plus ou moins volumineuse, égalant quelquefois et pouvant même dépasser le volume d'un œuf; d'autres fois c'est sur les côtés que ces tumeurs se trouvent; parfois même, il en existe sur plusieurs de ces points à la fois. On conçoit que ces tumeurs agissent alors non-seulement en fermant l'urèthre; mais encore en empêchant les concrétions qui se trouvent derrière elles de venir se mettre en rapport avec l'orifice. Il y a même cette particularité fâcheuse, que, dans la grande majorité des cas, elles s'élèvent sur le bord postérieur de l'orifice, et que c'est presque toujours derrière elles, c'est-à dire dans le bas-fond, que viennent se loger les calculs ou fragments, entraînés qu'ils sont par leur propre poids vers les parties les plus déclives de l'organe.

Ceci nous explique, au moins en grande partie, pourquoi la lithotritie offre bien plus de difficultés et bien moins de chances de succès chez le vieillard que chez l'adulte; mais ce n'est pas tout encore. Lorsque la vessie lutte habituellement contre un obstacle, elle augmente d'abord d'énergie, sa couche musculaire devient plus épaisse, plus rouge; mais que cet obstacle vienne à augmenter, alors la lutte devenant inégale, l'organe se laisse distendre et tombe dans cet état que j'ai caractérisé par le nom d'*inertie*. Presque toujours, dans cet état de distension, les écartements qui existent naturellement entre les faisceaux musculaires s'agrandissent, et la muqueuse s'y enfonce de manière à former de petites cavités que j'ai désignées sous les noms d'*alvéoles*, *cellules* ou *poches*, suivant leur forme et leur capacité. Ces cavités peuvent devenir cause de calculs par suite du séjour de l'urine dans leur intérieur; d'autres fois elles servent de réceptacle aux graviers ou fragments qui sont dans la vessie, et, dans tous ces cas, il peut se former ce qu'on a appelé des *calculs enchatonnés*, circonstance fort grave, puisque parfois elle est au-dessus des ressources de l'art.

Mais l'hypertrophie de la prostate ne borne pas là ses effets: presque toujours le croupissement de l'urine, la distension, la présence d'un corps étranger finissent par déterminer une inflammation de la membrane muqueuse de la vessie, puis de la couche musculeuse, et, du moment que celle-ci a été altérée dans sa structure, elle devient, et souvent pour toujours, incapable de se contracter.

On le voit donc, les rétrécissements de l'urèthre, les gonflements de la prostate, et généralement tout ce qui gêne l'excrétion urinaire, s'oppose à l'issue des fragments, non-seulement d'une manière mécanique, mais encore en diminuant et même en anéantissant la contractilité de l'organe d'expulsion.

Dans les paralysies de la vessie par affection du système nerveux, cette dernière circonstance existe seule; mais elle est capitale, et, chez un sujet qui se trouverait dans ce cas, la lithotritie serait inutile sans moyen de débarrasser artificiellement l'opéré de ses fragments.

On conçoit maintenant pourquoi, du moment que la lithotritie a été imaginée, le génie de plusieurs chirurgiens a tendu vers ce but. Mais leurs efforts ont-ils été aussi heureux que louables? c'est ce que nous allons examiner.

Le premier entré dans cette voix est M. Heurteloup: il avait, pour cela, imaginé une sonde d'un fort calibre à laquelle il avait donné le nom de *videur*; mais il y manquait, comme complément indispensable, un moyen de couper et de briser, au niveau des yeux, les portions de fragments de calculs qui s'y engagent et font à la fois saillie en-dedans et en dehors de la sonde. On aurait donc été exposé à ne pouvoir retirer cet instrument sans déchirer le canal. De l'addition de ce complément imaginé par M. Heurteloup de son côté et par M. Leroy d'Étioles du sien, résultent les appareils que je vais décrire.

Celui de M. Leroy se compose d'une sonde métallique pourvue d'yeux largement ouverts; des injections poussées dans la vessie entraînent les débris de pierre, et les fragments trop volumineux pour sortir s'engagent dans les yeux de la sonde; toute la partie qui fait saillie dans l'intérieur de celle-ci est coupée, au niveau de l'œil, par un mandrin flexible formé d'une tige droite portant un bout de chaîne articulée et terminée par une fraise cylindrique dentée, comme la tige du foret de M. Pravaz. La partie coupée est refoulée dans le bout de la sonde et pulvérisée par la fraise à laquelle on imprime un mouvement de rotation.

L'instrument de M. Heurteloup se compose également d'une sonde volumineuse, pourvue de trous largement ouverts pour la sortie du détritus; les fragments qui s'y engagent sans pouvoir arriver jusqu'à son ouverture extérieure, sont également pulvérisés par un mandrin brisé. Cependant il existe entre les deux appareils plusieurs différences. Le mandrin de la sonde de M. Heurteloup n'est pas terminé par une fraise dentée; la tige de ce mandrin est articulée de manière à pouvoir se couder pour s'approprier à la courbure de la sonde, mais non de manière à pouvoir tourner, en sorte que la section et l'écrasement des fragments qui font saillie dans la cavité de l'instrument, ont lieu par la seule pression. Les yeux de l'algalie sont placés en face l'un de l'autre; son extrémité, longue de 14 millimètres environ, est jointe au corps de l'instrument par un pas de vis, et forme une espèce de dé dans lequel s'amoncèlent les portions brisées du calcul. En outre, cette algalie est munie, près de son extrémité externe, sur la face correspondante au bec, d'un tuyau à robinet pour pratiquer les injections.

Ce dernier appareil a plusieurs avantages sur le

précédent, et je place en première ligne la position des yeux vis-à-vis l'un de l'autre. Lorsqu'ils sont à des hauteurs différentes, on ne peut savoir, par l'écoulement de l'urine, si l'œil inférieur est dans la cavité de la vessie ou s'il est encore engagé dans le col, et, dans ce dernier cas, les graviers, d'une part, auraient moins de facilité pour sortir, et, d'autre part, la muqueuse, faisant saillie à travers l'œil non dégagé, pourrait être lésée par la fraise. M. Leroy dit que la disposition de sa fraise est préférable à celle de M. Heurteloup, parce que la rotation combinée avec la pression est plus efficace que la pression seule pour couper et pulvériser les fragments. Sans ajouter autant d'importance que M. Leroy à cette dernière disposition, vu que les fragments n'offrent généralement que très-peu de résistance, je crois cependant qu'elle mérite la préférence. La sonde évacuatrice de M. Heurteloup, ainsi modifiée, présente donc tous les avantages dont cet instrument est susceptibles. Voyons maintenant s'il remplit toutes les condition désirables.

1° S'il existe, au col de la vessie, une valvule ou une tumeur, il les soulève en entrant dans cet organe: et, si l'on voulait faire des injections, le malade étant debout, les fragments rencontreraient ainsi une barrière qui les empêcherait d'arriver jusqu'à la sonde. 2° Il est presque impossible que les yeux soient placés précisément au-dessus de l'orifice vésico-uréthral, et alors, s'ils sont plus élevés, les fragments ne peuvent pas y arriver en glissant sur la paroi inférieure de la vessie, et, s'ils sont en partie engagés dans le col, ils ne présenteront à ces fragments qu'une issue plus ou moins étroite et par conséquent insuffisante. 3° Les yeux étant placés latéralement, le jet du liquide se trouve dirigé vers les parois latérales de la vessie et non vers les parois postérieure et inférieure où les fragments se trouvent accumulés : l'impulsion que ceux-ci recevront sera donc bien moins forte, bien moins efficace que si le jet frappait directement sur eux, surtout s'ils sont logés derrière une de ces tumeurs qu'on rencontre si souvent sur le bord postérieur du col de la vessie. 4° Comme ces débris ne peuvent sortir qu'autant qu'ils sont mis en mouvement, élevés à la hauteur des yeux et entraînés par le tourbillonnement du liquide injecté, il s'ensuit qu'ils retombent vers les parties déclives, aussitôt que ce tourbillonnement se ralentit. Or, comme cette sonde n'a qu'un seul canal, et que le liquide ne peut ressortir que quand l'injection est complétement terminée, il s'ensuit qu'avant la sortie de la totalité du liquide, bien des fragments se sont déjà précipités, et qu'il faut de nouvelles injections et de nouvelles distensions de la vessie, distensions qui, dans des circonstances qui ne sont pas rares, sont très-douloureuses. 5° Quand la vessie a peu de capacité, on ne peut injecter qu'une petite quantité de liquide, et alors l'évacuation du détritus est presque nulle. Enfin, j'ajouterai que j'ai essayé cet instrument et que c'est précisément son insuffisance qui m'a conduit à en imaginer un autre.

La sonde de gomme élastique que M. Ségalas a dernièrement préconisée à l'Académie de médecine, (séance du 21 fév.) a, outre tous les inconvénients que je viens de signaler, des défauts qui lui sont propres :

1° ses yeux ne peuvent se trouver en face l'un de l'autre, autrement on affaiblirait trop ses parois; 2° si un fragment vient à s'engager en travers dans ses yeux, on ne peut le morceler ; ces orifices se trouvent donc bouchés, et il peut arriver qu'on les lacère en retirant l'instrument : en tous cas, on blesserait presque infailliblement les tissus; 3° une sonde élastique a nécessairement les parois plus épaisses que celles qu'on peut donner à un instrument métallique de même calibre ; c'est donc autant de moins pour le diamètre du canal, qui cependant n'est jamais trop large en pareil cas ; 4° ce canal a des courbures moins régulières, moins douces et des parois moins lisses que celui d'une sonde métallique : or ces circonstances ne peuvent que rendre plus difficile le passage des fragments dans le tube.

Qu'on dise qu'on a réussi avec une sonde de ce genre, je n'en doute nullement; mais nous ne sommes jamais trop sûrs de bien faire, et cela suffit pour qu'on doive encourager toute tentative de perfectionnement, tout pas fait dans la voie des améliorations.

Jacobson a fait l'application de son lithotribe articulé à l'extraction du détritus lorsque la vessie ne s'en débarrasse pas spontanément; pour cela, il y a apporté trois modifications principales : 1° l'instrument pénètre dans la vessie à travers une canule métallique servant de conducteur, et destinée à mettre l'urèthre à l'abri des lacérations que pourraient produire les débris du calcul faisant saillie sur les faces latérales des branches; 2° la courbure de l'instrument est celle d'une portion de cercle (il était nécessaire que sa courbure fût régulière dans toutes ses parties pour qu'il pût glisser dans la canule) ; 5o enfin, les pièces articulées qui forment l'anse, sont creusées en gouttière sur celle de leurs faces qui regarde l'autre branche, et c'est dans ces gouttières que le détritus se loge.

Je n'ai jamais fait usage de cet instrument ; mais il présente, au simple raisonnement, des inconvénients trop palpables pour ne pas être fondés. Comment cette anse, dont la courbure est insensible, pourrait-elle atteindre le détritus qui se trouve dans le bas-fond, surtout derrière ces tumeurs dont j'ai déjà parlé ? Et, en supposant qu'elle le pût, elle ne ramasserait que les fragments les plus volumineux ; le reste lui échapperait infailliblement. En outre, il faut des introductions multipliées, et comme rien n'indique s'il est chargé ou non, il doit arriver bien souvent qu'on le retire en vain, tandis que, d'autres fois, la présence de trop de détritus entre ses branches, doit rendre difficile son passage dans la canule.

Frappé sans doute de l'insuffisance de sa sonde évacuatrice, M. Leroy imagina d'extraire les fragments avec un instrument qui n'est qu'une modification du lithotriteur de M. Heurteloup. Les deux branches, au lieu d'être épaisses d'avant en arrière et dentées, sont aplaties et légèrement excavées en forme de cuillères, de telle sorte que, lorsqu'elles sont fermées, il reste entre elles un espace capable de loger une certaine quantité de détritus. Ajoutons qu'on peut encore retirer cet instrument avec facilité, lors même qu'il existe trois ou quatre millimètres d'écartement entre ses branches.

Cet instrument est très-utile pour saisir des fragments qui échapperaient à un lithotribe plus épais; il peut servir à les écraser et à les extraire; en tournant son bec en arrière, il peut aller les chercher dans le bas-fond. On voit extérieurement s'il est chargé ou non; mais il partage avec celui de Jacobson ces inconvénients, qu'il nécessite de fréquentes introductions, et que la poudre et les débris peu volumineux lui échappent.

Je ne parlerai pas ici d'un instrument qui n'est *évacuateur* que de nom. Il ressemble au précédent, si ce n'est qu'une troisième pièce logée entre les deux autres, sert à faire sortir les débris de la cuillère qui les renferme. Ainsi *il évacue le détritus dans la vessie* : ce n'est pas là la grande difficulté.

On me pardonnera également de ne dire que quelques mots d'un autre instrument présenté dernièrement aux Académies des sciences et de médecine, sous le nom de *lithéréteur*, et qui se compose principalement d'un tube qu'on place dans l'urèthre et par lequel on fait tour-à-tour des injections et des aspirations (*Bull. acad. méd.* 24 fév.). Outre les inconvénients inhérents au videur de M. Heurteloup, cet instrument en a qui lui sont propres. Qu'espère-t-on en effet obtenir de l'aspiration? attirer les fragments dans les yeux du tube? mais on y attirera plutôt les parois souples et flasques de la vessie, et on pourra même, pour peu que l'aspiration soit forte et la muqueuse congestionnée, déterminer une extravasion de sang plus ou moins abondante.

Il y a près d'un an déjà que j'ai fait cette objection, et MM. les commissaires de l'Académie de médecine en ont vérifié la justesse.

L'instrument que j'ai imaginé en 1839 (voy. *Gaz. méd.* du 9 mars 1844, p. 160), et que je nomme *sonde évacuatrice à double courant*, a, si on le suppose fermé et prêt à être introduit dans la vessie, la forme d'une sonde droite dans presque toute sa longueur et coudée à 25 millimètres environ de son extrémité, de manière à former un angle un peu plus ouvert que l'angle droit (110 à 120 degrés). Mais cette sonde est, suivant sa longueur, formée de deux pièces, dont l'une (voy. BB' fig. 1, 2, et 3) correspondant à la concavité, forme les deux tiers de la circonférence, et dont l'autre (AA'), qui correspond à la convexité, forme le troisième tiers. Les bords de la portion droite de cette dernière, que j'appellerai *mâle*, sont reçus dans une rainure que présente chacun des bords de la portion correspondante (voy. *a* et *b*, fig. IV) de l'autre pièce que je nommerai *femelle*. De cette manière, lorsqu'on fait glisser la pièce mâle dans les rainures de la pièce femelle, leur bec s'éloigne l'un de l'autre, comme cela a lieu dans le lithotribe Heurteloup (voy. fig. II et III).

La pièce femelle présente sur sa convexité, ou dos, une gouttière très-profonde dans la portion droite, peu profonde, au contraire, dans la partie qui forme le bec.

La pièce mâle présente également une gouttière, mais sur sa concavité. Cette gouttière est destinée à

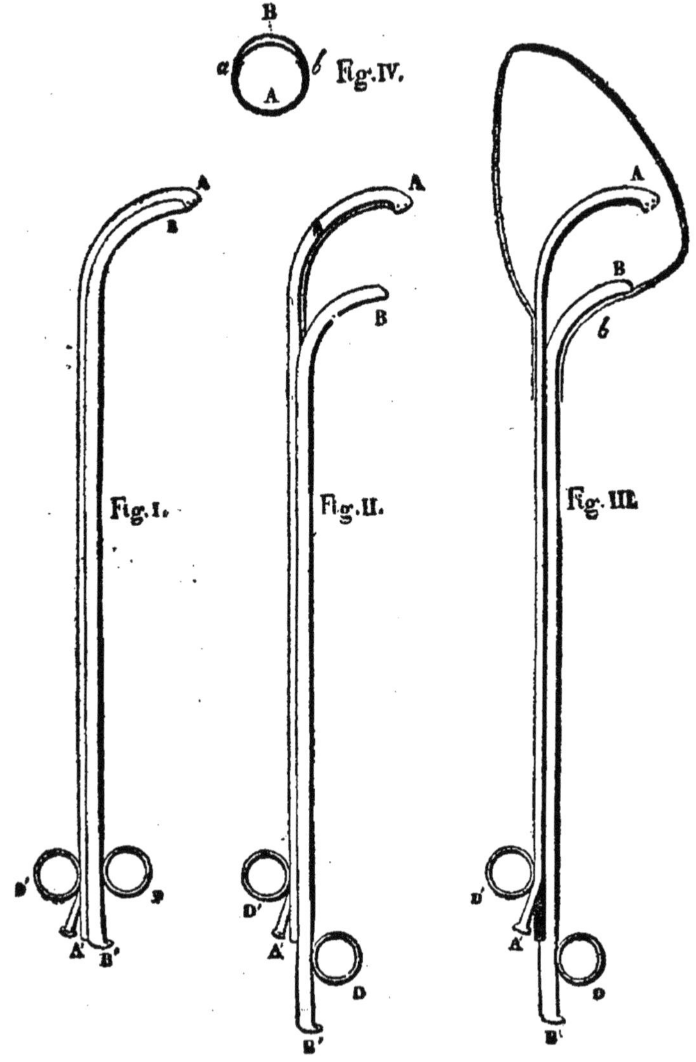

compléter le canal formé par la gouttière de l'autre pièce, lorsque toutes deux sont assemblées (voy. une coupe perpendiculaire à l'axe, fig. IV). Ce canal a 6 millimètres de diamètre, pourvu que l'instrument en ait seulement 8.

Mais cette pièce mâle offre une particularité, c'est qu'elle est formée elle-même de deux lames concentriques soudées par leurs bords, mais faisant partie de circonférences inégales, de telle sorte qu'il existe entre ces lames, dans toute leur longueur, un petit canal en forme de croissant (B, fig. IV). Ce canal se termine, à l'extrémité externe, par un entonnoir muni d'un robinet (A'), et, à l'extrémité interne, il s'ouvre du côté concave par plusieurs petits trous disposés en arrosoir (A, fig. I, II, III).

Ainsi l'instrument, lorsque ses deux pièces sont assemblées, forme deux canaux : l'un qui est très-large et circulaire (A, fig. IV) doit donner passage au détritus ; l'autre qui est beaucoup plus étroit (B, fig. IV), sert à pousser un courant d'eau dans la vessie. On voit, d'une part, qu'en faisant glisser la pièce mâle sur la pièce femelle, le premier canal se trouve largement ouvert dans la vessie et prêt à donner passage à tous les fragments dont le diamètre n'excèdera pas le sien (BB', fig. III, offrant une coupe parallèle à l'axe) ; on voit, d'autre part, que le bec de cette pièce mâle (A), s'éloigne du bas-fond de la vessie (je le suppose dirigé en arrière), et que si on pousse un courant d'eau par le canal qui la traverse (AA'), ce courant s'échappera par les trous dont le bec est percé, s'éparpillera sur le bas-fond où le détritus se trouve accumulé, le délaiera, le mettra en mouvement et l'entraînera par le canal.

Le canal de la pièce mâle se ferme au moyen d'un

robinet qui n'est pas représenté sur les figures précédentes ; l'autre se ferme au moyen d'une sorte de piston qui, par un mécanisme bien simple, avance ou recule dans le canal évacuateur suivant qu'on pousse ou qu'on retire la pièce mâle dans les rainures de la pièce femelle. On conçoit qu'il était difficile de maintenir autrement ce canal fermé dans tous les rapports qui peuvent exister entre les deux pièces qui le forment.

En graissant les rainures avec du beurre et surtout du suif, on préviendra plus efficacement le passage de l'urine qu'avec de l'huile et même du cérat.

On peut procéder avec cet instrument de deux manières, selon que le malade reste debout ou couché pendant qu'on l'opère.

Dans le premier cas, on fait coucher celui-ci sur le bord de son lit, de manière qu'il n'ait plus qu'à poser les pieds sur le sol pour se mettre debout. On introduit la sonde fermée après avoir bouché chacun de ses canaux. Cela fait, on tourne son bec en arrière, et on l'attire en bas, de manière à déprimer le bord postérieur de l'orifice uréthro-vésical. Ensuite on pousse la branche mâle de 3 ou 4 centimètres, puis on fait mettre le malade debout, le corps penché en avant et les mains appuyées sur le dossier d'une chaise ; c'est alors seulement qu'on ouvre le grand canal en retirant l'espèce de piston qui le ferme, et, immédiatement, toute l'urine contenue dans la vessie s'y précipite, entraînant avec elle une plus ou moins grande quantité de détritus. Ensuite on ouvre le canal (AA') de la pièce mâle, et on y pousse des injections au moyen d'une seringue à lithotritie, à laquelle il est bon d'adapter un tube flexible qui permet à l'aide qui la fait manœuvrer, de prendre la position la moins gênante pour l'opérateur. Ces injections, qu'on peut, sans crainte, pousser avec force et prolonger à volonté, mettent, comme je l'ai dit plus haut, le détritus en mouvement et l'entraînent dans la gouttière du bec de la pièce femelle, puis dans le canal qui doit le conduire au dehors.

La position verticale est on ne peut plus favorable à la sortie des fragments. L'instrument s'ouvre à la partie la plus déclive de la vessie qu'il déprime encore; il forme là une sorte d'entonnoir où le détritus est entraîné par son propre poids et par le courant du liquide injecté. Je dirai plus, c'est que l'effet dont je je parle est tellement marqué, qu'il devient un inconvénient dans beaucoup de cas. Le détritus se précipite dans le canal avec une telle rapidité, qu'il l'obstrue bientôt malgré son large calibre. On peut bien alors, à l'aide d'une tige flexible qu'on introduit dans ce canal, désagréger ces fragments ou même les repousser dans la vessie; mais l'obstruction ne tarde pas à se reproduire et à nécessiter la répétition de la même manœuvre. D'ailleurs ce n'est pas là le seul inconvénient de ce mode de procéder. La position verticale est quelquefois, surtout pour certains malades, difficile à garder; en outre, comme la vessie se vide aussitôt que le canal est ouvert, sa paroi postérieure, pressée par les viscères abdominaux, s'applique sur le bec de la pièce mâle, ce qui peut occasionner des douleurs, surtout quand cet organe est enflammé ; toutefois, je n'en ai pas vu résulter d'autres inconvénients. En somme, bien que ce procédé, qui est le premier que j'aie employé, l'ait été avec succès, je ne tardai pas à m'apercevoir des difficultés qu'il présente et je cherchai à y remédier : il m'a suffi pour cela de laisser le malade étendu sur son lit.

Dans ce cas, la manœuvre est la même, mais alors le détritus ne se précipite plus par son poids vers l'orifice de l'instrument ; il ne sort qu'autant qu'il est mis en mouvement par le liquide injecté ; mais, quand la vessie en contient une certaine quantité, il sort encore assez vite, et l'on n'est pas exposé à ce que des fragments trop volumineux viennent obstruer le canal, la paroi vésicale postérieure n'est plus appliquée avec autant de force contre le bec de la pièce mâle, le malade ne se fatigue pas comme dans la position verticale : on évite par conséquent tous les inconvénients du précédent mode d'agir. On évacue ainsi tous les débris d'un petit volume, puis on broie les autres avant de les expulser à leur tour. Rien n'empêche, du reste, d'employer, vers la fin, le premier procédé. Quand il n'y a plus qu'une petite quantité de débris et qu'on a lieu de croire qu'il n'en reste plus de volumineux, on n'a pas à craindre l'engorgement du canal et on peut espérer qu'une ou deux opérations au plus suffiront pour achever de débarrasser la vessie, et, s'il m'est permis de m'exprimer ainsi, pour la laver *à grande eau.*

Quelle que soit la position qu'on ait fait prendre au

malade, quand l'injection n'entraîne plus de détritus et qu'on juge à propos de retirer la sonde évacuatrice, on fait glisser doucement les deux pièces l'une sur l'autre de manière à rapprocher graduellement leur bec. Si ce rapprochement n'est pas complet (ce dont il est facile de s'apercevoir, parce que les extrémités extérieures des branches ne peuvent être ramenées au même niveau), on a lieu de croire que ce sont des fragments qui s'y opposent, et si l'écartement est tel qu'on ne pense pas pouvoir retirer l'instrument sans risque ou même sans douleur, on repousse de quelques millimètres la pièce mâle, et on introduit dans le canal une tige flexible, une sonde de gomme élastique, par exemple, afin de repousser ces fragments dans la vessie.

Rien ne s'oppose alors au rapprochement des deux pièces; on retourne leur bec en avant et on retire le tout comme s'il s'agissait d'une sonde ordinaire.

Je me suis demandé, dès le principe, si l'on ne pourrait pas donner à cet instrument une force suffisante pour pouvoir écraser, par le simple rapprochement des deux branches, les fragments d'un petit volume; mais le canal qui traverse la pièce mâle ne m'ayant pas permis d'employer l'acier, qui est trop oxydable, j'ai dû renoncer à cet avantage. Le procédé de M. de Ruolz pour la dorure des métaux, m'avait ensuite fait concevoir quelques espérances, mais elles ne purent être réalisées.

Examinons maintenant d'une manière comparative ma sonde évacuatrice et les instruments antérieurement imaginés.

D'abord je laisserai de côté le premier de M. Heurteloup ainsi que celui de Jacobson comme trop imparfaits. Quant au second de M. Heurteloup, il suffit de se rappeler ses inconvénients pour s'apercevoir qu'ils n'existent pas dans le mien. 1° Au lieu de rendre plus saillantes les tumeurs ou valvules existant derrière le col de la vessie, ma sonde les affaisse, pour peu qu'on ait la précaution d'exercer sur la pièce femelle une traction légère; 2° son orifice est toujours largement ouvert sans que les bords du col de la vessie puissent le rétrécir; 3° il suffit de faire mettre le malade debout pour que cet orifice occupe précisément la partie la plus déclive de l'organe; 4° cette sonde projette directement le liquide sur les fragments, même quand ils se trouvent rassemblés derrière une tumeur prostatique; 5° le jet du liquide étant continu, les débris du calcul sont toujours en mouvement et n'ont pas le temps de se précipiter; 6° par cela seul que le courant est continu, il n'est pas nécessaire que la vessie ait une grande capacité; en outre, elle n'est pas soumise à des alternatives de distension et de contraction. Quant à l'introduction des deux instruments, elle est également facile; leur volume est à peu près le même. En conséquence, la sonde évacuatrice de M. Heurteloup me semble devoir être rejetée de la pratique.

Mais je ne pense pas qu'il en doive être de même du brise-pierre à cuillères; cet instrument a rendu et rendra encore de très-grands services, moins peut-être pour évacuer les fragments que pour les réduire à un état de finesse qu'on n'obtiendrait que difficilement au moyen du brise-pierre ordinaire. Ainsi, au lieu de fatiguer le malade en retirant l'instrument chaque fois qu'on aura saisi un fragment, pour le réintroduire ensuite, on se contentera de l'écraser; puis on en saisira un autre, après avoir laissé les débris du premier se délayer dans le liquide que contient la vessie. On évacuera plus tard ces débris en une seule fois au moyen de ma sonde à double courant.

Du reste, un praticien prudent pourra toujours, s'il le juge convenable, retirer quelques fragments volumineux avec le brise-pierre à cuillères, et évacuer le reste par mon procédé.

Ainsi, dans les cas de dysurie où l'on croira devoir recourir à ma sonde évacuatrice, voici quelle sera la conduite à tenir :

1° On commencera par briser le calcul au moyen du brise-pierre ordinaire : puis, au moyen du brise-pierre à cuillères, on réduira les fragments en débris moins volumineux ; on pourra même en extraire quelques-uns.

2° Après chaque séance, on évacuera tout le détritus avec mon instrument, pendant l'emploi duquel le malade restera couché, tant que la vessie contiendra des fragments nombreux et trop volumineux; plus tard on pourra le faire tenir dans une position verticale.

Les idées que je viens d'exposer ne sont pas seulement à l'état de théorie. Outre les nombreux essais que j'ai faits de ma sonde évacuatrice sur le cadavre, je l'ai appliquée avec succès sur deux malades dont l'affection calculeuse se trouvait compliquée d'engorgement de la prostate. L'un d'eux, M. B... d'Abbeville avait dans la vessie quatre calculs de 24 à 28 millimètres de diamètre. Sa double affection, ses calculs et sa dysurie, l'avaient réduit à l'état le plus déplorable. Habitué à faire presque tous les jours, même pendant les froids les plus rigoureux de l'hiver, un voyage d'une lieue environ, il ne le pouvait sans avoir plus de cinquante fois besoin d'uriner, et, chaque fois, il éprouvait un ténesme tel qu'il était obligé de mettre son pantalon bas; car les urines, des gaz, des matières fécales et même le rectum lui-même, tout sortait à la fois : la volonté n'y pouvait rien. Entré d'abord à la maison royale de santé, on ne crut pas pouvoir le débarrasser autrement que par la taille; mais un malade de la même ville, que je soignais alors, me l'ayant adressé, je le lithotritiai avec le succès le plus complet. 65 grammes de fragments durent être extraits artificiellement. Un troisième malade, sur lequel j'employai mon procédé, était affecté d'une valvule vésico-uréthrale qui gênait aussi notablement le cours des urines.

Enfin j'ai appliqué mon instrument chez un quatrième malade que j'ai soumis à la lithotritie, en 1839, dans le service de M. le docteur Bally, à la Charité. Cet homme, qui est un garçon de bureau de la caisse d'amortissement, est affecté d'une dysurie causée par un engorgement de la prostate. La gravelle se reproduit chez lui avec une extrême rapidité, et, plusieurs fois, depuis sa première opération, je fus obligé de lui faire quelques séances nouvelles de lithotritie. Actuellement, je lave de temps en temps sa vessie; une seule application de ma sonde suffit pour la débarrasser de tout le gravier qu'elle contient, et j'espère prévenir ainsi la formation de calculs nouveaux.

Je n'ai pas encore eu occasion de pratiquer la lithotritie dans des cas de paralysie de la vessie; mais on sent que mon instrument permettant d'enlever tous les débris au moyen d'un courant d'eau continu, les contractions vésicales ne sont pas absolument nécessaires pour qu'on puisse pratiquer l'extraction. D'ailleurs mes expériences sur le cadavre répondent péremptoirement sur ce point.

Quand un rétrécissement trop dur de l'urèthre ou une dilatation du canal derrière le rétrécissement, donnent lieu (voyez plus haut) de craindre que des débris trop volumineux ne s'accumulent profondément, je crois qu'on pourra avec avantage évacuer le détritus à l'aide de ma sonde, et recommander au malade de n'uriner, pendant les intervalles, que dans une position qui se rapproche plus ou moins de la supination, afin de prévenir la pénétration de fragments volumineux dans le canal.

La même raison pourrait peut-être rendre une sonde évacuatrice d'un diamètre convenable, utile chez les enfants; mais l'expérience n'a pas encore prononcé sur ce sujet.

Enfin ma sonde évacuatrice sera certainement le meilleur moyen qu'on puisse employer dans les cas où la vessie serait distendue par du sang coagulé. Celui qu'a proposé M. Leroy d'Étiolles, prouve combien nous avons été, jusque dans ces derniers temps, pauvres de ressources en pareilles occurrences. *Introduire une* GROSSE *sonde plus de cent fois en quelques heures*, est une pratique qu'il sera difficile de considérer comme innocente, quand on aura réfléchi que, bien des fois, une simple tentative de cathétérisme, faite avec une extrême prudence, a été suivie de troubles sérieux, et que, dans les cas dont il s'agit, les voies urinaires sont presque toujours le siége d'une irritation plus ou moins vive.

L'introduction de mon instrument n'est ni plus difficile ni plus douloureuse que celle d'une sonde ordinaire; il offre au sang coagulé une ouverture aussi directe et aussi large que possible; on peut, en rapprochant ses branches, écraser les caillots comme avec une brise-pierre; ce rapprochement tend en outre à engager ceux-ci dans le canal évacuateur; enfin en poussant une injection soit par ce canal, soit surtout par l'autre, on délaie le sang et on l'entraîne au dehors. Je ne crains pas d'affirmer que toujours une seule introduction suffira pour débarrasser la vessie du sang qui pourrait la distendre.

On avait proposé d'écraser les caillots avec un brise-pierre pour leur permettre de s'engager ensuite plus facilement dans une sonde de gros calibre : mon instrument réunit à tous les avantages du brise-pierre, d'autres avantages qu'aucune sonde ne présente à un aussi haut degré.

FIN.

TABLE DES MATIÈRES.

FIN DE LA TABLE DES MATIÈRES.

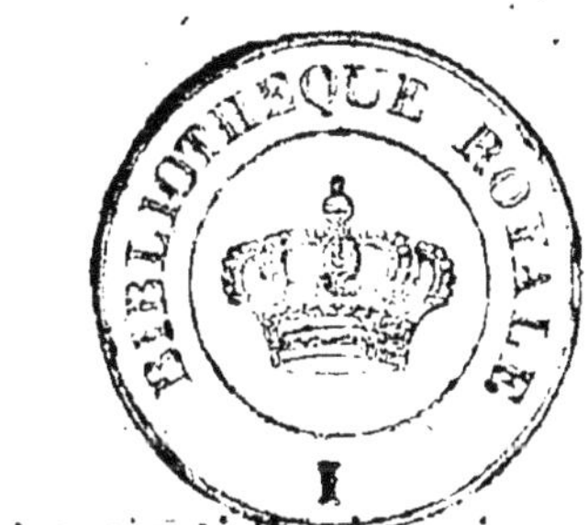

Fautes essentielles à corriger.

P. 2, lig. 38, *après* ces mots : *lisez* : « Sous le titre : *On the*, etc.

P. 333, l. 4, *supprimez* du bas-ventre.

www.ingramcontent.com/pod-product-compliance
Ingram Content Group UK Ltd.
Pitfield, Milton Keynes, MK11 3LW, UK
UKHW022327190726
13856UKWH00001B/256